图说眼科系列

总主编　文　峰

图说糖尿病视网膜病变

Atlas of Diabetic Retinopathy

主　　编　张新媛

副 主 编　李　涛　李志清　陈长征　张敬法　谢易庭

编　　委（按姓氏汉语拼音排序）

蔡孟儒　陈浩宇　陈长征　丁　露　高　丽　管晓玲　赖俊廷

李　涛　李维业　李志清　廖　琳　林　英　马英楠　彭义杰

申　眉　苏　钰　文　峰　萧家杰　肖新华　谢易庭　于大为

余洪华　张　军　张　伟　张敬法　张新媛

编写秘书　曾依云　陈晓思

人民卫生出版社

·北　京·

图书在版编目(CIP)数据

图说糖尿病视网膜病变 / 张新媛主编. —北京：人民卫生出版社，2024.6
（图说眼科系列）
ISBN 978-7-117-35887-3

Ⅰ. ①图… Ⅱ. ①张… Ⅲ. ①糖尿病－并发症－视网膜疾病－诊疗－图解 Ⅳ. ①R587.2-64②R774.1-64

中国国家版本馆 CIP 数据核字(2024)第 024477 号

图说糖尿病视网膜病变（图说眼科系列）
Tushuo Tangniaobing Shiwangmo Bingbian
（Tushuo Yanke Xilie）

主　　编：张新媛
出版发行：人民卫生出版社（中继线 010-59780011）
地　　址：北京市朝阳区潘家园南里 19 号
邮　　编：100021
E - mail：pmph @ pmph.com
购书热线：010-59787592　010-59787584　010-65264830
印　　刷：北京盛通印刷股份有限公司
经　　销：新华书店
开　　本：889 × 1194　1/16　　印张：10
字　　数：274 千字
版　　次：2024 年 6 月第 1 版
印　　次：2024 年 8 月第 1 次印刷
标准书号：ISBN 978-7-117-35887-3
定　　价：158.00 元
打击盗版举报电话：010-59787491　E-mail：WQ @ pmph.com
质量问题联系电话：010-59787234　E-mail：zhiliang @ pmph.com
数字融合服务电话：4001118166　E-mail：zengzhi @ pmph.com

主编简介

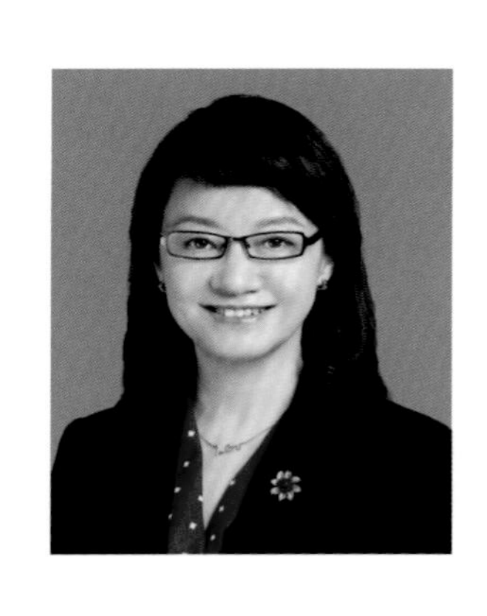

张新媛，医学博士、教授、博士研究生导师、眼底病知名专家。受教育部选派，先后留学美国及澳大利亚，分别完成博士及博士后培训。20多年来主要从事眼科临床、科研及教学工作。作为国家卫生健康委员会全球卫生高层次人才、教育部重点学科带头人及北京市卫生系统高层次人才，聚焦于糖尿病视网膜病变等视网膜、脉络膜血管性疾病的发病机制及早期干预研究。

担任多本SCI杂志副主编、编委，以及6本中文眼科杂志的编委。目前担任中华医学会眼科学分会眼底病学组委员、中国医师协会眼科医师分会代谢病相关眼病学组组长、亚太玻璃体视网膜学会LDP P&R副主席、亚太玻璃体视网膜学会女医师学会副主席、亚太眼科影像学会常务理事、亚太眼科学会防盲学会常务委员、海峡两岸医药卫生交流协会眼科学专业委员会视网膜血管性疾病副组长、中国医疗保健国际交流促进会眼科分会常务委员，中国微循环学会眼微循环专业委员会、眼科影像专业委员会及眼底病专业委员会副主任委员等国际与国内学术任职，活跃在国内以及国际学术的前沿。

为"十四五"国家科技部重点研发计划首席科学家（2024年）、APEC创新合作项目首席科学家、先后主持承担"十三五"国家科技部重点研发计划、国家自然科学基金面上项目、北京市自然科学基金重点项目等国家级、省部级课题共17项。2015年以第一贡献人荣获北京市科学技术进步奖并获得亚太眼科学会颁发的"APAO学术成就奖"（2019年）以及"杰出贡献奖"（2015年）。

系列总主编简介

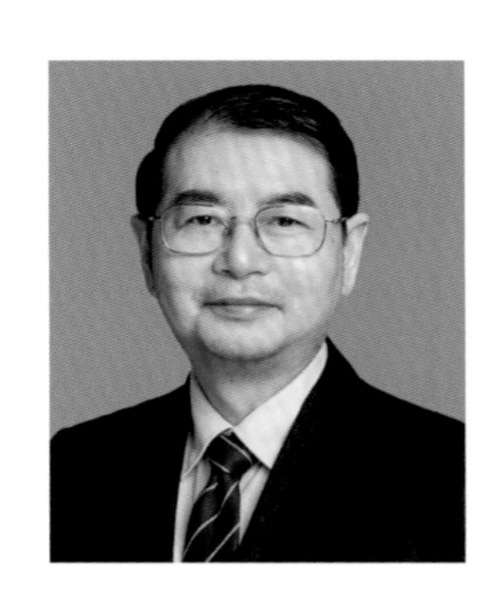

文峰，中山大学中山眼科中心教授，主任医师，博士研究生导师，眼科学国家重点实验室课题组负责人（PI）。担任中国微循环学会眼影像学组主任委员、“一带一路”眼科联盟副主席、世界中医药学会联合会眼科专业委员会副会长、广东省视光学学会眼底影像专业委员会主任委员。在PCV、PIC及眼底影像的临床研究上具有创新性成果，担任人民卫生出版社出版的“图说眼科系列”总主编，承担国家“973”计划项目及国家自然科学基金面上项目，科研成果“国人息肉状脉络膜血管病变的临床与基础系列研究”被选为“近5年中国眼底病十大进展（2014年）”之一，以第一完成人荣获教育部科技进步奖一等奖。

文峰教授在眼底病的诊断与治疗，尤其在黄斑疾病的诊治、眼底影像与视觉电生理临床释义方面有高深的造诣。

“图说眼科系列”

总　序

近十余年来，随着科学技术的飞速发展，新的眼科影像检查设备和检查技术层出不穷，眼科影像的诊断与创新已成为眼科发展的前沿领域之一，是眼科临床循证的重要来源，备受众多眼科医生及相关人员的关注与重视。为此，我们在眼科开创眼影像学科，专注于眼科影像学的研究、创新与应用。眼影像学与微循环密切相关，在中国微循环学会眼微循环专业委员会的支持下，我们成立了全国性的眼影像学组，旨在推动中国眼影像学的创新与发展。并于 2017 年 12 月 2 日在广州成功举办了以“协同众基层医生，引领眼影像学术”为主题的第一届全国眼影像学术大会，来自全国 31 个省区市及澳门地区的 600 余位眼科专家出席。全国性眼影像学组的成立及第一届全国眼影像学术大会的成功举办，奠定了中国眼影像学发展的基础，其意义深远。

创立与发展眼影像学科是我从事眼科事业三十余年的目标与追求，自己也一直在该领域勤勉钻研。在国人息肉状脉络膜血管病变（PCV）、点状内层脉络膜病变（PIC）、急性黄斑神经视网膜病变（AMN）、局灶脉络膜凹陷、老年非血管性色素上皮脱离、持续性鳞状黄斑病变（PPM）和 Vogt- 小柳 - 原田综合征的脉络膜细皱褶等征象及疾病的影像学研究上有所创新与发现。但眼影像学在临床眼病诊断与指导治疗的价值与意义仍值得竭力推广与实践。对于眼科工作者，尤其是基层眼科医生，更需要眼影像学术会议及眼影像专著去引领及指导。

为此，中国微循环学会眼微循环专业委员会眼影像学组牵头，组织学组委员及相关的眼科专家，撰写了一套有关眼影像诊断与治疗指导的丛书——“图说眼科系列”。该系列是各主编及编者多年来临床影像诊断和治疗指导经验的结晶，内容以条文式结构进行描述，以图点评为精华，并凝炼了治疗建议或小结。可以为广大的眼科临床医师和影像技术人员提供有益参考，对眼影像学的发展将产生巨大影响。

祝愿眼影像学这门新兴的学科，随着“图说眼科系列”的面世，必将引起更多眼科医务工作者及视觉科学研究者的重视，有效提升我国相关从业人员对眼影像学的认识水平，并结出丰硕的学术果实！

文　峰

“图说眼科系列”总主编

中国微循环学会眼影像学组主任委员

中山大学中山眼科中心教授、博士研究生导师

2024 年 2 月

前 言

作为“图说眼科系列”中的一本描述经典眼底疾病的专业书籍，这本由眼科和内分泌科专家共同完成，对大量糖尿病视网膜病变相关图片进行解读的《图说糖尿病视网膜病变》终于与大家见面了。

行路岂知难，登上方知有。糖尿病是人类面临的三大慢性非传染性疾病之一，可导致大血管、微血管等全身100多种并发症。糖尿病视网膜病变是糖尿病所导致的最严重致盲性眼病，但是早期发现、早期干预可明显降低其致盲率。在糖尿病视网膜病变的综合管理与防治中，内分泌科与眼科医生的合作至关重要，因此迫切需要一本能够涵盖糖尿病视网膜病变理论与临床应用、承载最新临床理念的实用书籍。一本专业性、可读性强，又能提供与读者临床工作息息相关的生动病例的专业书籍，来满足两个专业的临床一线医生特别是基层医生的需要，是编写本书的初衷。

石以砥焉，化钝为利。26位临床一线专家经过一年的反复推敲，精心挑选出具有代表性的100多张经典图片，并配以图点评。从糖尿病、糖尿病视网膜病变的定义，流行病学特征、发病机制、临床检查、临床表现与分期、筛查以及治疗、人工智能、全身管理等方面进行详细描述。眼底疾病诊疗高度依赖眼科影像，本书的一大特色是将先进的视网膜影像成像技术贯穿于每一章节中，不仅涵盖了近几年来发展迅速的相干光断层扫描（OCT）、OCT血管成像（OCTA）以及超广角成像技术在糖尿病视网膜病变中的应用，也对传统经典的成像技术如荧光素眼底血管造影（FFA），吲哚菁绿脉络膜血管造影（ICGA）等进行了阐述。本书也参考了国内外关于糖尿病以及糖尿病视网膜病变的权威指南，如美国糖尿病协会（ADA）2023版糖尿病指南、美国眼科学会（AAO）2021年的PPP原则（preferred practice pattern），英国皇家学会糖尿病视网膜病变指南，中华医学会眼科学分会2023年发布的新版糖尿病视网膜病变指南等。在书中，各位作者还对提供的每一张图片做了详细介绍和解读，在视网膜影像日新月异、高速发展的时代，以病因为牵引，以防治为目的，深入浅出地从对糖尿病视网膜病变诊疗，从对认知的广度和深度方面将读者带入一个图文并茂的世界，相信本书可以成为各级医院眼科医生以及内分泌医生临床工作中的好帮手。

感谢“图说眼科系列”的总主编文峰教授，感谢26位辛勤耕耘的作者，特别是两位顶级内分泌科专家肖新华教授和廖琳教授的参编，加强了本书在糖尿病视网膜病变全身管理与治疗方面的专业性，将糖尿病视网膜病变的防治提高到了一个新的高度，也使得本书将糖尿病与糖尿病视网膜病变融会贯通地呈现在读者面前。

希望本书成为一把打开知识殿堂的钥匙、一架开启智慧之窗的阶梯、一位相伴临床工作的挚友。

张新媛

2024年6月

目 录

第一章

糖尿病与糖尿病眼部并发症

第一节　糖尿病总论

糖尿病（diabetes mellitus，DM）是一组由多病因引起的以慢性高血糖为特征的代谢性疾病。其主要病因是胰岛素分泌和 / 或胰岛素作用缺陷，遗传和环境因素共同影响其发生与进展，但目前具体发病机制尚未完全阐明。

目前，糖尿病在全球广泛流行。糖尿病是严重威胁人类健康的世界性公共卫生问题，是十大死亡原因之一。根据国际糖尿病联盟（IDF）2021 年统计数据显示：全球有 5.37 亿人患有糖尿病，预计到 2045 年，这一数字将达到近 8 亿。在过去的三十年，随着我国经济的高速发展、生活方式西方化以及肥胖率不断上升，我国糖尿病患病人数也呈快速增长趋势，已经成为全球糖尿病第一大国。截至 2021 年，我国糖尿病患者超过 1.4 亿人，居世界首位。2019 年，我国共有 82.38 万人死于糖尿病，因糖尿病及其相关疾病支出约 1 090 亿美元，给我国带来了巨大的经济与社会负担。

根据国际上通用的世界卫生组织（WHO）1999 年分型标准，主要将糖尿病分为 1 型糖尿病、2 型糖尿病、其他特殊类型糖尿病和妊娠糖尿病。2 型糖尿病是最常见的类型，亚洲是其流行的主要地区，中国是受累最严重的地区之一。

除糖尿病本身带来的危害，其引起的并发症也给患者带来了巨大的痛苦。糖尿病患者临床主要表现为烦渴多饮、多尿、多食、不明原因的体重减轻等特征性症状。长期碳水化合物、脂肪及蛋白质代谢紊乱可引起多系统损害，导致糖尿病患者出现心血管疾病、肾病、视网膜病、周围神经病变和糖尿病足等多种并发症。病情严重或应激时可发生急性严重代谢紊乱，如糖尿病酮症酸中毒和高渗高血糖综合征等，在缺乏及时且有效治疗的情况下可导致死亡。随着病程的延长，糖尿病患者罹患其他疾病的风险将增加，包括白内障、勃起功能障碍、非酒精性脂肪肝和某些传染性疾病等。

目前，临床上主要推荐四种糖尿病诊断测试，包括任意时间血浆葡萄糖（PG）、空腹血浆葡萄糖（FBG）、75g 口服葡萄糖耐量试验（OGTT）后 2 小时血浆葡萄糖（2hPG）和糖化血红蛋白（HbA1c）（表 1-1-1）。

表 1-1-1　糖尿病诊断标准

糖尿病诊断标准
1. 典型症状（烦渴多饮、多尿、多食、不明原因体重下降）和以下任一项
（1）任意时间血浆葡萄糖≥11.1mmol/L（200mg/dL），或
（2）FBG≥7.0mmol/L（126mg/dL），或
（3）OGTT 中 2hPG≥11.1mmol/L（200mg/dL），或
（4）HbA1c≥6.5%（48mmol/L）
2. 如无糖尿病症状，则需另日重复测定予以证实后方能诊断

糖尿病强调早期、长期治疗，采取综合管理以及治疗措施个体化的原则。糖尿病近期治疗目标包括合理控制血糖和相关代谢紊乱，消除糖尿病相关症状和防止出现急性严重代谢紊乱；远期治疗目标包括为患者提供生活方式干预和药物治疗的个体化指导，预防慢性并发症的发生发展，降低糖尿病致残致死率，提高生活质量。

糖尿病管理的“五驾马车”包括：糖尿病教育、医学营养治疗、运动疗法、血糖监测和药物治疗。通过科学合理的管理和治疗方法，糖尿病是可以控制的，并发症是可以预防的，大多数糖尿病患者可拥有与非糖尿病患者同等的生活质量和寿命。

早期防治和诊断糖尿病具有重要的意义。糖尿病需要长期服药控制血糖、随身携带胰岛素等对个人生活和人际交往产生了不利的影响。一系列严重和危及生命的并发症风险也导致糖尿病患者生活质量下降，并加重家庭的经济压力。因此，早期防治和诊断糖尿病不仅有益于个体健康，还可以帮助患者维持学习、工作和社交能力。

为确保能为糖尿病患者提供负担得起的高质量医疗服务，我国针对糖尿病制定了个性化的国家糖尿病计划，并预计在2030年实现全民健康覆盖。“健康中国2030”行动首次将糖尿病纳入四大慢性疾病之一。其纲要提出，到2030年，我国包括糖尿病在内的重大慢性病过早死亡率（定义为30～70岁间死亡）要比2015年降低30%。

现如今，我国人民的生活水平不断提高，医疗技术能力和医疗质量水平持续提升，许多传染病、寄生虫病、地方病和营养缺乏等发病率明显下降，而糖尿病及其并发症却有上升的趋势。因此，对糖尿病及其并发症的防治研究仍是广大医务工作者和有关科技工作人员的光荣任务和不可推卸的责任。

（丁　露　肖新华）

第二节　糖尿病的眼部并发症

糖尿病引起的眼部并发症及致盲人数稳步攀升。目前，糖尿病已成为引起中度或重度视力障碍和失明的最常见原因之一。

糖尿病眼部并发症主要包括糖尿病视网膜病变（diabetic retinopathy，DR），糖尿病相关眼表病变，与糖尿病相关的屈光和眼肌病变，与糖尿病相关的青光眼，糖尿病并发性白内障，糖尿病玻璃体病变，糖尿病视神经病变，糖尿病脉络膜病变等。其中，DR是最常见的糖尿病眼部并发症，也是导致糖尿病患者失明的首要原因。

DR在1型糖尿病患者中更为常见，2型糖尿病患者因人种不同而使患病率存在明显差异：非洲裔美国人最高（患病率55.7%），白种人（44.7%）和亚洲人（20.8%）居其后。DR多见于糖尿病病程长于10年者，且患病率随病程的延长而增加，并与血糖增高、高血压、高血脂等危险因素有关。

糖尿病性黄斑水肿（diabetic macular edema，DME）是DR患者视力下降的主要原因。DME可以发生在DR的任一阶段，是当DR发生在黄斑区时，血管渗漏和出血导致的黄斑水肿。

根据国际临床分级标准依据散瞳后检眼镜检查，将DR分为两大类、六期。其中，Ⅰ～Ⅲ期为非增殖性视网膜病变（NPDR），Ⅳ～Ⅵ期为增殖性视网膜病变（PDR）（表1-2-1）。病变早期一般无眼部自觉症状。随着病情发展，患者可出现不同程度的视力障碍、视物变形、眼前黑影飘动和视野缺损等症状，最终将导致失明。

表 1-2-1　糖尿病视网膜病变分期

非增殖性视网膜病变（NPDR）		增殖性视网膜病变（PDR）	
Ⅰ期	微血管瘤、小出血点	Ⅳ期	新生血管形成，玻璃体积血
Ⅱ期	出现硬性渗出	Ⅴ期	纤维血管增殖、玻璃体机化
Ⅲ期	出现棉絮状软性渗出	Ⅵ期	牵拉性视网膜脱离、失明

DR 有许多不同的检查手段。视力检查是最简便的检查方法，但许多早期视网膜病变并不影响视力，因此单凭视力检查不能准确评价视网膜病变。检眼镜检查是最常用的检查方法，滴入散瞳药后可通过检眼镜直接观察眼底视网膜的改变，以此初步判断视网膜病变的程度。荧光素眼底血管造影目前还是针对 DR 诊断与分期的金标准，但随着相干光断层扫描血管成像（OCTA）这新兴的视网膜血管成像检查技术的发展并广泛应用于临床，已经成为 DR 重要的辅助性诊断手段。

DR 的治疗根据病变程度而异。优化血糖、血压和血脂等的管理是糖尿病眼部并发症的治疗基础，出现眼部症状时常联合药物、激光和抗新生血管等治疗，出现视网膜脱离等晚期眼底病变时需要手术治疗。

糖尿病患者无论血糖控制是否良好都需定期进行眼底检查：1 型糖尿病患者发病 5 年后每年检查一次，2 型糖尿病患者发现糖尿病后每年检查一次，若已经出现眼底改变，则应根据严重程度定期复查眼底。因糖尿病眼部并发症对个人和社会经济都造成了严重不良后果，应早期诊断和及时治疗眼部并发症，以减少糖尿病眼部并发症的影响，预防视力损害和失明。

预防糖尿病眼部并发症亟须更多的努力。我国现缺乏关于糖尿病及其相关并发症的普及教育，患者和家属对糖尿病及其并发症的预防和治疗认识不足。提高大众对糖尿病与视力障碍、失明之间关系的普遍认识，并对糖尿病患者和相关卫生保健专业人员进行相关特殊教育，是克服糖尿病眼部并发症筛查障碍的必要步骤。除此以外，不同地区和医院之间现缺乏统一的诊断筛查标准和相互间的交流，国际商定的筛查方法和诊断统一标准亟须进一步界定，以便对各国、各地区和各民族之间的糖尿病视网膜病变患病率进行有意义的比较。

WHO 在全球眼部健康计划中概述了降低可避免的视力障碍和失明，包括与糖尿病相关的失明患病率的必要性。2021 年 7 月，联合国大会出台《人人拥有视力：加快行动实现可持续发展目标》的决议，将眼健康行动纳入联合国推动实现全球可持续发展目标的重要组成部分，更加坚定了护眼健康行动势在必行的决心。这也时刻提醒所有疾病预防及控制机构、医护人员、社会卫生工作者和患者们，对糖尿病眼部并发症的防治研究仍需不懈的努力。

（丁　露　肖新华）

第二章

糖尿病视网膜病变的流行病学特征

第一节　糖尿病视网膜病变的患病率和在世界及我国的患病情况

糖尿病（DM）是全球患病人数增长最快的慢性疾病之一，也是导致视力损伤和失明的主要原因。根据国际糖尿病联合会（IDF），2019 年全球糖尿病人数为 4.63 亿，到 2045 年将达到 7 亿。糖尿病视网膜病变（DR）为糖尿病特征性的神经微血管病变，是工作人群中可避免盲的首位原因。2021 年全球疾病负担研究（The Global Burden of Disease Study）报告，在 50 岁及以上的成年人中，DR 是导致失明和中度以及重度视力障碍的第五大原因。从 1990 年到 2020 年，年龄标准化的全球糖尿病失明的患病率从 14.9% 增至 18.5%。预计到 2030 年，DR 与威胁视力的 DR（VTDR）患者数量将分别增至 1.91 亿和 5 630 万人，威胁视力的 DR 中包括严重非增生性 DR、增生性 DR（PDR）以及糖尿病性黄斑水肿（DME）。随着全球人口迅速老龄化，糖尿病患者寿命延长，生活方式的改变导致 DM 风险增加、DR 负担加重，以及对治疗的需求增加。因此，对 DR 患病率进行最新、准确的评估对制定卫生政策和分配资源以解决这一全球性问题至关重要。

根据世界卫生组织估计，DR 所导致的失明占全球失明病例数（3 700 万例）的 4.8%。2021 年，对来自 59 项 27 个国家基于人群的研究的共 40 875 名 DM 患者（9 685 名 DR 患者）的 meta 分析显示[1]，在糖尿病患者中，DR 的患病率为 22.27%，VTDR 的总患病率为 6.17%，临床有意义的黄斑水肿的患病率为 4.07%。2020 年，全球患有 DR、VTDR 和临床有意义的黄斑水肿（CSME）的成年人数量预计分别为 1.031 2 亿、2 854 万和 1 883 万；到 2045 年，将分别增加至 16 050 万、4 482 万和 2 861 万。非洲（35.90%）、北美洲和加勒比地区（33.30%）DR 患病率最高，南美洲和中美洲最低（13.37%）。在调整居住类型、应答率、研究年份和 DR 诊断方法的多元回归模型中，西班牙裔（优势比 OR，2.92；95% CI，1.22～6.98）和中东裔（OR，2.44；95% CI，1.22～6.98）。与亚洲人相比，糖尿病患者（95% CI，1.51～3.94）更有可能患 DR（图 2-1-1）。

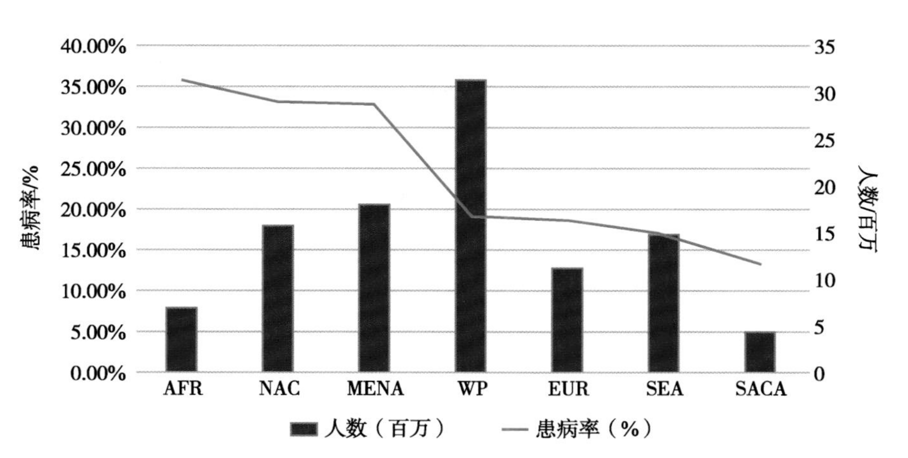

图 2-1-1　全球糖尿病视网膜病变患病情况。AFR：非洲；NAC：北美洲和加勒比地区；MENA：中东和北非；WP：西太平洋；EUR：欧洲；SEA：东南亚；SACA：南美洲和中美洲。

对来自全球 27 个国家基于人群的 59 项研究中共 40 875 名 DM 患者（9 685 名 DR 患者）进行 meta 分析显示，非洲、北美洲和加勒比地区 DR 患病率最高，南美洲和中美洲最低；在调整居住类型、应答率、研究年份和 DR 诊断方法的多元回归模型中，西班牙裔和中东裔与亚洲人相比，糖尿病患者更有可能患 DR；

数据来源：Teo et al．Ophthalmology，2021，128（11）：1580-1591

图点评：预计 2045 年，全球由于 DR 造成的社会负担仍将居高不下，对中东、北非和西太平洋国家的影响尤为严重。对全球患病率的了解将对 DR 的筛查、治疗以及公共卫生策略产生重要影响。

2023 年，中国疾病预防控制中心与国内糖尿病、内分泌、眼科专家联合发布《中国糖尿病地图》。这是针对中国糖尿病人群现状分析绘制的第一版中国糖尿病地图。该地图采纳的参考文献均基于中国疾病预防控制中心历年数据以及糖尿病、慢性病患者的调查研究数据，部分来源于全国医保数据。由首都医科大学附属北京同仁医院张新媛教授以及哈尔滨医科大学附属第一医院匡洪宇教授共同编写的“中国糖尿病视网膜病变地图”一章，总结和概括了我国 20 年来糖尿病视网膜病变的流行病学趋势及全貌（图 2-1-2）。编写中所有循证资料来源于国际通用 cross-sectional 研究 NOS 评价标准，评分在 7 分以上者入选。

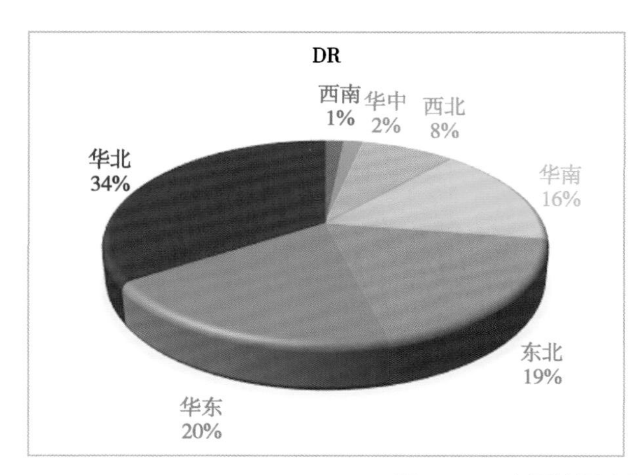

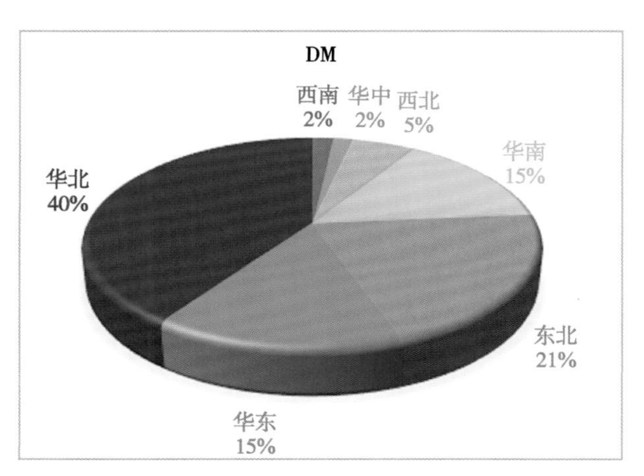

图 2-1-2　中国糖尿病视网膜病变患病分布情况

图点评：从地理位置的整体角度来看，我国 DR 患病率农村高于城市，北方高于南方和东部。以国家六大行政区（中华人民共和国地理区划）进行比较，华北地区的患病率最高。其次，按顺序分别为：华东地区、东北地区、华南地区、西北地区、华中地区、西南地区。

根据我国以及国外开展的多个关于DR的著名流行病学研究，我国的DR患病率波动于8.1%～43.1%[2-4]，明显高于白种人（15.3%～21.9%）[5]及黑种人（27.7%～36.7%）[6-7]。糖尿病性黄斑水肿（diabetic macular edema）与临床有意义的黄斑水肿（clinical significant macular edema，CSME）在DM罹患人群中的患病率分别为5.2%（3.1%～7.9%）和3.5%（1.9%～6.0%）[2]。

总之，糖尿病可引起眼部各种并发症，糖尿病视网膜病变是最重要的致盲性眼病。在我国，糖尿病视网膜病变在西北地区人群以及农村地区患病率高，针对DR进行早期筛查、预防及干预治疗迫在眉睫。目前，我国DR流行病学资料尚少，循证证据等级相对较低，特别是缺少全国整体的糖尿病视网膜病变的流行病学资料。因此，迫切需要开展高质量的DR流行病学研究，以全面了解我国总体以及各个地区糖尿病视网膜病变的患病率、危险因素、患病的发展趋势，为完善国家公共卫生服务系统以及提高糖尿病患者的眼科保健提供重要的理论支撑。通过分级诊疗制度的实施，利用眼底照相的技术优势，有利于糖尿病视网膜病变的早期发现与早期干预，降低疾病的负担。

（张新媛 林紫芳 曾依云）

参考文献

1. TEO ZL，THAM YC，YU M，et al. Global prevalence of diabetic retinopathy and projection of burden through 2045：Systematic review and meta-analysis. Ophthalmology，2021，128（11）：1508-1591.
2. WANG F H，LIANG Y B，ZHANG F，et al. Prevalence of diabetic retinopathy in rural China：the Handan eye study. Ophthalmology，2009，116（3）：461-467.
3. XIE X W，XU L，WANG Y X，et al. Prevalence and associated factors of diabetic retinopathy. The Beijing Eye Study 2006. Graefes Arch Clin Exp Ophthalmol，2008，246（11）：1519-1526.
4. XU Y，WANG L，HE J，et al. Prevalence and control of diabetes in Chinese adults. JAMA，2013，310（9）：948-959.
5. TAPP R J，SHAW J E，HARPER C A，et al. The prevalence of and factors associated with diabetic retinopathy in the Australian population. Diabetes Care，2003，26（6）：1731-1737.
6. RABB M F，GAGLIANO D A，SWEENEY H E. Diabetic retinopathy in blacks. Diabetes Care，1990，13（11）：1202-1206.
7. WONG T Y，KLEIN R，ISLAM F M，et al. Diabetic retinopathy in a multi-ethnic cohort in the United States. Am J Ophthalmol，2006，141（3）：446-455.

第二节 糖尿病视网膜病变患病的危险因素

一、糖尿病视网膜病变患病的系统危险因素

糖尿病病程是糖尿病视网膜病变发生发展最主要的危险因素。在1型糖尿病（T1DM）患者中，病程超过5年者，约25%可出现DR，病程10年以上者，约60%出现DR，病程超过15年以上者，约80%出现DR，而病程25年以上者，这一比例高达97%，而在2型糖尿病（T2DM）患者中，病程超过30年者DR患病率高达63.0%[1-2]。

较高的糖化血红蛋白（glycated hemoglobin，HbA1c）水平与DR的进展显著相关，是DR的独立危险因素。强化血糖控制（HbA1c中位数为7.2%）可使DR发生率和进展率分别降低76%和54%[3-4]。

关于高血压与糖尿病视网膜病变之间的关系也有明确的证据。强化血压控制可以显著降低 DR 发生和进展的风险。高血压、T2DM 患者强化血压控制组（目标收缩压 / 舒张压：小于 150/85mmHg）和常规对照组（目标血压：<180/105mmHg）相比，其 DR 进展风险降低了 34%，视力下降的风险降低了 47%[5]。

血脂异常与 DR 发生发展的直接关系尚不明确，但合理控制血脂水平，对延缓 DR 进展有重要意义。研究显示，降血脂药物非诺贝特的应用可显著降低 T2DM 患者 4 年内 DR 的进展率，其激光治疗率显著低于安慰剂组（3.5% 比 4.9%）[6]。

肾脏功能参数（血尿素、血清肌酐和微量白蛋白尿等）对评估 DR 发生及进展风险有重要意义。有研究显示，存在大量白蛋白尿者的 DR 患病风险增加近 6 倍[7-8]。在一项评估肾移植后 DR 病程的研究中发现，60% 糖尿病患者肾移植后 DR 病变稳定，在肾移植后的前 20 个月，视力显著改善[9]。

除此之外，一些其他全身因素，如男性、肥胖、吸烟、妊娠、遗传因素等也与 DR 发生、发展之间存在不同程度的关联，如表 2-2-1 所示。

表 2-2-1　DR 患病的系统危险因素

DR 患病系统危险因素	主要结论	代表性临床研究
糖尿病病程	糖尿病病程延长与 DR 患病率呈正比	WESDR
糖化血红蛋白	较高的 HbA1c 水平与 DR 进展显著相关，强化血糖控制可降低 DR 发生率和恶化	DCCT；UKPDS
血压	强化血压控制可以显著降低 DR 的进展，对 DR 的发生率没有影响	UKPDS
血脂	降血脂药物非诺贝特的应用显著降低了 DR 的进展，对 DR 的发生率没有影响	ACCORD；FIELD
肾功能	T2DM 患者中 DR 患病风险与肾小球滤过率降低和尿白蛋白增加呈正相关（在 T2DM 中的关系缺乏定论）	UKPDS；WESDR
其他	男性、遗传因素、肥胖、吸烟、妊娠等与 DR 发生发展存在不同程度关联	WESDR；GOLDR；UKPDS；SiMES

注：WESDR 为美国威斯康辛糖尿病视网膜病变的流行病学研究；DCCT 为糖尿病控制及并发症研究；UKPDS 为英国前瞻性糖尿病研究；ACCORD 为控制糖尿病患者心血管风险行动；FIELD 为非诺贝特干预和降低糖尿病事件研究；GOLDR 为拉美人群糖尿病视网膜病变基因学研究；SiMES 为新加坡马来人眼科研究。

糖尿病病程的持续、高血糖和高血压是 DR 最一致的全身危险因素。此外，降血脂治疗、保护肾功能、控制肥胖及吸烟也对控制 DR 的发生和进展有益。最大限度地发现 DR 的全身危险因素，并进行综合干预管理，是 DR 防治的关键措施。然而，这些危险因素并不能解释 DR 在不同糖尿病个体中演变和进展速度的巨大差异，需要结合眼局部的危险因素更好地评估 DR 的发生和进展风险。

二、糖尿病视网膜病变患病的眼球生物学危险因素

多项研究显示了近视与长眼轴是糖尿病患者 DR 发生和进展的保护性因素[10-12]。一项最近的研究比较了轴性屈光参差患者双眼的 DR 病变程度，发现长眼轴（眼轴长度≥25mm）和薄脉络膜（中心凹下脉络膜厚度<250mm）的患眼显示出较低的 DR 病变分级。近视对 DR 进展的预防机制可能是由于眼轴向延长导致的视网膜退行性变化，视网膜组织的代谢需求减少，进而缓解糖尿病患者局部视网膜缺氧[13]。图 2-2-1 展示一例典型屈光参差患者双眼 DR 病变不对称。

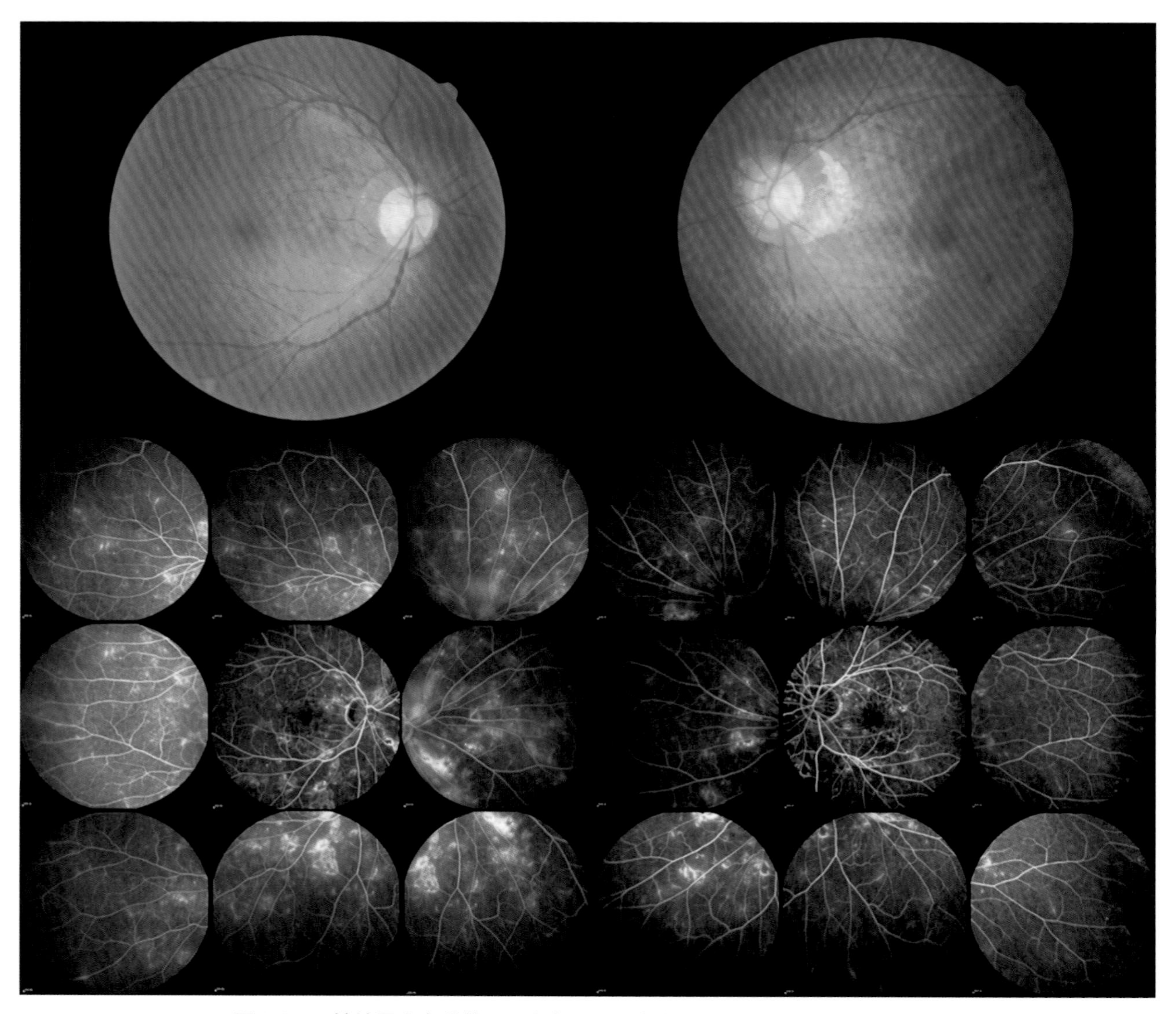

图 2-2-1　轴性屈光参差的 DR 患者双眼眼底彩照（上）及眼底血管造影（下）

尽管该患者双眼 DR 分期都为重度 NPDR，但右眼（眼轴 24mm；黄斑中心凹下脉络膜厚度 231μm）整体微血管病变程度明显重于左眼（眼轴 28mm；黄斑中心凹下脉络膜厚度 100μm）。

图点评：眼球生物学参数的差异造成双眼 DR 病程不对称。长眼轴及较薄的脉络膜厚度为 DR 发生和进展的保护性因素。

三、糖尿病视网膜病变患病的早期影像学及功能学危险因素

通过相干光断层扫描血管成像（optical coherence tomography angiography，OCTA）技术可量化评估糖尿病患者黄斑中心凹无血管区（fovea vascular zone，FAZ）特征、视网膜血管网密度、血流密度和灌注及神经血管耦合（局部神经元活动引起的血流变化）等[14-16]。既往研究显示，这些更为精细的血管特征改变不仅更早出现于 DR 眼底可见血管损害前，并可作为评估 DR 严重程度和预测其进展风险的敏感可靠指标[17]（图 2-2-2）。

越来越多研究证据表明，神经退行性病变是 DR 发病的更早期事件，这些早期视网膜神经功能异常

可以通过视网膜电图（electroretinogram，ERG）分析检测到[18]。既往大量经典文献已表明，对视网膜内层循环功能敏感的暗反应振荡电位（oscillatory potentials，OPs）在 DR 早期即出现明显改变，并可反映 DR 的进展[19]；多焦点 ERG（multifocal-ERG，mfERG）峰时的延迟可提前预测即将出现微血管病变的部位，也可作为预测 DME 及 DR 进展的危险因素[20]；明视负反应波（photopic negative response，PhNR）作为评估视网膜神经节细胞功能的有效方法之一，在无明显 DR 微血管病变的糖尿病患者中，即使 ERG 的 a、b 波正常，也能检测到 PhNR 波显著异常，并且此类患者后期发展为眼底可见的 DR 病变的风险较高[21-22]。

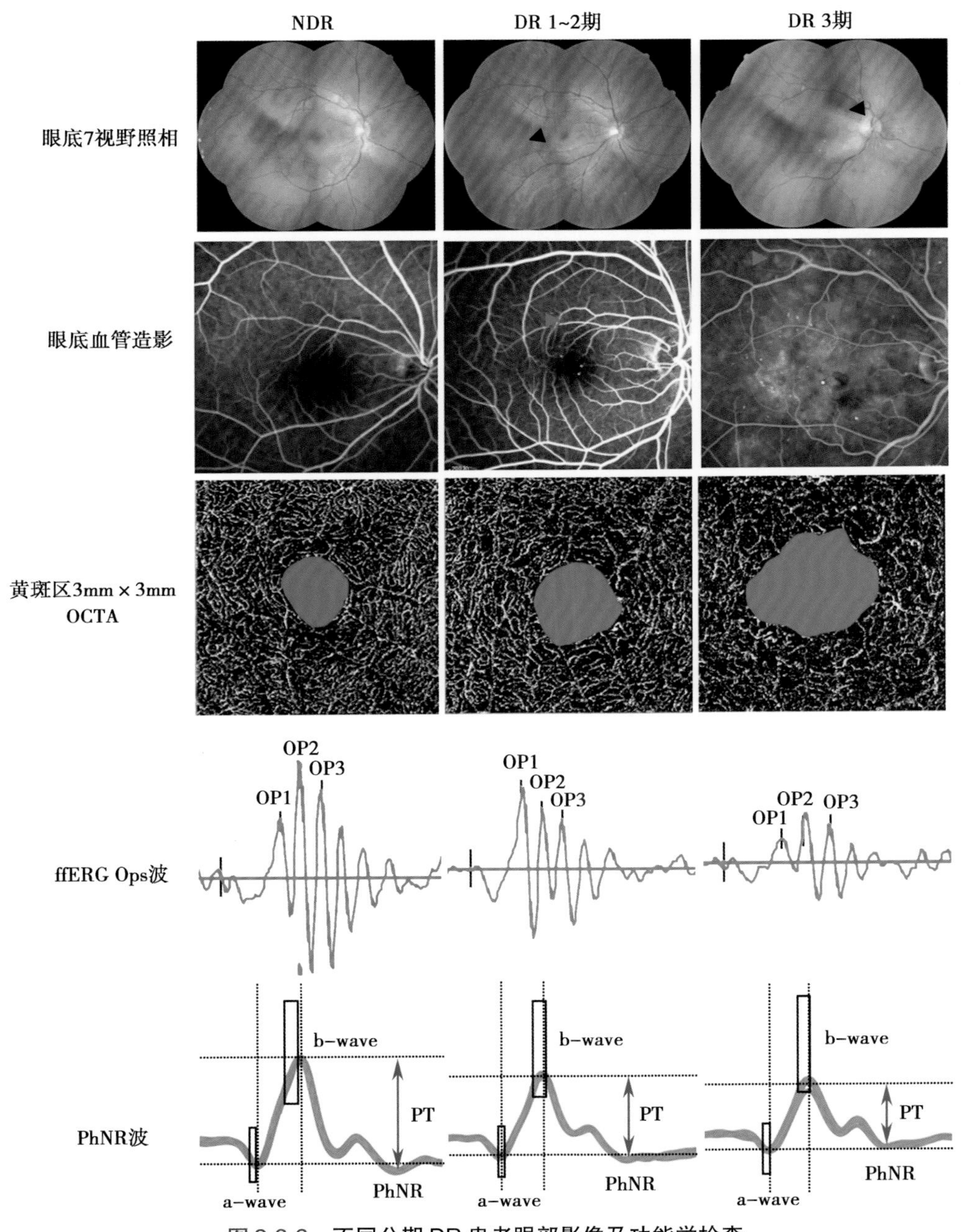

图 2-2-2 不同分期 DR 患者眼部影像及功能学检查

眼底彩照和眼底血管造影示相应分期的微血管特征改变（箭头所指为出血、微血管瘤及血管渗漏）；黄斑区 3mm×3mm OCTA 检查示 FAZ（绿色部分）面积及形态随 DR 进展差异明显；全视野视网膜电图（full-field ERG，ffERG）中体现内层视网膜循环功能的 OPs 波总振幅也存在明显差异；体现神经节细胞功能的 PhNR 波振幅随 DR 病变进展下降。

图点评：一直以来ETDRS分级系统都是评估DR严重程度的金标准，通过对眼底标志性微血管损害征象的识别来评估DR的进展风险。随着现代眼科高精度的检查技术快速发展，在出现眼底彩照可识别的微血管损害前，通过眼科影像及功能学手段即可无创、客观地量化视网膜微血管特征及视网膜结构和功能的改变。这些新影像及功能生物学标志物为DR的早期诊断和进展风险的精准评估提供了新的思路。

（申　眉　文　峰　李世迎）

参考文献

1. KLEIN R，KLEIN BE，MOSS SE，et al. The Wisconsin epidemiologic study of diabetic retinopathy. Ⅲ. Prevalence and risk of diabetic retinopathy when age at diagnosis is 30 or more years. Arch Ophthalmol，1984，102（4）：527-532.
2. VOIGT M，SCHMIDT S，LEHMANN T，et al. Prevalence and progression rate of diabetic retinopathy in type 2 diabetes patients in correlation with the duration of diabetes. Exp Clin Endocrinol Diabetes，2018，126（9）：570-576.
3. Diabetes Control and Complications Trial/Epidemiology of Diabetes Interventions and Complications Research Group，LACHIN J M，GENUTH S，et al. Retinopathy and nephropathy in patients with type 1 diabetes four years after a trial of intensive therapy. N Engl J Med，2000，342（6）：381-389.
4. Intensive blood-glucose control with sulphonylureas or insulin compared with conventional treatment and risk of complications in patients with type 2 diabetes（UKPDS 33）.Lancet，1998，352（9131）：837-853.
5. TING DSW，CHEUNG GCM，WONG TY. Diabetic retinopathy：Global prevalence，major risk factors，screening practices and public health challenges：A review. Clin Exp Ophthalmol，2016，44（4）：260-277.
6. KEECH A C，MITCHELL P，SUMMANEN P A，et al. Effect of fenofibrate on the need for laser treatment for diabetic retinopathy（FIELD study）：A randomised controlled trial. Lancet，2007，370（9600）：1687-1697.
7. RANI PK，RAMAN R，GUPTA A，et al. Albuminuria and diabetic retinopathy in type 2 diabetes mellitus Sankara Nethralaya diabetic retinopathy epidemiology and molecular genetic study（SN-DREAMS，report 12）. Diabetol Metab Syndr，2011，3（1）：9.
8. PRADEEPA R，ANJANA RM，UNNIKRISHNAN R，et al. Risk factors for microvascular complications of diabetes among South Indian subjects with type 2 diabetes – The Chennai urban rural epidemiology study（CURES）eye study-5. Diabetes Technol Ther，2010，12（10）：755-761.
9. ROY R，DAS MK，PAL BP，et al. The effects of renal transplantation on diabetic retinopathy：Clinical course and visual outcomes. Indian J Ophthalmol，2013，61（10）：552-556.
10. LIM LS，LAMOUREUX E，SAW SM，et al. Are myopic eyes less likely to have diabetic retinopathy? Ophthalmology，2010，117（3）：524-530.
11. MAN RE，LAMOUREUX EL，TAOUK Y，et al. Axial length，retinal function，and oxygen consumption：A potential mechanism for a lower risk of diabetic retinopathy in longer eyes. Invest Ophthalmol Vis Sci，2013，54（12）：7691-7698.
12. FU Y，GENG D，LIU H，et al. Myopia and/or longer axial length are protective against diabetic retinopathy：A meta-analysis. Acta Ophthalmol，2016，94（4）：346-352.
13. KIM DY，SONG JH，KIM YJ，et al. Asymmetric diabetic retinopathy progression in patients with axial anisometropia.

Retina，2018，38（9）：1809-1815.

14. KHALID H，SCHWARTZ R，NICHOLSON L，et al. Widefield optical coherence tomography angiography for early detection and objective evaluation of proliferative diabetic retinopathy. Br J Ophthalmol，2021，105（1）：118-123.
15. KIM K，KIM ES，YU SY. Optical coherence tomography angiography analysis of foveal microvascular changes and inner retinal layer thinning in patients with diabetes. Br J Ophthalmol，2018，102（9）：1226-1231.
16. ARIMA M，NAKAO S，KAIZU Y，et al. Diabetic vascular hyperpermeability：Optical coherence tomography angiography and functional loss assessments of relationships among retinal vasculature changes. Sci Rep，2021，11（1）：4185.
17. WAHEED NK，ROSEN RB，JIA Y，et al. Optical coherence tomography angiography in diabetic retinopathy. Prog Retin Eye Res，2023，97：101206.
18. MCANANY JJ，PERSIDINA OS，PARK JC，et al. Clinical electroretinography in diabetic retinopathy：A review. Surv Ophthalmol，2022，67（3）：712-722.
19. CARPINETO P，TOTO L，ALOIA R，et al. Neuroretinal alterations in the early stages of diabetic retinopathy in patients with type 2 diabetes mellitus. Eye（Lond），2016，30（5）：673-679.
20. HARRISON WW，BEARSE MA JR，NG JS，et al. Multifocal electroretinograms predict onset of diabetic retinopathy in adult patients with diabetes. Invest Ophthalmol Vis Sci，2011，52（2）：772-777.
21. SEN P，BANERJEE A，PANDURANGAN K，JOE A，et al. Comparison of broadband and monochromatic photopic negative response in eyes of patients with diabetes with no diabetic retinopathy and different stages of diabetic retinopathy. Indian J Ophthalmol，2021，69（11）：3241.
22. PANDURANGAN K，SACHIDANANDAM R，SEN P. Structural and functional changes among diabetics with no diabetic retinopathy and mild non-proliferative diabetic retinopathy using swept-source optical coherence tomography angiography and photopic negative response. Doc Ophthalmol，2022，145（2）：113-125.

第三节　降糖药物与糖尿病视网膜病变发生发展的相关性

近年来，随着横断面以及队列研究、随机对照试验（randomized clinical trial，RCT）提供的循证证据不断增多、完善，降糖药物是否与 DR 发生发展具有相关性逐渐成为内分泌与眼科领域关注的热点之一。对于大多数糖尿病患者，降糖药物的使用会伴随 DR 的全病程。

DM 治疗手段从开始仅有磺酰脲类（格列本脲，格列齐特，格列喹酮等）、双胍类（二甲双胍等）和胰岛素等较少种类的降糖药，到目前较为广泛使用的二肽基肽酶Ⅳ（DPP-4）抑制剂、胰高血糖素样肽 -1（GLP-1）受体激动剂、钠 - 葡萄糖协同转运蛋白 2（SGLT-2）抑制剂、胰岛素类似物制剂等种类丰富且不良反应较少的不同类型药物选择，治疗手段更加多样。

本节针对常见降糖药物的作用机制，特别是对 DR 发生发展的相关性做一全面总结，旨在提示内分泌科及眼科医生在使用降糖药物时遵循指南，规范用药，重视不同降糖药物与 DR 发生发展的相关性。

一、降糖药物概要

已通过美国食品药品管理局（Food and Drug Administration，FDA）批准的 T2DM 治疗药物，除占主导地位的胰岛素制剂和传统的双胍类、α- 葡萄糖苷酶抑制剂、磺酰脲类和格列奈类、噻唑烷二酮类等口服降糖药之外，近年来 DPP-4 抑制剂、GLP-1 受体激动剂（肠促胰岛素）、SGLT-2 抑制剂等新靶点糖尿病药物也得到广泛应用。根据药物作用机制，降糖药物分为以下几大类（图 2-3-1）。

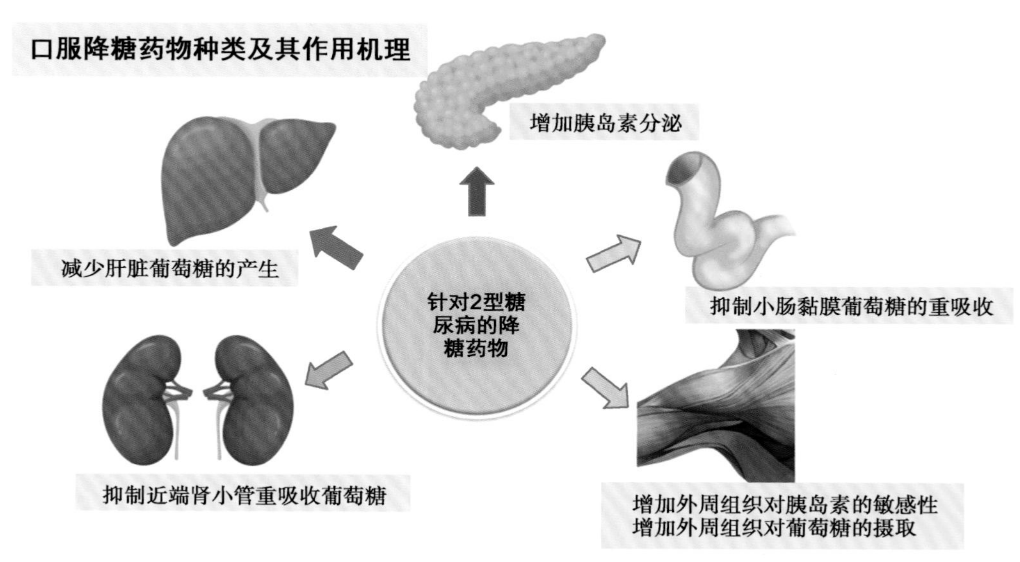

图 2-3-1 各种降糖药物的作用靶点及降糖机制

图点评：口服降糖药使用各种机制来降低血糖水平。口服降糖药常用的有如下几大类：胰岛素以及胰岛素类似物，磺酰脲类，双胍类（二甲双胍类），α- 葡萄糖苷酶抑制剂（阿卡波糖）钠—葡萄糖共转运蛋白 2（SGLT—2）抑制剂，Glucagon-like peptide-1 receptor agonist（GLP-1 受体激动剂），以及 DPP4i 抑制剂等。这些药物通过不同的降糖途径降低血糖水平。不同类别的药物可具一种或多种作用：（A）增加胰腺胰岛素分泌；（B）增加外周组织对葡萄糖的敏感性，增加外周组织对葡萄糖的摄取；（C）减少肝脏葡萄糖的产生；（D）抑制小肠黏膜对葡萄糖的吸收。

1. 胰岛素及类似物　1921 年被发现以来，胰岛素已成为治疗糖尿病的重要手段。当胰岛素分泌或利用障碍时，外源性胰岛素可用于治疗糖尿病[1]。胰岛素类似物是利用基因工程技术对胰岛素的氨基酸序列及结构进行局部修饰，改变胰岛素的理化性质和生物学特征，能更好地模拟生理性胰岛素分泌，较胰岛素更适合人体生理需要[2]。

2. 以促进胰岛素分泌为主要作用的药物

（1）磺酰脲类：为最早应用的口服降糖药之一，已发展到第三代，目前在临床仍是 T2DM 治疗的重要用药选择[3]。

（2）格列奈类：非磺酰脲类胰岛素促分泌剂，与磺酰脲类的结合位点不同，但同样可促进钙离子内流及增高细胞内钙离子浓度，刺激含有胰岛素的颗粒外移和胰岛素释放[4]。

（3）二肽激肽酶Ⅳ抑制剂（DPP4i）：通过与 DPP-4 结合形成复合物而抑制该酶的活性，增强胰高血糖素样肽（GLP-1）的作用；葡萄糖依赖性促胰岛素分泌；降低胰高血糖素浓度；增强垂体腺苷酸环化酶激活多肽和胃泌素释放肽作用；抑制胃排空，增加饱腹感，抑制食欲；保护胰岛 β 细胞[5]。

3. 通过其他机制降低血糖的药物

（1）二甲双胍：为 T2DM 治疗的一线用药[6]，通过激活的腺苷酸活化蛋白激酶（AMPK）信号通路发挥代谢调节作用[7]。

（2）噻唑烷二酮类（TZDs）：通过激活 PPARγ（过氧化物酶体增殖物激活受体γ）、PI3K（磷脂酰肌醇-3激酶）等增加靶组织对胰岛素的敏感性、改善胰岛β细胞功能，实现对血糖的长期控制，降低糖尿病并发症危险[8]。

（3）α-葡萄糖苷酶抑制剂：抑制α-葡萄糖苷酶在小肠黏膜刷状缘吸收淀粉、糊精和双糖，延迟碳水化合物吸收，降低餐后血糖。由于其平稳降糖、安全性高，并可降低心血管并发症的发生率，是少数可干预糖耐量受损（IGT）的口服降糖药[9]。

（4）钠-葡萄糖协同转运蛋白2（SGLT-2）抑制剂：通过抑制近端 SGLT-2 的作用而抑制葡萄糖重吸收[10]，同时还具备减轻体重和降压作用。

（5）胰高血糖素样肽-1受体激动剂（GLP-1RA）：通过激活 GLP-1 受体，以葡萄糖浓度依赖的方式刺激胰岛素分泌和抑制胰高血糖素分泌，同时增加肌肉脂肪组织的葡萄糖摄取，抑制肝脏葡萄糖生成而发挥降糖作用。GLP-1RA 可抑制胃排空，抑制食欲。另外，此类药物可有效降低血糖，部分恢复胰岛β细胞功能，减轻体重，改善血脂谱和降低血压[11]。

二、降糖药物与糖尿病视网膜病变发生发展相关性的循证依据

1. 噻唑烷二酮类（TZDs）　我国糖尿病视网膜病变（DR）临床诊疗指南（2014年）中明确禁止 TZDs 类药物用于黄斑水肿患者，“在有糖尿病黄斑水肿（DME）的患者中应避免使用吡格列酮，有证据提示吡格列酮的使用可能增加 DME 发生率高达2.6倍”。研究证实 TZDs 类药物上调血管内皮生长因子（VEGF）水平，增加血管内皮细胞渗透性，破坏血视网膜屏障内屏障；并可因肾排钠减少以及增加水钠潴留而致血浆容量增加[12]。

2. 胰岛素类　已经证实，胰岛素通过与细胞膜上的胰岛素受体结合发挥生理功能。目前发现胰岛素受体广泛存在于视网膜各层[13]，提示胰岛素在视网膜的作用活跃。胰岛素不仅作用于血管内皮细胞，促进血管内皮细胞增殖，导致血视网膜内屏障破坏、新生血管生成，也影响谷氨酸代谢[14]，促进氧化应激[15]，并可作用于神经元细胞，抑制视网膜神经元凋亡[16]。但人群队列研究对胰岛素在 DME 发生发展中的作用存在较大分歧，尚无定论[17]。Wisconcin 研究发现，与口服降糖药物相比，胰岛素并不会出现视敏度和黄斑水肿的恶化[17]。

关于胰岛素治疗与 DR 的发生、发展的相关性也存在分歧。DCCT 研究显示胰岛素强化治疗出现 DR 加重（称为早期恶化）较传统治疗增高2倍[18]；但研究也提出，尽管早期恶化率较高，但是使用胰岛素的长期获益远远要高于早期恶化。另外，对于长期血糖控制欠佳，已达到重度以上的 DR 患者进行强化血糖控制，可能会对控制早期出现 DR 恶化的现象有益[18]。视力与血糖控制以及并发症协作研究（VACSDM）显示与传统血糖控制组（HbA1c 平均9.2%）相比，胰岛素强化治疗（HbA1c 平均7.1%）不仅安全可行而且并未在强化控制的6个月至24个月内引起 DR 加重[19]。国内的多项研究证实胰岛素强化治疗对合并 NPDR 的 T2DM 患者黄斑厚度无明显影响[20]。

3. 二肽激肽酶Ⅳ抑制剂（DPP4i）　体外及动物实验均表明，DPP4i 可改善视网膜血流动力学，降低视网膜高灌注状态；保护血视网膜内屏障；抑制糖尿病相关炎性因子免疫反应，降低视网膜炎性状态；抑制内皮细胞炎性因子；抑制神经元凋亡。因此，DPP4i 可预防 DR 的发生与发展[21]。DPP-4 在多种细胞中表达，如视网膜内皮细胞、脑毛细血管内皮细胞、神经元细胞等，因此视网膜是 DPP-4 作用的靶组织[22]。

4. 二甲双胍　研究发现，二甲双胍可抑制与血管生成相关的多个环节，如血管内皮细胞增殖、迁移以及视网膜新生血管生成[23]；另外二甲双胍可显著降低视网膜白细胞的黏附性，且有抗炎作用[24]。二甲双胍除有视网膜保护作用外，还有其他多种降血糖外作用，如降低糖尿病全因死亡率，降低糖尿病心血管并发症致死率[25]，降血脂[26]、抗衰老[27]及抗肿瘤作用[28]。

5. 胰高血糖素样肽 -1 受体激动剂（GLP-1RA）　GLP-1RA 是糖尿病治疗药物的新起之秀，以葡萄糖依赖方式增加胰岛素分泌、抑制胰高血糖素分泌并延缓胃排空，通过中枢性食欲抑制减少进食，还可减少脂肪堆积，降糖的同时有效实现减重目的。在一项 meta 分析中表明，GLP-1RA 可显著降低 DR 的发生发展风险[29]。多项真实世界研究均证实 GLP-1RA 可显著降低 DR 的发病风险[30]。

6. 钠 - 葡萄糖协同转运蛋白 2（SGLT-2）抑制剂　SGLT-2 抑制剂抑制肾脏对葡萄糖的重吸收，使葡萄糖从尿液排泄，进而降低血糖水平。SGLT-2 抑制剂作用于降糖药物新靶点，这些靶点如 SGLT-1 和 SGLT-2 特异性分布于肾脏，对其他组织器官无显著影响。多项临床及基础研究证实 SGLT-2 可显著延缓 DR 的进展率[31]。已有多个病例报告报道使用 SGLT-2 抑制剂后 T2DM 患者黄斑水肿明显改善[32]。

7. α- 葡萄糖苷酶抑制剂　α- 葡萄糖苷酶抑制剂通过抑制小肠黏膜刷状缘的 α- 葡萄糖苷酶，延缓碳水化合物的吸收降低血糖。除降糖作用外，α- 葡萄糖苷酶抑制剂还可预防毛细血管基底膜增厚，防止血流减少，减缓视网膜血流流速。但目前其与 DR 发生发展的关系尚未见报道。眼科相关研究提示，α- 葡萄糖苷酶抑制剂可通过降低醛糖还原酶活性和增加透镜状蛋白和谷胱甘肽水平，延缓糖尿病性白内障的发展[33]。

8. 磺酰脲类药物　磺酰脲类药物与 β 细胞磺酰脲受体结合，使 ATP 敏感钾通道关闭，增加胰岛素释放。格列齐特相较于其他磺酰脲类药物对 DR 的发生与发展（轻度非增殖期的 DR 进展到增殖期）起保护作用。

眼科医生以及内分泌科医生应从疾病整体入手，对糖尿病慢性并发症特别是 DR 的预防与治疗，增强多学科协作意识。内分泌科医生根据患者病情选择恰当降糖药物的同时，应关注眼底并发症的发生发展，在控制血糖的同时，与眼科医生密切协作，降低以 DR 为代表的微血管并发症的致残及致盲率，全面提升 DM 并发症的防治水平。

（张新媛）

参考文献

1. SONKSEN P，SONKSEN J. Insulin：understanding its action in health and disease. Br J Anaesth，2000，85（1）：69-79.
2. Goeddel DV，Kleid DG，Bolivar F，et al. Expression in Escherichia coli of chemically synthesized genes for human insulin. Proc Natl Acad Sci U S A，1979，76（1）：106-110.
3. BARELLA L F，ROSSI M，ZHU L，et al. β-cell-intrinsic β-arrestin 1 signaling enhances sulfonylurea-induced insulin secretion. J Clin Invest，2019，129（9）：3732-3737.
4. SARGSYAN A，HERMAN M A. Regulation of glucose production in the pathogenesis of type 2 diabetes. Curr Diab Rep，2019，19（9）：77.
5. QIU D D，LIU J，SHI J S，et al. Renoprotection provided by dipeptidyl peptidase-4 inhibitors in combination with angiotensin receptor blockers in patients with type 2 diabetic nephropathy. Chin Med J（Engl），2018，131（22）：2658-2665.
6. MARUTHUR N M，TSENG E，HUTFLESS S，et al. Diabetes medications as monotherapy or metformin-based combination

therapy for type 2 diabetes: a systematic review and meta-analysis. Ann Intern Med, 2016, 164(11): 740-751.

7. Effect of intensive blood-glucose control with metformin on complications in overweight patients with type 2 diabetes (UKPDS 34). UK Prospective Diabetes Study (UKPDS) Group.Lancet, 1998, 352(9131): 854-865.
8. AHSAN W. The journey of Thiazolidinediones as modulators of PPARs for the management of diabetes: a current perspective. Curr Pharm Des, 2019, 25(23): 2540-2554.
9. SAHINER M, BLAKE D A, FULLERTON M L, et al. Enhancement of biocompatibility and carbohydrate absorption control potential of rosmarinic acid through crosslinking into microparticles. Int J Biol Macromol, 2019, 137: 836-843.
10. PANIKAR V, JOSHI S R, DEOGAONKAR N, et al. Efficacy of SGLT2 inhibitors as the fifth drug in the management of type 2 diabetes mellitus in Asian Indians not Controlled with at least 4 oral antidiabetic drugs. J Assoc Physicians India, 2018, 66(12): 46-49.
11. ALI E S, HUA J, WILSON C H, et al. The glucagon-like peptide-1 analogue exendin-4 reverses impaired intracellular Ca^{2+} signalling in steatotic hepatocytes. Biochim Biophys Acta, 2016, 1863(9): 2135-2146.
12. MERANTE D, MENCHINI F, TRUITT K E, et al. Diabetic macular edema: correlations with available diabetes therapies--evidence across a qualitative review of published literature from MEDLINE and EMBASE. Drug Saf, 2010, 33(8): 643-652.
13. FOLLI F, BONFANTI L, RENARD E, et al. Insulin receptor substrate-1 (IRS-1) distribution in the rat central nervous system. J Neurosci, 1994, 14(11Pt1): 6412-6422.
14. Newman E A. A purinergic dialogue between glia and neurons in the retina. Novartis Foundation Symposium, 2006, 276: 193-202.
15. CEOLOTTO G, BEVILACQUA M, PAPPARELLA I, et al. Insulin generates free radicals by an NAD(P)H, phosphatidylinositol 3'-kinase-dependent mechanism in human skin fibroblasts ex vivo. Diabetes, 2004, 53(5): 1344-1351.
16. BARBER A J, NAKAMURA M, WOLPERT E B, et al. Insulin rescues retinal neurons from apoptosis by a phosphatidylinositol 3-kinase/Akt-mediated mechanism that reduces the activation of caspase-3. J Biol Chem, 2001, 276(35): 32814-32821.
17. KLEIN R, KLEIN B E, MOSS S E, et al. The Wisconsin epidemiologic study of diabetic retinopathy. Ⅳ. Diabetic macular edema. Ophthalmology, 1984, 91(12): 1464-1474.
18. Early worsening of diabetic retinopathy in the Diabetes Control and Complications Trial. Arch Ophthalmol, 1998, 116(7): 874-886.
19. EMANUELE N, KLEIN R, ABRAIRA C, et al. Evaluations of retinopathy in the VA Cooperative Study on glycemic control and complications in type Ⅱ diabetes (VA CSDM). A feasibility study. Diabetes Care, 1996, 19(12): 1375-1381.
20. 卢纯洁，陈镇国，林思思，等. 胰岛素强化治疗后黄斑区视网膜厚度的早期观察. 中国实用眼科杂志，2012，30(6)：681-685.
21. YANG L, HAN W, LUO Y, et al. Adapentpronitrile, a new dipeptidyl peptidase-Ⅳ inhibitor, ameliorates diabetic neuronal injury through inhibiting mitochondria-related oxidative stress and apoptosis. Front Cell Neurosci, 2018, 12: 214.
22. GONÇALVES A, MARQUES C, LEAL E, et al. Dipeptidyl peptidase-Ⅳ inhibition prevents blood-retinal barrier breakdown, inflammation and neuronal cell death in the retina of type 1 diabetic rats. Biochim Biophys Acta, 2014, 1842(9): 1454-1463.
23. NIU C, CHEN Z, KIM K T, et al. Metformin alleviates hyperglycemia-induced endothelial impairment by downregulating autophagy via the Hedgehog pathway. Autophagy, 2019, 15(5): 843-870.

24. HAN J，LI Y，LIU X，et al. Metformin suppresses retinal angiogenesis and inflammation in vitro and in vivo. PLoS One，2018，13（3）：e0193031.

25. HAN Y，XIE H，LIU Y，et al. Effect of metformin on all-cause and cardiovascular mortality in patients with coronary artery diseases：a systematic review and an updated meta-analysis. Cardiovasc Diabetol，2019，18（1）：96.

26. LIN L，BURKE J，VENKATESH S，et al. AMPK-SIRT1-independent inhibition of ANGPTL3 gene expression is a potential lipid-lowering mechanism of metformin. J Pharm Pharmacol，2019，71（9）：1421-1428.

27. PODHORECKA M，IBANEZ B，DMOSZYŃSKA A. Metformin-its potential anti-cancer and anti-aging effects. Postepy Hig Med Dosw（Online），2017，71（0）：170-175.

28. LEE D J，MCMULLEN C P，FOREMAN A，et al. Impact of metformin on disease control and survival in patients with head and neck cancer：a retrospective cohort study. J Otolaryngol Head Neck Surg，2019，48（1）：34.

29. ANDREADIS P，KARAGIANNIS T，MALANDRIS K，et al. Semaglutide for type 2 diabetes mellitus：A systematic review and meta-analysis. Diabetes Obes Metab，2018，20（9）：2255-2263.

30. WANG T，HONG J L，GOWER E W，et al. Incretin-based therapies and diabetic retinopathy：real-world evidence in older U.S. Adults. Diabetes Care，2018，41（9）：1998-2009.

31. CHO E H，PARK S J，HAN S，et al. Potent oral hypoglycemic agents for microvascular complication：sodium-glucose cotransporter 2 inhibitors for diabetic retinopathy. J Diabetes Res，2018，2018：6807219.

32. YOSHIZUMI H，EJIMA T，NAGAO T，et al. Recovery from diabetic macular edema in a diabetic patient after minimal dose of a sodium glucose co-transporter 2 inhibitor. Am J Case Rep，2018，19：462-466.

33. ROSENBLUM J L，IRWIN C L，ALPERS D H. Starch and glucose oligosaccharides protect salivary-type amylase activity at acid pH. Am J Physiol，1988，254（5Pt1）：G775-780.

第三章

糖尿病视网膜病变的发病机制

第一节　糖尿病视网膜病变的病理学特征

当前对糖尿病视网膜病变发病机制的认识既包括微血管病变，也包括神经元病变及低度炎症反应。本节就糖尿病视网膜病变的主要病理特征进行阐述：包括视网膜周细胞和内皮细胞的凋亡与丢失、毛细血管基底膜增厚、微动脉瘤形成、硬性渗出、棉絮斑、黄斑水肿、视网膜新生血管等。

一、视网膜毛细血管周细胞和内皮细胞凋亡

早期的病理改变包括毛细血管周细胞消失、周细胞 / 内皮细胞比例降低以及无细胞毛细血管的形成（图 3-1-1）[1]。

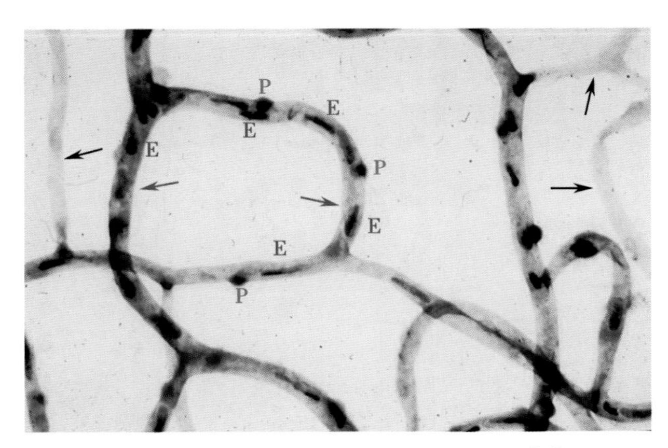

图 3-1-1　糖尿病患者视网膜血管铺片[1]

样本系通过尸检获得，神经视网膜经胰蛋白酶消化之后，剩余的视网膜血管网经苏木精 - 伊红染色，突出管壁而且红染的是周细胞核（P）；位于管壁内长形且深染的是内皮细胞核（E）。

图点评：在糖尿病视网膜病变的情况下，周细胞的数目明显少于内皮细胞（如蓝箭头所指的血管）。图中，黑箭头所指的是无内皮细胞血管，亦称为“鬼影毛细血管”。

视网膜毛细血管周细胞又称为“血管管壁内周细胞”（intramural pericyte）。视网膜毛细血管周细胞和内皮细胞互相依存。周细胞的存在和其正常生理功能，是视网膜毛细血管保持完整性的先决条件。周细胞调控内皮细胞的存活和增殖，从内皮细胞获得生长因子和营养成分。周细胞具有血管收缩功能，能与内皮细胞一起自主调节微血管功能，维持血流量和正常血管通透性。周细胞与内皮细胞的凋亡形态学表

现均为细胞核浓缩，可用原位末端转移酶标记技术（TUNEL 染色）检测（图 3-1-2）[1]。

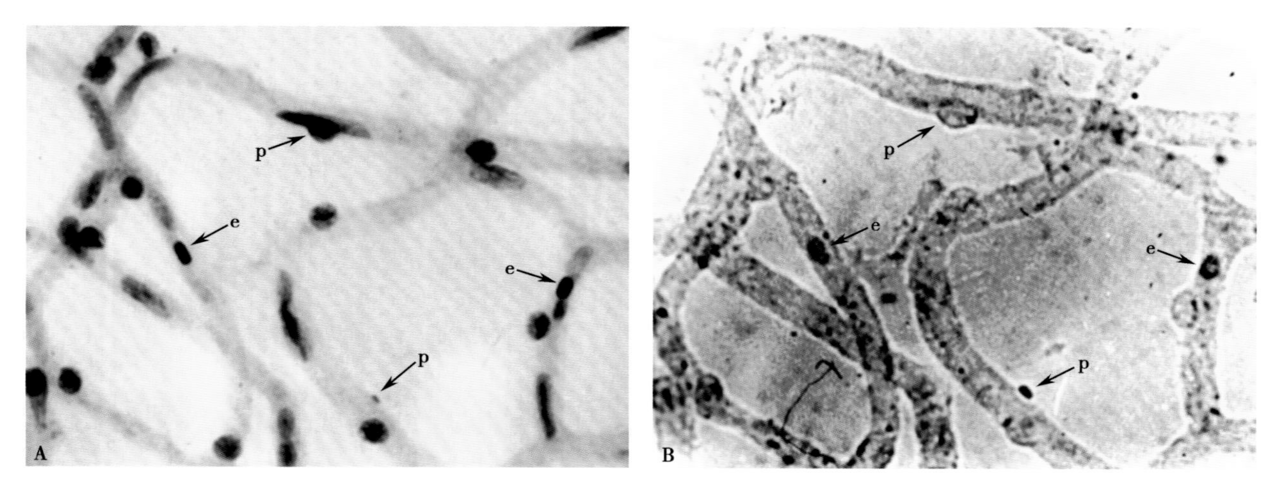

图 3-1-2 糖尿病患者视网膜血管铺片检查[1]

同一张视网膜血管铺片，经苏木精 - 伊红染色（A）后，再行 TUNEL 检测（B），TUNEL 深染的细胞核内见断裂的 DNA；p 为周细胞、e 为内皮细胞；图 A 下方一个凋亡的周细胞已经只剩小 DNA 碎片；图 A 和图 B 为镜下同一视野，但放大倍数稍有区别。

图点评：内皮细胞和周细胞的凋亡和丢失是早期糖尿病视网膜病变的病理学特征。

二、微血管瘤形成和毛细血管基底膜增厚

微血管瘤（microaneurysm，MA）的形成是视网膜毛细血管内皮细胞在失去周细胞调控后对视网膜缺氧的病理反应。在糖尿病视网膜病变发生的早期阶段，视网膜毛细血管周细胞和内皮细胞均发生了凋亡，视网膜缺氧。为了应对缺氧的微环境，内皮细胞通过增生来代偿，不健康的内皮细胞承受不了管腔的压力，管壁膨出呈囊状，称之为微血管瘤（图 3-1-3）[1]。

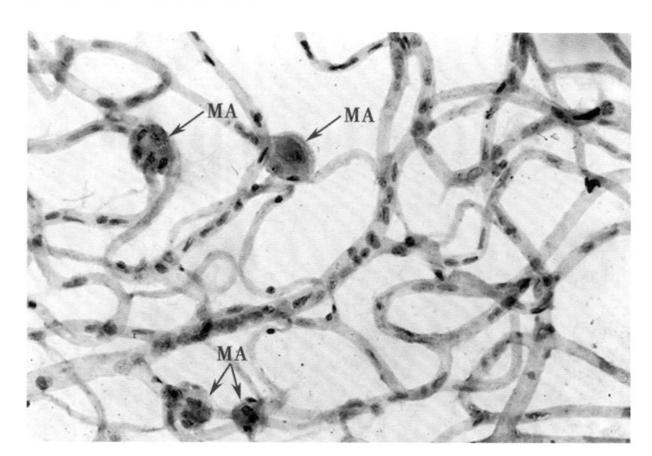

图 3-1-3 苏木精 - 伊红染色的视网膜血管网铺片[1]

箭头所指为微血管瘤（MA）。

图点评：微血管瘤表现为局部周细胞缺失后，局部血管内皮细胞的有限性增殖。

随着视网膜毛细血管退行性变的发展，周细胞和内皮细胞逐渐消失，最后只剩下无内皮细胞血管，亦称为“鬼影毛细血管（ghost capillaries）”（见图 3-1-1）[1]，也可造成毛细血管基底膜增厚（图 3-1-4）[1]。

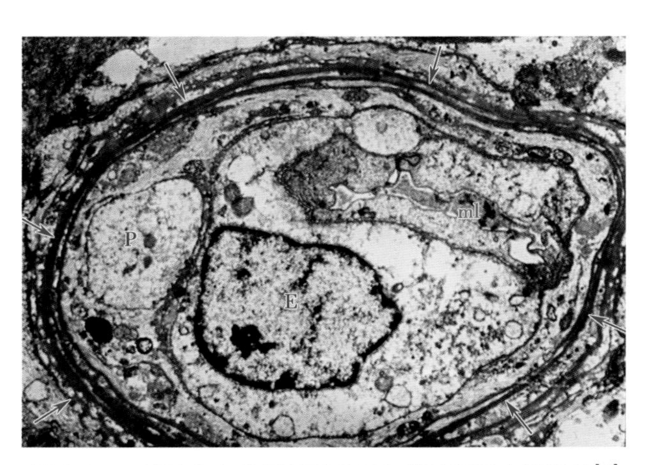

图 3-1-4　糖尿病患者视网膜毛细血管的透射电镜照片[1]

从尸检获得的视网膜血管的周细胞和内皮细胞共享同一基底膜（蓝箭头），与正常毛细血管相比，此基底膜明显增厚；P 所指为周细胞核、E 所指为内皮细胞核、ml 所指为毛细血管管腔；本图还显示视网膜毛细血管周细胞虽然位于基底膜内，但是并不直接暴露于毛细血管管腔。

图点评：在糖尿病视网膜病变时，毛细血管基底膜的增厚除了由微血管瘤的内皮细胞合成基底膜样物质外，高血糖本身也刺激毛细血管内皮细胞（非微血管瘤的内皮细胞）分泌细胞外基质。这些结构与成分的变化也参与毛细血管基底膜增厚的病理改变，导致早期糖尿病视网膜病变毛细血管通透性增加。

三、硬性渗出及黄斑水肿

硬性渗出（hard exudate，HE）是指位于视网膜外丛状层的黄色蜡样聚集物，来源于血管渗漏出来的血清样物质（图 3-1-5）[1]。视网膜神经纤维层的透明性及内环境的稳定需要视网膜内的胶质细胞的参与，即 Müller 细胞吸收并转运水分，而小胶质细胞或巨噬细胞清除血清类物质，特别是脂蛋白类成分。清除散在的硬性渗出，巨噬细胞要花 4～6 个月时间，而清除融合的硬性渗出大约要 1 年或更长的时间。因此，随着水分的吸收及排出，遗留下来的脂蛋白类物质与胶质细胞、神经细胞的一些代谢副产物共同聚集形成硬性渗出。由于黄斑中心区域的外丛状层纤维斜向走行，当硬性渗出分布在黄斑中心凹周围时，该区域的硬性渗出呈星芒状，提示血 - 视网膜内屏障已被广泛性破坏。另外，只有当黄斑周围毛细血管缺血加重，由此引发大量血管通透因子产生（如 VEGF），导致黄斑水肿持续存在以及硬性渗出增多。

在糖尿病性黄斑水肿（diabetic macular edema，DME）发生时液体从血管漏出之后，除了潴留在细胞外间质形成胞外水肿，还进入 Müller 细胞。虽然 Müller 细胞具有很强的水分转运功能，但是过多的血管渗漏，远远超过了 Müller 细胞水分转运的能力，发生细胞性水肿。在早期阶段，这种水肿是可逆的。但过度的水肿可导致 Müller 细胞破裂和死亡，产生"袋样液体蓄积"和细胞碎片时，即形成了所谓的黄斑囊样水肿（cystoid macular edema，CME）。此阶段，组织损伤往往是不可逆的。在 Müller 细胞失代偿之后，邻近的视网膜神经元细胞也随后发生类似的水肿、变性和死亡等改变，导致视功能损伤。图 3-1-6 显示从神经元的小囊样变性发展到大囊样变性，乃至视网膜劈裂形成的不同阶段[1]。实验室研究和临床证据都表明，除了血 - 视网膜内屏障的破坏是导致黄斑水肿的直接原因外，外屏障破坏也参与了 DME 的发生与发展（图 3-1-5）。因此，在治疗 DME 时，不仅要着眼于恢复血 - 视网膜内屏障的完整性，也要重视对血 - 视网膜外屏障进行治疗，"双管齐下"才能奏效。

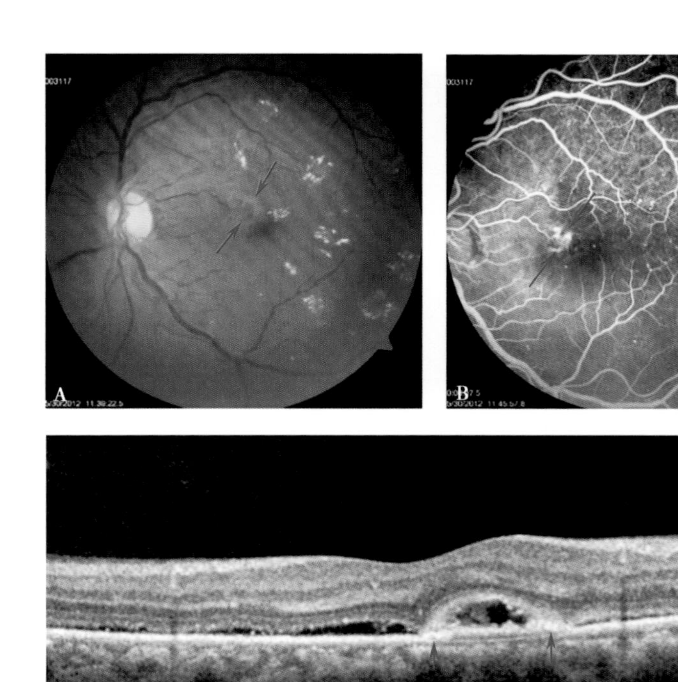

图 3-1-5　**血 - 视网膜屏障破坏、硬性渗出及糖尿病黄斑水肿形成**[1]

糖尿病患者左眼眼底彩图（A）显示黄斑硬性渗出以及色素上皮层脱色素（蓝箭头）；B. 相应位置荧光素眼底血管造影显示局部窗样缺损（蓝箭头）；C. SD-OCT 表现同样色素上皮脱失区域呈不规则增厚（长箭头），提示血 - 视网膜外屏障的破坏，Hx 表示硬性渗出。

图点评：OCT 作为近几年新兴的眼底影像技术，可以很好地呈现血 - 视网膜屏障破坏、硬性渗出形成以及 DME 等病理改变。DR 血 - 视网膜屏障破坏的眼底检查往往表现出血管渗漏增加、硬性渗出增多、视网膜层间积液、囊样水肿及视网膜下积液等。

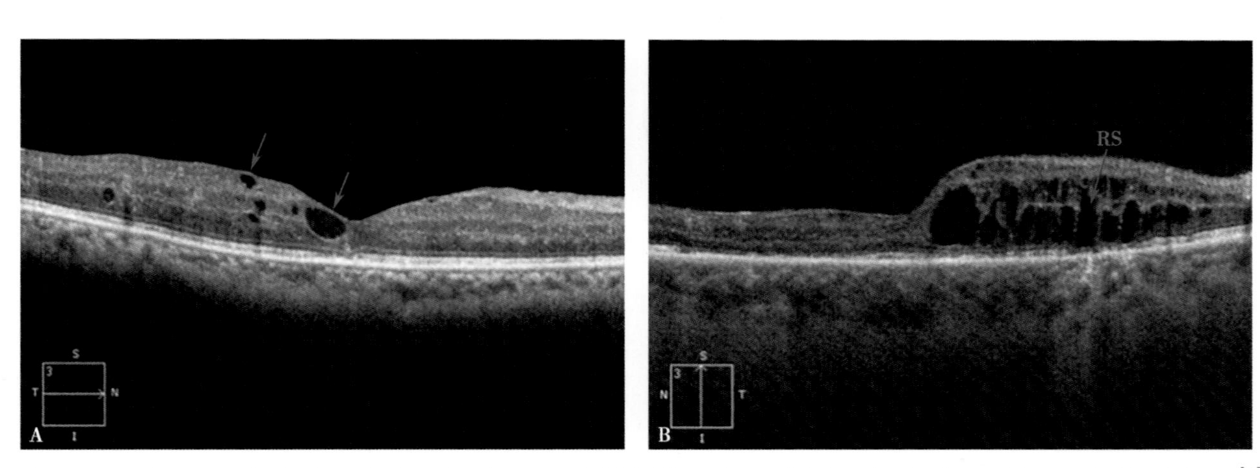

图 3-1-6　SD-OCT 显示糖尿病黄斑囊样水肿时，视网膜由小囊样变性（A）发展到大囊样变性（B），以致视网膜劈裂（RS）的过程[1]

图点评：糖尿病黄斑囊样水肿随疾病进展进行性加重，囊腔扩大和增多，OCT 可以很好地呈现这一病理过程。

四、棉絮样斑

棉絮样斑（cotton-wool spot，CWS）是局部视网膜微血管阻塞的结果。病理生理过程是，局部小动脉阻塞导致组织缺血缺氧，继而造成神经纤维轴浆流内细胞器的沉淀、轴浆流阻断，形成神经纤维轴突肿胀和神经纤维层梗死，组织学表现为“细胞样小体”（cytoid body）。检眼镜下，棉絮样斑可以在数周到数月内消失，可能为巨噬细胞清除“细胞样小体”的结果，但是微血管阻塞仍持续存在。结合临床和病理的表现，大量棉絮样斑的出现与 DR 进展相关（图 3-1-7）。

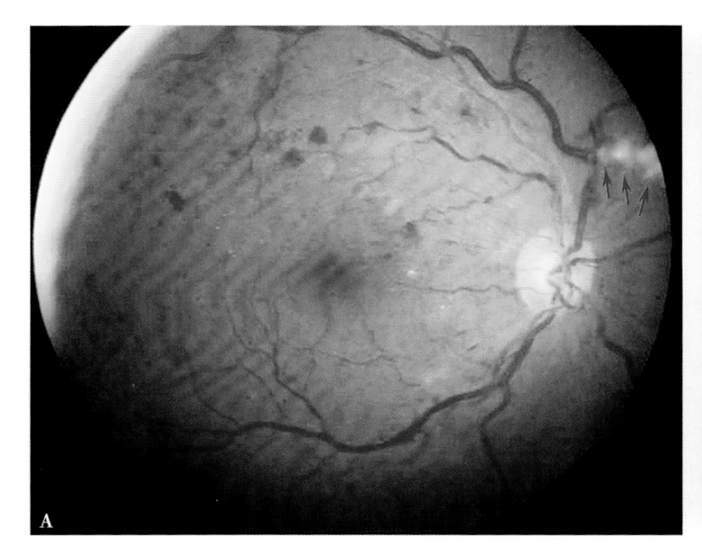

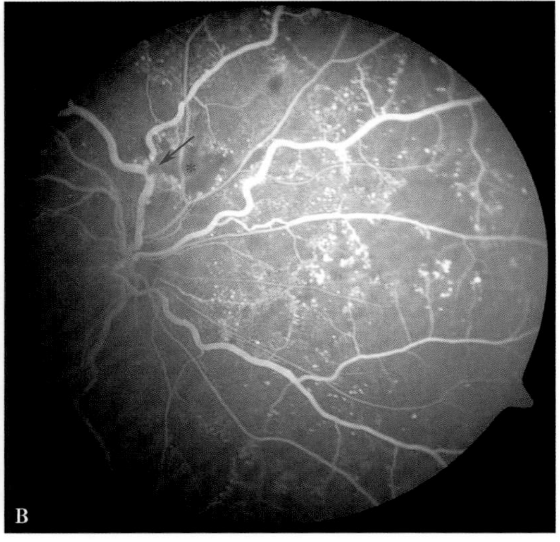

图 3-1-7　同一糖尿病患者眼底彩色照片和荧光素眼底血管造影检查[1]

A. 眼底彩图显示棉絮样斑（蓝箭头）位于视盘鼻上方；B. 荧光素眼底血管造影显示此棉絮样斑（红色星号）位于微血管阻塞（无灌注区，蓝箭头）的边缘。

图点评：糖尿病视网膜病变中微血管阻塞会导致棉絮样斑，荧光血管造影可显示与棉絮斑相对应的视网膜局部缺血的情况。

五、视网膜出血

糖尿病视网膜病变在非增殖期和增殖期都会发生视网膜出血。根据出血的位置不同，有不同的命名，详见临床表现（第五章第二、第三节）。

六、毛细血管无灌注区、视网膜小动脉 - 小静脉分流和视网膜内微血管异常

随糖尿病视网膜病变进展，视网膜组织缺氧不断加重。区域性毛细血管细胞逐渐丧失了细胞修复

功能，变成了鬼影毛细血管。由于血管内皮细胞和周细胞的丢失，毛细血管失去了对血流的自主调节功能，不能对组织缺氧进行有效代偿，毛细血管床血流缓慢，甚至失去血流灌注，实为病理性毛细血管闭塞，这就是临床荧光素眼底血管造影显示的毛细血管无灌注区的病理基础。无灌注的毛细血管失去了代偿功能，只有靠组织结构的改变进行代偿，即建立该区域视网膜小动脉与小静脉之间的直接沟通，又称小动脉 - 小静脉分流或侧支循环（arteriolovenular connections 或 collaterals，shunt）（图 3-1-8）[1]。

图点评：糖尿病视网膜病变中，视网膜内微血管异常及血管内皮细胞的增生往往比邻无灌注区。

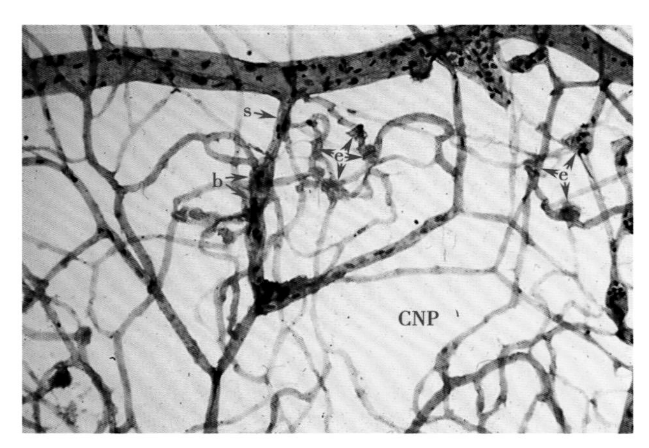

图 3-1-8　糖尿病患者视网膜经胰蛋白酶消化之后铺片检查[1]
许多区域已成为毛细血管无灌注（CNP），在本图中央部分，内皮细胞明显增生（e），基底膜成分明显堆积（b），小动脉 - 小静脉分流呈 PAS 深染片段（s）。

这种动脉 - 静脉分流在糖尿病视网膜病变的早期阶段有可能缓解较大范围的视网膜血流淤滞，但并不能改善局部组织的缺氧缺血。从病理学角度认识，此为“视网膜内微血管异常”（intraretinal microvascular abnormality，IRMA）（见图 3-1-8）[1]。

七、黄斑拱环破坏及黄斑缺血

微血管瘤的聚集提示微血管闭锁和内皮细胞修复功能失代偿。拱环的过度扩大，例如直径增加到 1 000μm 以上，则会导致黄斑区严重缺血及患者视力丧失。根据视网膜黄斑区的解剖特点，黄斑中心凹无血管拱环区除了光感受器细胞外，没有其他神经元，但这个区域光感受器细胞及 Müller 细胞呈离心方向上行，光感受器细胞突触最终还要止于拱环外的视网膜神经细胞（如双极细胞）。因此，当无血管拱环区扩大时，原黄斑中心凹外周的神经细胞失去了来自视网膜循环的血液供应，视功能传导势必损毁（图 3-1-9）。

图点评：糖尿病视网膜病变患者拱环扩大和破坏，加重黄斑区缺血。

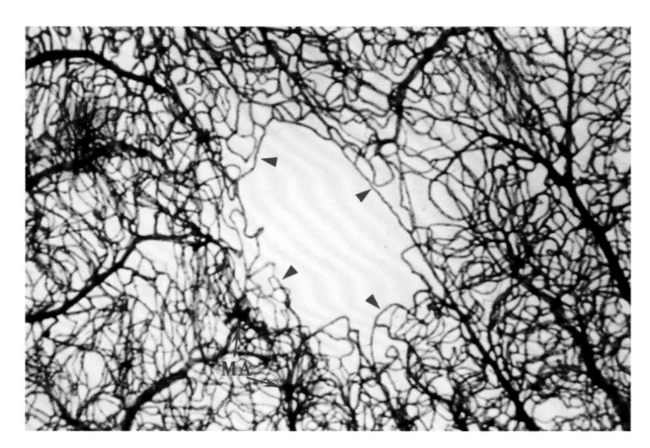

图 3-1-9　糖尿病患者视网膜血管铺片显示黄斑区拱环完整性破坏，呈不规则性增大[1]**，微血管瘤成丛状聚集（MA）；蓝箭头指示扩大的黄斑中心凹无血管拱环区边界。**

八、视网膜新生血管形成

在视网膜组织缺氧不断恶化的情况下，视网膜毛细血管由损伤的微血管残端，特别是从小静脉（venule）端“芽生”而出。这些新生血管生长在玻璃体 - 视网膜界面或长入玻璃体腔，是 PDR 的病理标志。视网膜新生血管的病理改变分三个阶段，开始阶段纤细的血管只伴随极少量的纤维组织；然后新生血管增大变长，纤维组织成分也增加；最后新生血管退行，形成与玻璃体后界膜粘连的血管纤维增生膜（图 3-1-10、图 3-1-11）[1]。

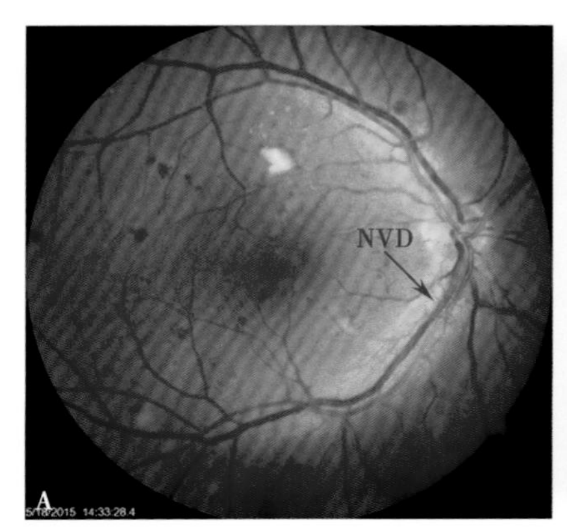

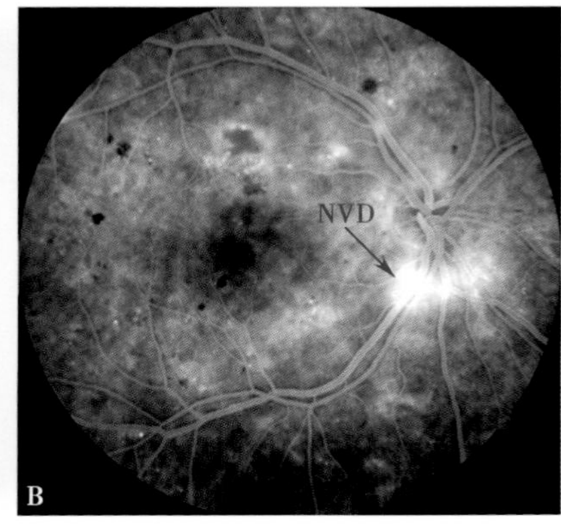

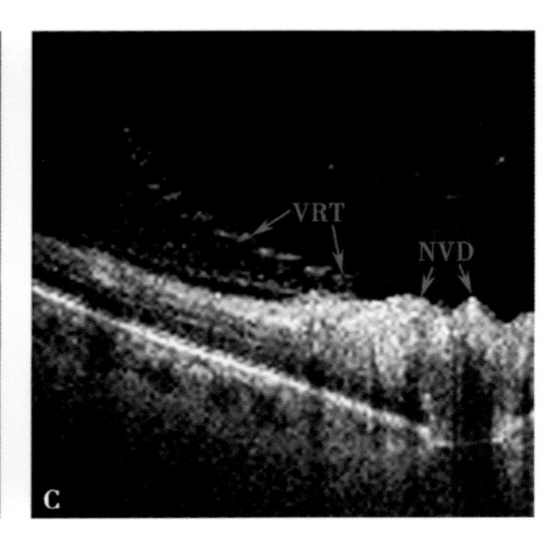

图 3-1-10　糖尿病患者视盘新生血管

A. 患者右眼眼底彩图显示黄斑硬性渗出、斑点状出血和视盘新生血管（NVD，箭头）；B. 荧光素眼底血管造影显示视盘新生血管（NVD，箭头）；C. SD-OCT 扫描经过此区域，新生血管（NVD，箭头）已突出内界膜（小箭头），形成玻璃体 - 视网膜牵拉（VRT）。

图点评：增殖性糖尿病视网膜病变中，视盘新生血管及玻璃体视网膜牵拉形成，病情严重。

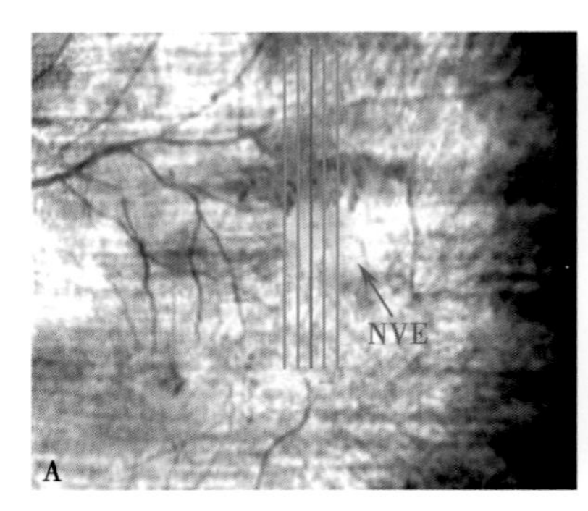

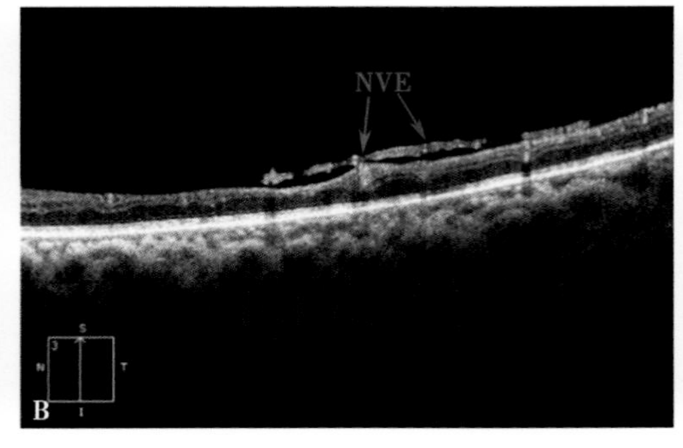

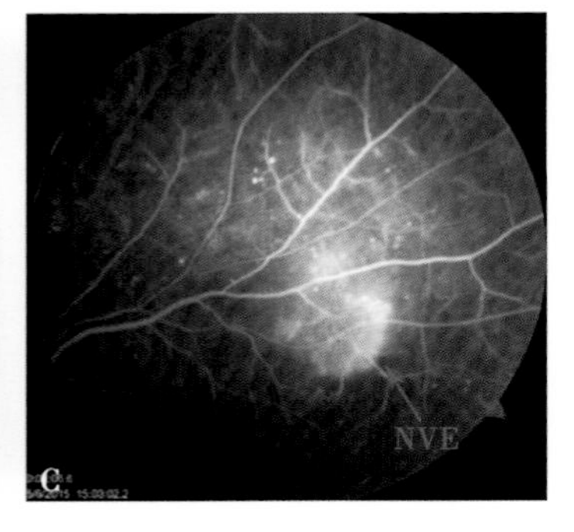

图 3-1-11　糖尿病患者视网膜新生血管的眼底检查

A. 无赤色光下可见左眼视网膜颞上象限分支的异常血管（NVE）；B. SD-OCT 显示异常血管（NVE）从视网膜越过内界膜（红箭头）生长入玻璃体内（蓝箭头）；C. 荧光素眼底血管造影显示视网膜异常血管荧光素渗漏。

图点评：增殖性糖尿病视网膜病变中，视网膜新生血管突破内界膜沿着玻璃体后皮质生长，这是与 IRMA 最显著的区别。

本节就常见的病理特征进行了阐述，包括微血管瘤、周细胞和内皮细胞凋亡、血 - 视网膜屏障破坏、硬性渗出、黄斑水肿、棉絮样斑、视网膜出血以及新生血管等。由于糖尿病视网膜病变发病机制复杂，多因素参与，因此在其进展过程中，多种病理变化共存且互相影响。此外，本节就黄斑水肿发生机制及病理特征提出了治疗糖尿病黄斑水肿要同时兼顾血 - 视网膜内、外屏障的治疗；针对黄斑水肿及视网膜新生血管的治疗除靶向 VEGF 外，尚需针对其他因子的综合治疗措施。

（张敬法　李维业）

参考文献

1. 李维业，黎晓新，徐国彤．糖尿病视网膜病变．北京：人民卫生出版社，2018.

第二节　糖尿病血 - 视网膜屏障破坏

一、血 - 视网膜屏障

血 - 视网膜屏障（blood-retinal barrier，BRB）是维持视网膜内环境稳定的基础，主要功能是限制液体进入视网膜，从而维持视网膜“相对干”的状态。BRB 在维持视网膜内水离子平衡及渗透压稳态中发挥着重要作用。BRB 由血 - 视网膜内屏障（inner BRB，iBRB）和血 - 视网膜外屏障（outer BRB，oBRB）构成（图 3-2-1）。

BRB 构成的细胞学组分在内、外屏障间有所不同。iBRB 主要为视网膜血管内皮细胞、周细胞及胶质细胞等，在控制视网膜血管内液体进入视网膜中发挥了极其重要的作用。内皮细胞间形成的紧密连接是构成内屏障的分子基础。而 oBRB 主要是由视网膜色素上皮细胞组成。近年来研究发现，外界膜也是 oBRB 的一部分，是由 Müller 细胞和光感受器细胞内节形成的紧密连接组成（图 3-2-1），oBRB 将神经视网膜与脉络膜循环隔离。外界膜（outer limiting membrane，OLM）也参与血 - 视网膜外屏障的组成。

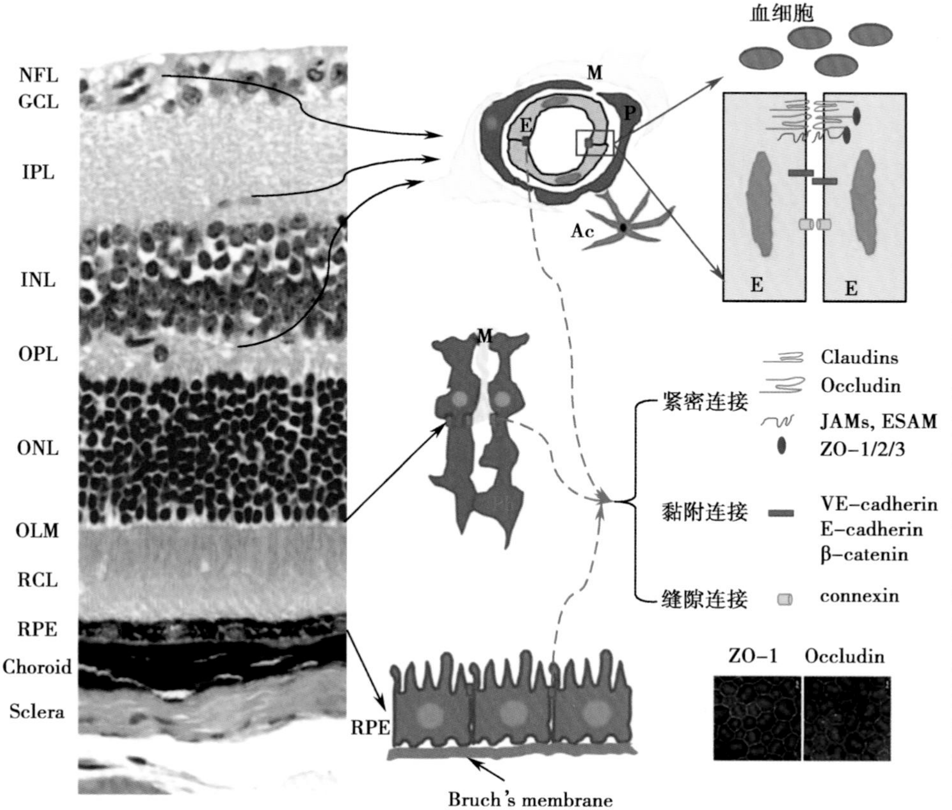

图 3-2-1　血 - 视网膜屏障示意图

血 - 视网膜屏障分别由内屏障和外屏障组成，严格控制视网膜内液体的进入；NFL．神经纤维层；GCL．节细胞层；IPL．内网层；INL．内核层；OPL．外网层；ONL．外核层；OLM．外界膜；RCL．视锥视杆层；RPE．视网膜色素上皮细胞；Choroid．脉络膜；Sclera．巩膜；M．Müller 细胞；P．周细胞；E．内皮细胞；Ac．星形胶质细胞；Ph．光感受器细胞；Bruch's membrane．Bruch 膜；右下角为 RPE 细胞的 ZO-1 和 Occludin 免疫组化染色。

图点评：血 - 视网膜屏障包括内屏障和外屏障。内屏障主要是由视网膜血管内皮细胞及其紧密连接组成；外屏障主要是由视网膜色素上皮细胞及其紧密连接组成。此外，Müller 细胞和光感受器细胞间形成的紧密连接也是外屏障的一部分。血 - 视网膜屏障严格控制视网膜内液体的进入，保持视网膜“相对干”的状态。糖尿病、缺氧、渗透压改变及某些化学物质会影响该屏障的结构和功能，引起血 - 视网膜屏障的破坏，导致黄斑水肿，包括视网膜内层间积液、视网膜下积液等。

二、导致血 - 视网膜屏障破坏的代谢通路异常

血 - 视网膜屏障破坏的发病机制十分复杂（图 3-2-2），长期的高血糖导致视网膜细胞糖代谢紊乱，多条通路活化，如多元醇通路激活、氨基己糖通路激活、末端糖基化产物（AGEs）生成的增加、蛋白激酶 C（PKC）的活化以及聚腺苷二磷酸核糖聚合酶（PARP）的活化、视网膜血流动力学改变等，导致视网膜处于缺氧、炎症及氧化应激状态，产生大量的生长因子（如 VEGF、PDGF、bFGF）、炎症因子 / 化学趋化因子（IL-1 β、IL-6、TNF-α、ICAM-1、MCP-1 等）、氧自由基（ROS）等。上述因子及炎性介质共同作用导致单核细胞 / 小胶质细胞的活化、白细胞黏附增多、视网膜血管内皮细胞间紧密连接破坏、内皮细胞 / 周细胞的丢失 / 凋亡、血管基底膜增厚，加重视网膜神经血管单元损伤、改变血流动力学，导致血 - 视网膜屏障破坏、视网膜血管通透性增加、渗漏增强、糖尿病黄斑水肿的发生。

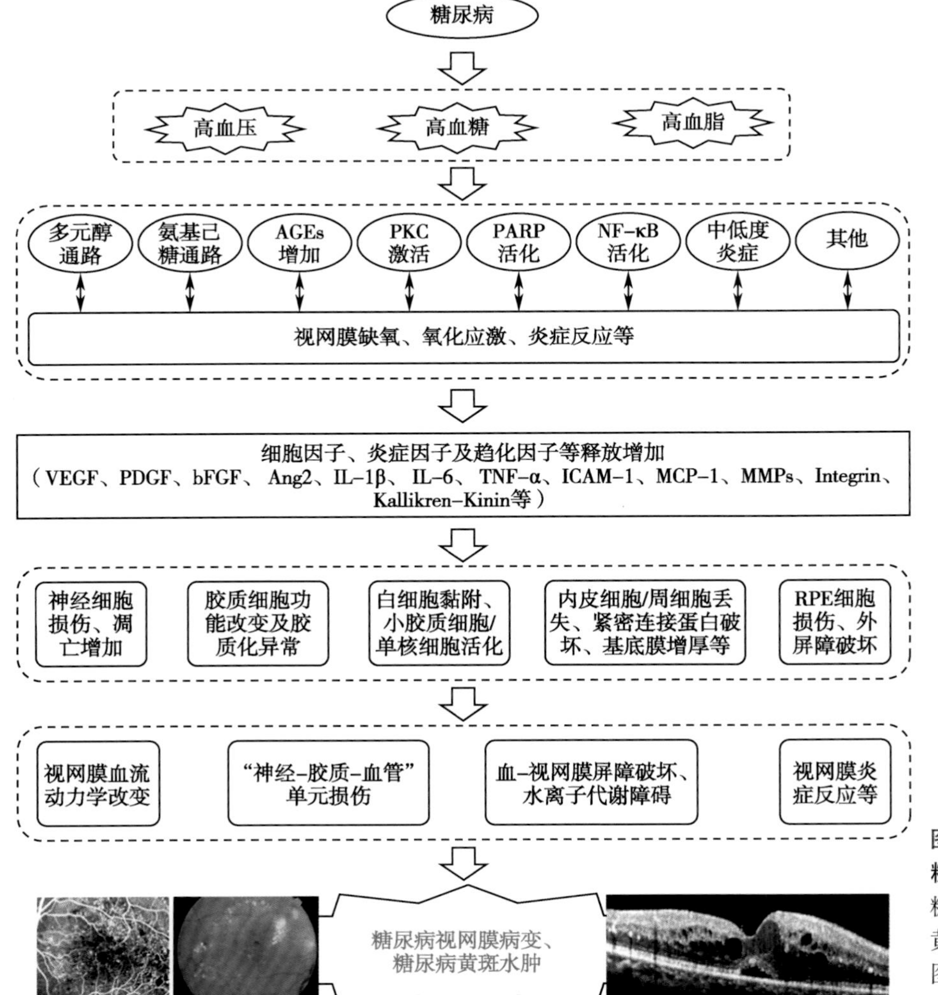

图 3-2-2 糖尿病视网膜病变及糖尿病黄斑水肿发病机制浅析
糖尿病视网膜病变以及糖尿病黄斑水肿的病理发病机制流程图。注：核因子 κB（nuclear factor kappa-B，NF-κB）。

图点评：高血糖导致视网膜细胞代谢紊乱、细胞内多条生化途径活化、细胞因子分泌增多，诱导并加重神经-胶质-血管单元等损伤，导致糖尿病视网膜病变及糖尿病黄斑水肿的发生。

机体内葡萄糖代谢途径主要有无氧酵解、有氧氧化、磷酸戊糖途径、糖原的合成与分解途径、糖异生、糖醛酸途径等。糖尿病时，患者糖代谢障碍，葡萄糖其他代谢通路增强，包括多元醇途径、氨基己糖途径、末端糖基化产物生成增加、蛋白激酶C活化等（图3-2-3）[1]。

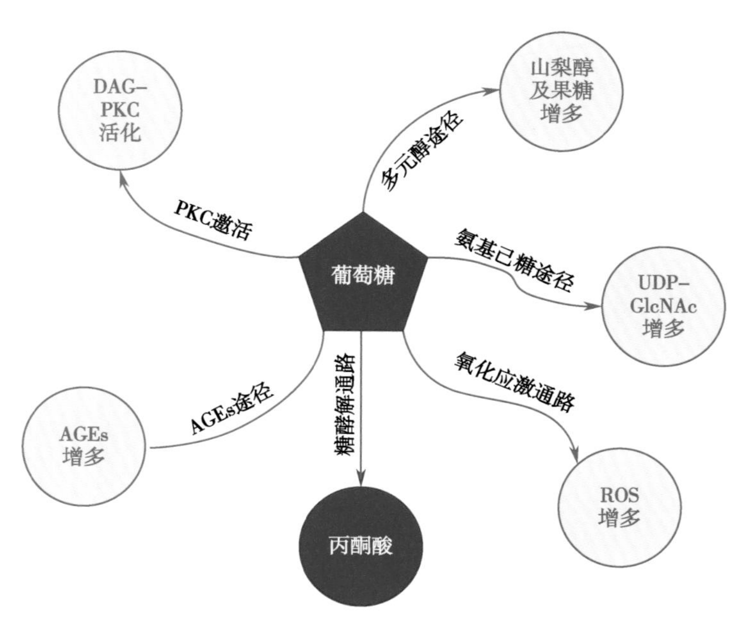

图3-2-3 葡萄糖代谢的生化途径

高血糖导致多元醇通路激活、氨基己糖通路激活、末端糖基化产物（AGEs）生成的增加、蛋白激酶C（PKC）的活化等多条生化途径活化。

图点评：高血糖导致糖尿病患者细胞线粒体功能降低，氧化应激增强，生成大量氧自由基，抑制了3-磷酸甘油醛脱氢酶（GAPDH）的活性，导致糖酵解途径减弱，出现糖代谢异常，其他葡萄糖代谢通路增强、多条生化途径活化。

1. 多元醇通路的激活　多元醇途径（polyol pathway），又称山梨醇通路，由醛糖还原酶（aldose reductase，AR）和山梨醇脱氢酶（sorbitol dehydrogenase，SDH）共同参与。

高血糖诱导的多元醇途径活化致病机制有多种假说，包括：①渗透压假说（osmotic hypothesis）；②NADPH及谷胱甘肽减少、氧化应激增加；③胞质内 $NADH/NAD^+$ 的增加；④ Na^+-K^+-ATP酶活性降低；⑤此外，醛糖还原酶激活导致内皮细胞产生一氧化氮活性降低、细胞舒张功能受损或僵硬、血管张力改变。

2. 氨基己糖通路活化以及N-乙酰氨基葡萄糖对蛋白的过度修饰。

3. 蛋白激酶C活化　PKC通路活化在糖尿病视网膜病变发病中发挥了重要作用，临床研究表明口服PKC抑制剂ruboxistaurin（LY333531）可对糖尿病黄斑水肿患者有效。

4. 晚期糖基化终末产物生成增加（图3-2-4）。

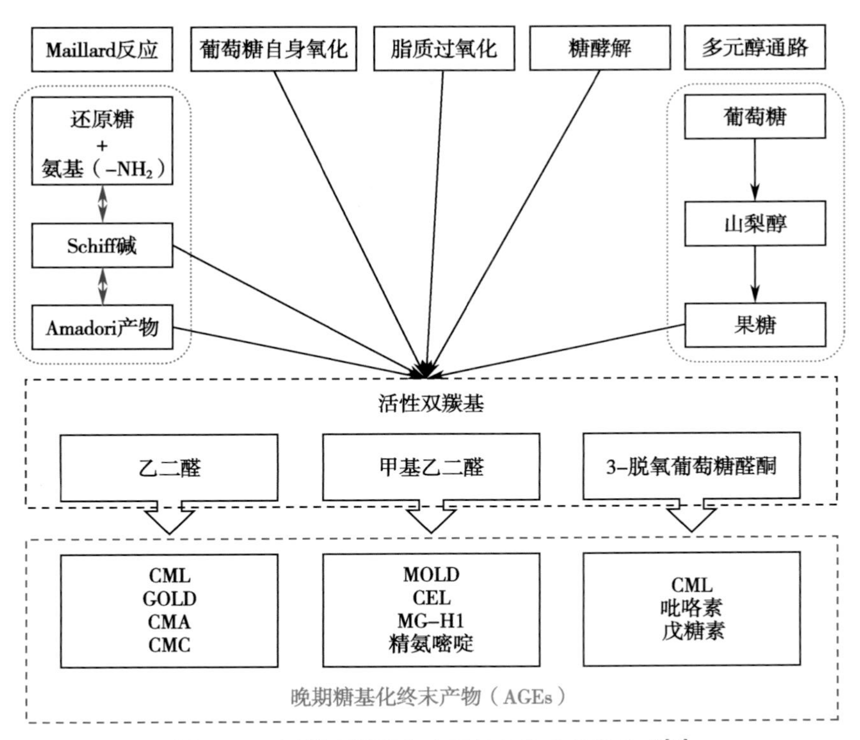

图 3-2-4　活性双羰基和末端糖基化产物的生成[1]

图点评：糖尿病时，多种途径产生的活性双羰基是形成 AGEs 重要的中间产物。

AGEs 引起的反应可被其抑制剂所阻断，研究表明人可溶性晚期糖基化终末产物受体（human solubility receptor for advanced glycation endproducts，sRAGE）可防止糖尿病视网膜中 Müller 细胞功能失调，保护血 - 视网膜屏障并防止白细胞黏附。动物实验表明，AGE-R3 抑制剂具有防止血 - 视网膜内屏障功能失调和糖尿病并发症的潜能；LR-90 具有抑制糖基化和抗炎功能，能减缓糖尿病视网膜病变的进展。

5. 氧化应激增强　氧化应激（oxidative stress，OS）是由自由基在体内产生的一种负面影响，并被认为是导致衰老和疾病的一个重要因素。

糖尿病视网膜病变中，大量生成的 ROS 通过破坏蛋白质、脂质和核酸以及损伤细胞膜，促进细胞凋亡，微血管损害及血 - 视网膜屏障破坏。

6. 聚腺苷二磷酸核糖聚合酶活化

糖尿病时，氧自由基（ROS）和氮自由基（RNS）的生成增加以及 PARP 的激活共同参与了糖尿病视网膜病变的发生、发展。

7. GAPDH 活性被抑制　糖尿病或高血糖时，细胞内产生的 ROS 能够抑制 GAPDH 的活性导致糖酵解途径减弱、其他代谢通路增强。此外，PARP 激活通过 ADP- 核糖基化也抑制了 GAPDH 的活性。

8. 核因子 -κB 活化　核因子 -κB（nuclear factor-kappa B，NF-κB）为 Rel 转录因子蛋白家族的成员。

NF-κB 可被很多因子激活，包括病毒、细菌毒素、紫外光、氧化应激、炎症刺激、细胞因子、致癌剂及各种有丝分裂原（mitogen）等。NF-κB 激活包括经典激活途径和非经典激活途径。

研究表明 NF-κB 的激活参与了糖尿病视网膜病变的发生与发展。糖尿病模型中，视网膜周细胞内 NF-κB 被激活，促凋亡因子 Bax 过表达，促进周细胞凋亡，血 - 视网膜屏障破坏。

9. 中、低度炎症反应　当前认为，糖尿病视网膜病变是一种中低度的炎症反应，表现在白细胞黏附、小胶质细胞活化以及炎性因子分泌的增加等。

此外，小胶质细胞在糖尿病发病过程中也被激活，迁移性增强，从视网膜内层向外层迁移并分泌多种炎性因子，如 IL-1、IL-6、TNF-α 等，不仅直接损伤神经元和血管内皮细胞，还可促进血管内皮细胞 ICAM-1 的表达，加重视网膜神经元退行性病变及血 - 视网膜屏障的破坏。

10. 多种通路活化及交互，形成恶性环路　糖尿病视网膜病变时，多条糖代谢途径增强以及各种信号通路和关键分子的激活互相影响、共同促进疾病的发展，形成恶性环路（vicious cycle，图 3-2-5）。

糖代谢途径活化及其他关键分子激活均可受一个共同上游事件调控，即氧化应激（线粒体电子传递链活性氧的过量产生）。糖尿病视网膜病变的发生过程是氧化应激与其他各损伤因素相互促进的过程。

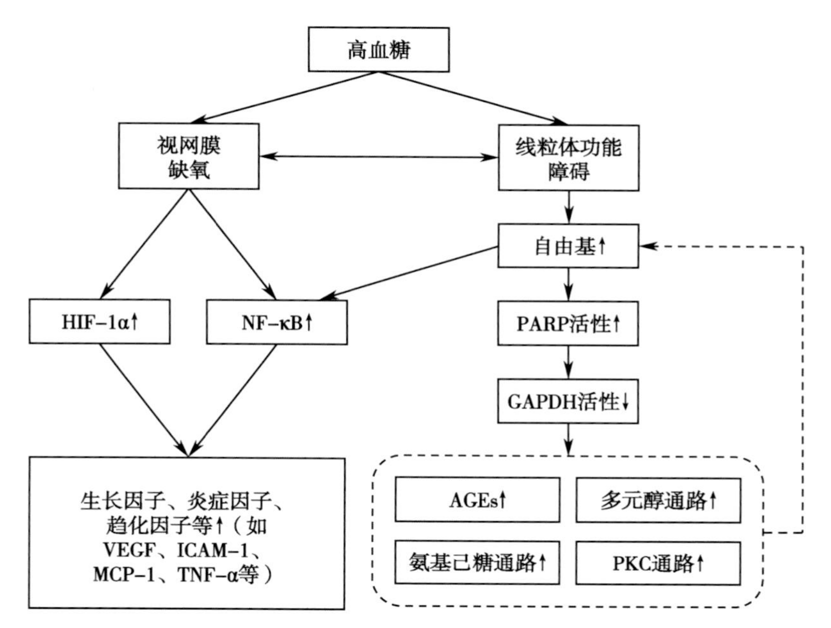

图 3-2-5　糖尿病时血糖的代谢途径及视网膜缺氧和炎症反应

高血糖时，糖尿病患者细胞线粒体功能降低，氧化应激增强，生成大量氧自由基，抑制了 3- 磷酸甘油醛脱氢酶（GAPDH）的活性，从而导致糖酵解途径减弱，出现糖代谢异常，其他葡萄糖代谢通路增强，如多元醇通路激活、氨基己糖通路激活、末端糖基化产物（AGEs）生成的增加、蛋白激酶 C（PKC）的活化。同时，视网膜低氧和氧自由基会诱导并活化 HIF-1α 和 NF-κB，引起视网膜内生长因子、炎症因子和趋化因子等大量生成，参与糖尿病视网膜病变发病机制。

图点评：糖尿病视网膜病变中，视网膜细胞线粒体功能障碍及缺氧加重了视网膜内代谢途径的异常、炎症反应等，促进了病变的发展。

（张敬法）

参 考 文 献

1. 李维业，黎晓新，徐国彤. 糖尿病视网膜病变. 北京：人民卫生出版社，2018.

第三节　视网膜神经血管单元

一、神经血管单元

神经血管单元（neurovascular unit，NVU）的概念源于脑卒中研究[1]。缺血性脑卒中是导致全球人口死亡及永久性残疾的主要原因之一，可永久性或短暂性引起血管阻塞导致脑细胞死亡，其临床特点为病情进展快、致死率和致残率高等。尽管国内外研究围绕缺血后神经元的损伤与修复机制不断探索并取得了一定进展，然而其发病机制尚未阐明，目前缺乏有效治疗，组织型纤溶酶原激活剂仍是目前唯一用于治疗急性脑梗死的药物，但是其治疗窗口期仅为 4.5 个小时，应用范围以及疗效也存在不足。因此，针对缺血性脑卒中的机制研究，并在此基础上研发新的治疗靶标成为该领域的热点。缺血性脑卒中患者大多先发生血管病变，之后引起神经系统病变而出现临床症状。之前针对脑缺血损伤的研究大多局限在神经元本身，或将大脑中不同细胞群体和结构分割，而忽略了大脑功能的整体性和不同结构间的相互作用。因此，在脑卒中的治疗中单纯保护神经或针对血管的治疗几乎没有明显疗效。根据神经与血管存在解剖以及生理方面的密切联系，脑神经学家将神经与血管作为整体单位，提出了神经血管单元的概念[2]。

神经血管单元为复杂的结构功能单位，对维持神经元的正常生理功能以及受损神经元的修复起重要作用，其稳态失衡直接参与了神经元损伤。神经血管单元由神经元 - 胶质细胞 - 血管构成（图 3-3-1）。血脑屏障（blood brain barrier，BBB）及其之间的紧密连接，其外周覆盖的周细胞、基底膜以及平滑肌、神经元和细胞外基质为 NVU 的重要成员。这些细胞和细胞外成分紧密联系，形成一个复杂的多细胞实体，对于微环境的稳态维持、调节脑局部血流（regional cerebral blood flow，CBF）营养物质的输送，以及参与免疫炎症反应起重要作用[3]。

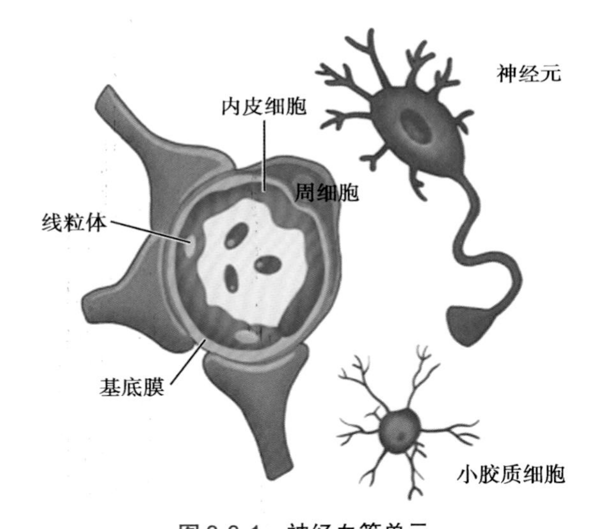

图 3-3-1　神经血管单元

包括血脑屏障及其之间的紧密连接，其外周覆盖的周细胞、基底膜以及平滑肌、神经细胞元和细胞外基质。

图点评：神经血管单元概念的提出，将大脑功能整体性和不同结构间的相互作用作为一个整体，从而为脑卒中的治疗提供了新的靶点。

神经血管单元这一概念强调在不同原因所导致的神经细胞损伤过程中，大脑所有细胞和基质成分均参与其中。在这一过程中，对神经元起支持作用的胶质细胞，具有信号转导作用的神经细胞轴突，以及为神经组织提供能量的微血管均在这一微小环境中受到累及。此概念的提出旨在强调在生理以及病理条件下，神经元、神经胶质细胞和脑血管之间相互联系及相互影响，并共存于一个微小的三维环境中。目前的观点认为，针对缺血性脑卒中需要从神经血管单元的整体角度进行干预。神经血管单元这一概念的提出，为整体研究神经元的损伤及保护机制，寻找临床治疗新靶点提供了依据[4]。

二、糖尿病视网膜病变与糖尿病视网膜神经血管单元功能失代偿

视网膜微血管病变是糖尿病视网膜病变（DR）的经典标志，也是衡量DR进展以及针对治疗应答的主要参考标准。DR微血管损伤的病理改变包括选择性周细胞丢失与凋亡，视网膜基底膜增厚以及血视网膜屏障破坏，由此导致临床可见的微血管瘤形成、毛细血管渗漏，以及新生血管形成。而视网膜同时作为高度组织特异性的神经血管组织，神经元在慢性高血糖下的损伤也是DR的重要病理发病机制。我方团队在临床以及动物实验中均发现，在慢性高血糖下，神经元凋亡先于血管损伤，而在六种神经元中，神经节细胞最早受累，在此过程中，周细胞、Müller细胞、小胶质细胞，以及血管内皮细胞及其之间的细胞连接蛋白均参与了DR的发生与发展。基于团队的前期研究结果以及视网膜与脑在功能、解剖方方面面的相关性，我们与Antonetti团队先后提出了“视网膜神经血管单元”（retinal neuronal vascular unit，RNVU）的概念[5]，并提出在DR的随访以及治疗中，保护血视网膜屏障、抑制血管渗漏与保护神经元同等重要。

视网膜又称视衣，不仅有感光作用，在视觉形成中也具有重要作用，是视觉的起始端。在发育过程中，视网膜和视神经从脑延伸而出，成为视觉通路的一部分，从人神经系统结构看，视网膜是外周系统的一部分，因此又称为“外周脑”。从解剖学看，视网膜的血供来自眼动脉，而眼动脉以及大脑前动脉、中动脉以及后动脉均为颈内动脉的分支。大脑和视网膜的微观结构之间存在诸多相似之处，例如，血脑屏障与血视网膜屏障的结构与功能相似，神经胶质细胞、周围神经元、周细胞等解剖结构均是神经血管单元的重要成员（图3-3-2）。

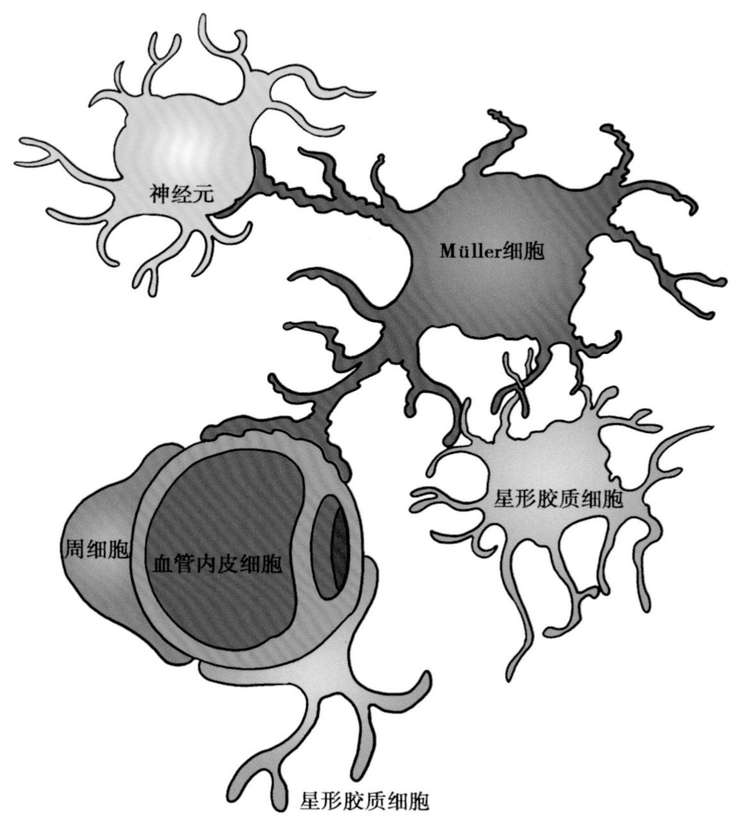

图3-3-2 视网膜神经血管单元

与脑神经血管单元相同，RNVU由血管内皮细胞及血视网膜屏障（BRB）及其之间的紧密连接，其外周覆盖周细胞的基底层以及平滑肌、神经元和细胞外基质。

图点评：神经血管单元维持着神经元的正常生理功能以及受损神经元的修复，也对微血管的正常生理功能起重要作用。RNVU 概念的提出旨在强调神经元、神经胶质细胞和视网膜血管之间相互联系及相互影响的重要性，并要求将上述三者放在一个微小的三维环境中进行研究，为整体研究视网膜血管以及神经元损伤及保护机制，寻找临床治疗的新靶点提供依据。（文章详见：Zhang et al. Cell &Bios，2003）。

在 RNVU 中，神经元和神经胶质细胞介导的神经血管耦合是 RNVU 稳态维持的前提。Müller 细胞（神经胶质细胞）位于视网膜神经元之间，在微循环中和神经元细胞之间起交换桥梁的作用。解剖学上，Müller 细胞突触围绕视网膜血管壁，因此是 BRB 的重要组成部分。Müller 细胞的细胞基质肿胀是黄斑水肿的早期组织病理学改变，由此导致液体在细胞内及细胞外积聚。RNVU 功能失代偿是视网膜血管性疾病发生发展的病理基础。

大量研究已证实，高血糖可导致 RNVU 中每一个组成单位功能的失代偿。慢性高血糖可造成视网膜基底膜增厚，作为 RNVU 中的重要组成之一，增厚的基底膜可加速血管渗漏的病理过程[6-7]。神经元由于在高血糖下，谷氨酸和多巴胺神经递质的信号减弱，而导致其树突区域改变和突触蛋白表达降低，最终发生凋亡。由于谷氨酸以及谷氨酰胺的相互转化通路受损，而导致胶质细胞功能受损，包裹在视网膜神经纤维层血管外的周细胞在糖尿病早期即发生凋亡及丢失。而小胶质细胞，为视网膜微环境中的巨噬细胞，可在慢性高血糖下激活并加速视网膜损伤。由于高血糖对 RNVU 结构与功能的影响和损伤，最终导致 DR 的发生与发展[6-15]。

高血糖可导致视网膜血管内皮细胞以及神经元的凋亡。视网膜微血管病变以及神经元凋亡是 DR 的重要病理特征[16]。在 RNVU 的概念性框架下，团队前期研究发现，视网膜神经元凋亡与微血管渗漏互为因果，VEGF-A 同时为微血管渗漏和神经元凋亡的诱导因子，微血管以及神经元均为 VEGFA 的靶组织[17-20]。

传统观念中，DR 一直被认为是仅仅累及视网膜血管的、由慢性高血糖造成的视网膜微血管并发症，近年来我方团队以及越来越多的临床前以及临床研究表明，神经元以及 RNVU 其他细胞的凋亡在 DR 临床体征出现即已发生，如糖尿病患者在尚未发生眼底病变之前倍频视野仪（frequency doubling perimetry，FDP）的中心视野（敏感性降低）、全视野视网膜电图（electroretinogram，ERG）b 波下降、图形 ERG（pattern ERG）异常、多焦 ERG 第一序列 P1 波潜伏期明显延长，谱域相干光断层扫描（spectrum domain optical coherent tomography，SD-OCT）发现神经纤维层薄变等神经元早期受累的表现[16]（图 3-3-3）。

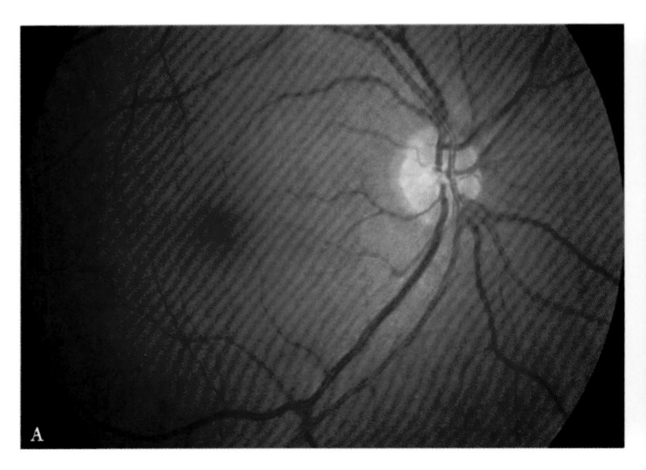

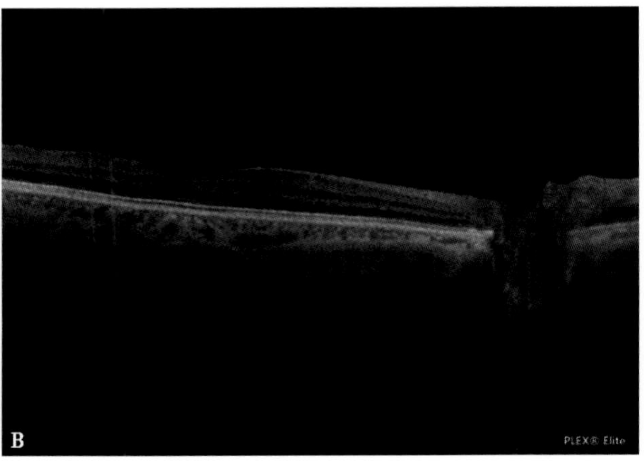

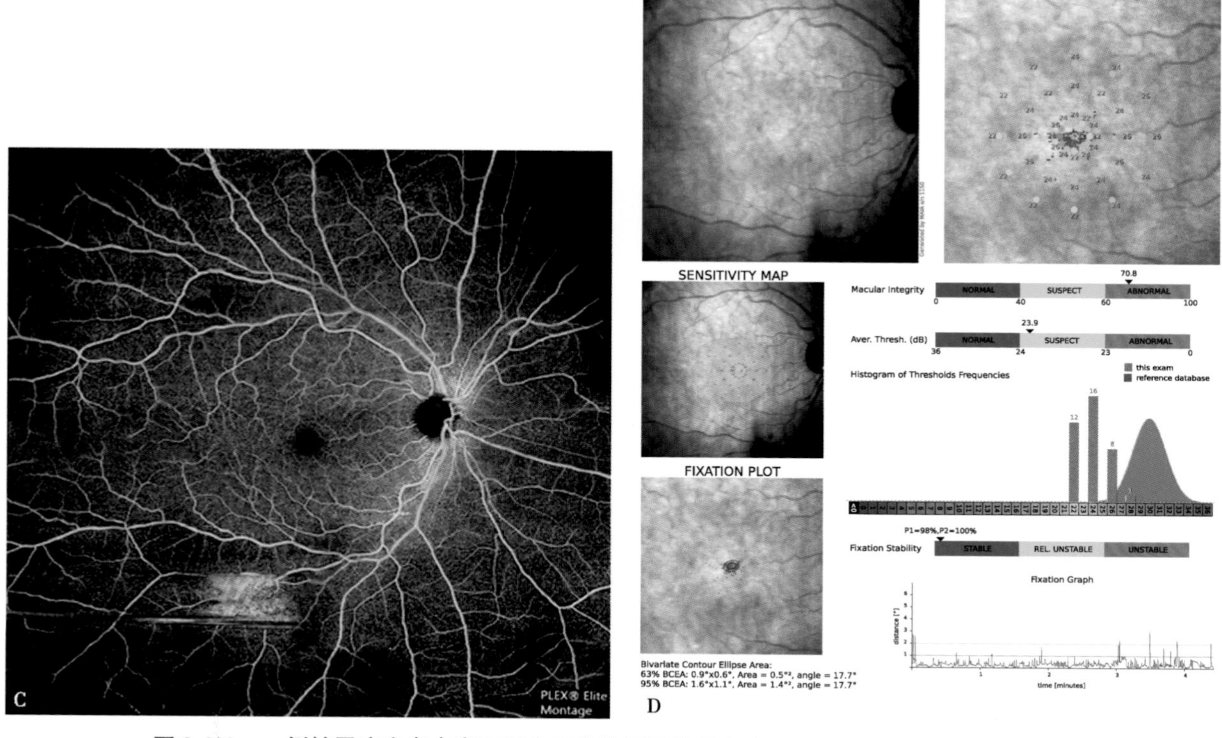

图 3-3-3　一例糖尿病患者未发现眼底异常的视网膜眼底彩照、形态学以及功能学检查结果

一例 75 岁女性患者，2 型糖尿病病史 20 年，临床检查未发现糖尿病视网膜病变；A. 彩色眼底照相，右眼眼底未发现异常病变；B. OCT B 扫描示神经上皮层轻度薄变；C. 相干光断层扫描血管成像（OCTA）Montage 合成图显示右眼底血管走行正常，眼底未发现明显病变；D. 右眼微视野示黄斑区完整性（macular integrity）明显异常，平均阈值（average threshod，aver thresh）可疑异常。

图点评：本病例提示 DR 的病理发病基础是 RNVU 功能的失代偿。OCT、微视野及多焦 ERG 等神经元功能异常显示在 DR 可探查的微血管病变出现之前即已发生。

总之，视网膜神经血管单元在维持视网膜微血管、神经元的正常生理功能，慢性高血糖下神经元受损的修复中起重要作用。此概念的提出旨在强调神经元、神经胶质细胞和视网膜血管存在于一个微小的三维环境中，强调三者之间相互联系及相互影响的重要性。视网膜神经血管单元这一概念的提出，为在慢性高血糖下，以整体全局的观念研究血管与神经元损伤及保护机制，从而为寻求临床治疗的新靶点提供了依据。2017 年，美国糖尿病协会（ADA）指南也第一次明确提出“糖尿病视网膜病变为神经血管性疾病”[21]。因此，糖尿病视网膜病变为神经血管性疾病，在其治疗与随访中，保护血视网膜屏障以及保护神经元，维护视网膜神经血管单元的稳态是治疗的根本目标。

（张新媛）

参考文献

1. STAMATOVIC S M，KEEP R F，ANDJELKOVIC A V. Brain endothelial cell-cell junctions：How to “open” the blood brain barrier. Curr Neuropharmacol，2008，6（3）：179-192.
2. DEL ZOPPO G J. The neurovascular unit in the setting of stroke. J Intern Med，2010，267（2）：156-171.

3. CAI W, ZHANG K, LI P, et al. Dysfunction of the neurovascular unit in ischemic stroke and neurodegenerative diseases: An aging effect. Ageing Res Rev, 2017, 34: 77-87.
4. OZAKI T, NAKAMURA H, KISHIMA H. Therapeutic strategy against ischemic stroke with the concept of neurovascular unit. Neurochem Int, 2019, 126: 246-251.
5. ZHANG X, ZENG H, BAO S, et al. Diabetic macular edema: New concepts in patho-physiology and treatment. Cell Biosci, 2014, 4: 27.
6. AUNG M H, PARK H N, HAN M K, et al. Dopamine deficiency contributes to early visual dysfunction in a rodent model of type 1 diabetes. J Neurosci, 2014, 34(3): 726-736.
7. ROY S, BAE E, AMIN S, et al. Extracellular matrix, gap junctions, and retinal vascular homeostasis in diabetic retinopathy. Exp Eye Res, 2015, 133: 58-68.
8. GASTINGER M J, KUNSELMAN A R, CONBOY E E, et al. Dendrite remodeling and other abnormalities in the retinal ganglion cells of Ins2 Akita diabetic mice. Invest Ophthalmol Vis Sci, 2008, 49(6): 2635-2642.
9. D'CRUZ T S, WEIBLEY B N, KIMBALL S R, et al. Post-translational processing of synaptophysin in the rat retina is disrupted by diabetes. PLoS One, 2012, 7(9): e44711.
10. BARBER A J, GARDNER T W, ABCOUWER S F. The significance of vascularand neural apoptosis to the pathology of diabetic retinopathy. Invest Ophthalmol Vis Sci, 2011, 52(2): 1156-1163.
11. LIETH E, LANOUE K F, ANTONETTI D A, et al. Diabetes reduces glutamate oxidation and glutamine synthesis in the retina. The Penn State Retina Research Group. Exp Eye Res, 2000, 70(6): 723-730.
12. PANNICKE T, IANDIEV I, WURM A, et al. Diabetes alters osmotic swelling characteristics and membrane conductance of glial cells in rat retina. Diabetes, 2006, 55(3): 633-639.
13. BARBER A J, ANTONETTI D A, GARDNER T W. Altered expression of retinal occludin and glial fibrillary acidic protein in experimental diabetes. The Penn State Retina Research Group. Invest Ophthalmol Vis Sci, 2000, 41(11): 3561-3568.
14. KARLSTETTER M, SCHOLZ R, RUTAR M, et al. Retinal microglia: Just bystander or target for therapy? Prog Retin Eye Res, 2015, 45: 30-57.
15. ANTONETTI D A, KLEIN R, GARDNER T W. Diabetic retinopathy. N Engl J Med, 2012, 366(13): 1227-1239.
16. ZHANG X, WANG N, BARILE G R, et al. Diabetic retinopathy: Neuron protection as a therapeutic target. Int J Biochem Cell Biol, 2013, 45(7): 1525-1529.
17. ZHANG X, LAI D, BAO S, et al. Triamcinolone acetonide inhibits p38MAPK activation and neuronal apoptosis in early diabetic retinopathy. Curr Mol Med, 2013, 13(6): 946-958.
18. ZHANG X, CHEN M, GILLIES M C. Two isoforms of Flk-1 transcripts in early diabetic rat retinas. Curr Eye Res, 2012, 37(1): 73-79.
19. ZHANG X, BAO S, HAMBLY B D, et al. Vascular endothelial growth factor-A: A multifunctional molecular player in diabetic retinopathy. Int J Biochem Cell Biol, 2009, 41(12): 2368-2371.
20. ZHANG X, BAO S, LAI D, et al. Intravitreal triamcinolone acetonide inhibits breakdown of the blood-retinal barrier through differential regulation of VEGF-A and its receptors in early diabetic rat retinas. Diabetes, 2008, 57(4): 1026-1033.
21. SOLOMON S D, CHEW E, DUH E J, et al. Diabetic retinopathy: A position statement by the American diabetes association. Diabetes Care, 2017, 40(3): 412-418.

第四章

糖尿病视网膜病变的检查与诊断

第一节 眼底照相

一、前　言

眼底照相技术是眼科一项基本检查方法，可以客观、真实地记录眼底情况，具有无创且操作简便的特点。眼底照相可协助眼科医生诊断视网膜病变，判断其与全身性疾病的相关性，另外可对后极部微小病变追踪，已广泛应用于糖尿病视网膜病变的诊断、随访和病情监测，在一定程度上避免了医生由于主观因素以及人眼分辨力的影响所造成的漏诊和误诊，为正确诊断及监测病情变化提供参考。

近年来，数码眼底照相已经成为糖尿病视网膜病变临床检查、病情监测以及临床研究的重要手段，而以数字化视网膜图像为基础的远程医疗模式也以高效、快捷的特点显示出现代医疗手段突出的优越性。随着技术的发展，适合健康筛查的眼底照相设备也在不断研发中。红外技术以及共焦激光技术、超广角眼底照相机、配备相干光断层扫描的眼底照相机等技术现已渐成熟，也已应用于临床中。具有经济、便捷等优点的可穿戴式设备如嵌入智能手机的眼底照相技术也正在取得突破性进展，未来有望用于眼健康筛查和监测。

在2017年美国糖尿病协会（American Diabetes Association，ADA）指南中明确了眼底照相在DR诊断中的作用，但也同时指出，眼底照相也不能完全代替眼底的详细检查进行诊断。

二、糖尿病视网膜病变的眼底照相数字成像方法

针对糖尿病视网膜病变（diabetic retinopathy，DR）可进行单张视野与多视野拍摄，可进行立体或非立体成像。DR分级需要多视野拼图才能进行系统分级。经典的DR多视野检查法有7视野（改良的ETDRS）、9视野拼图拍摄（ETDRS）。为提高工作效率与检出率，在流行病学研究中，也有采用单张眼底像拍摄。

（一）9视野的ETDRS眼底照相法（图4-1-1）

- 标准眼底拼图要求：为保证图像质量，患者检查前需散瞳，方可拍照。

图点评：此为标准的ETDRS 9视野照相法，包括正常位眼底、鼻上、鼻下、上方、下方、颞上、颞下、颞侧及鼻侧视野各一张。

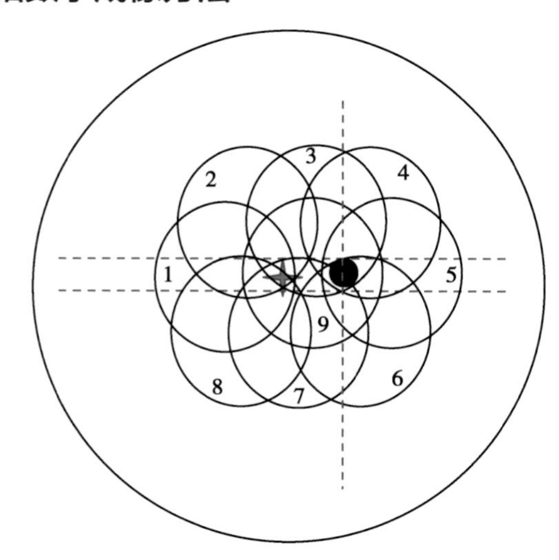

图4-1-1　9视野眼底像拍摄位置图

（二）9 视野照相法改良优于早期糖尿病视网膜病变研究（ETDRS）的眼底照相法（图 4-1-2）

- 视野 1-2（F1-2）视盘 / 黄斑 - 以视盘颞侧缘和黄斑中心之间的中间位置为中心。通过瞳孔的左侧部分拍摄一张照片，横向移动操纵杆，通过瞳孔的右侧部分拍摄第二张照片，获得立体视图。该区域必须包括视盘和黄斑。此为唯一的一个立体像摄取法。
- 视野 3（F3）颞侧至黄斑 - 从 F1-2 沿相同的水平子午线在颞侧旋转或枢转相机。以鼻侧边缘应位于距黄斑中心一个视盘直径（DD）的颞侧为中心；通常刚好超出高色素区域的颞侧边缘（因此黄斑的中心不会出现在 F3 中）。在 F3 和 F1-2 之间将有大约 3 个视盘直径的重叠。
- 视野 8（F8）鼻侧 - 视盘 - 从 F1-2 沿相同的水平子午线在鼻侧旋转或枢转相机。F8 的颞侧边缘应该位于视盘鼻侧边缘附近（因此视盘不会出现在 F8）。在 F8 和 F1-2 之间会有大约 3 个视盘直径的重叠。
- 视野 9（F9）上方 - 移动相机直接位于 F1-2 上方。F9 的下边缘应与 F1-2 的上边缘重叠 1～$1\frac{1}{2}$的视盘直径（注意保持至少 1 个 DD 重叠）。在移动摄像机之前，选择位于 F1-2 上缘中心下方 1 个视盘直径处的视网膜标志点（如血管交叉处）将有助于 F9 的选择。
- 视野 4（F4）颞上 - 从 F9 开始，沿同一水平子午线在颞侧旋转或枢转照像机。F4 的鼻边缘应该位于 F9 的中心，因此 F4 和 F9 之间大约有 5 个视盘直径的重叠（F4 的下缘将与 F3 的上缘重叠 1～$1\frac{1}{2}$的视盘直径）。在移动相机之前，选择位于 F9 中心或其附近的视网膜标志将有助 F4 视野的选择。
- 视野 6（F6）鼻上方 - 从 F9 开始，沿着同一水平子午线旋转或枢转相机。F6 的颞侧边缘应该位于 F9 的中心，F6 和 F9 之间大约有 5 个视盘直径的重叠（F6 的下缘将与以 1～$1\frac{1}{2}$个视盘直径与 F8 的上缘重叠）。在移动摄像机之前，在 F9 中心或其附近选择一个视网膜标志将有助于选择 F6。
- 视野 10（F10）下方 - 旋转或枢转相机于 F1-2 下方。F10 的上缘应该以 1～$1\frac{1}{2}$个视盘直径与 F1-2 的下缘重叠（注意至少保留 1 个 DD 重叠）。在移动摄像机之前，选择位于 F1-2 下边缘中心上方 1 个视盘直径处的视网膜标志将有助于选择 F10。
- 视野 5（F5）颞下方 - 从 F10 开始，沿同一水平子午线向颞侧方向上旋转摄像机。F5 的鼻侧缘应该位于 F10 的中心，因此 F5 和 F10 之间的视盘直径大约重叠 5 个（F5 的上方将以 1～$1\frac{1}{2}$个视盘直径与 F3 的下缘重叠，尽管 F5 的颞侧不及 F3 颞侧范围大）。在移动相机之前，选择位于或靠近 F10 中心的视网膜标志将有助于 F5 的选择。
- 视野 7（F7）鼻下方 - 从 F10 开始，沿着相同的水平子午线旋转或枢转摄像机。F7 的颞侧边缘应该位于 F10 的中心，F7 和 F10 之间大约有 5 个视盘直径的重叠（F7 的上缘将与 F8 的下缘以 1～$1\frac{1}{2}$个视盘直径重叠）。选择位于或靠近 F10 中心的视网膜标志点。

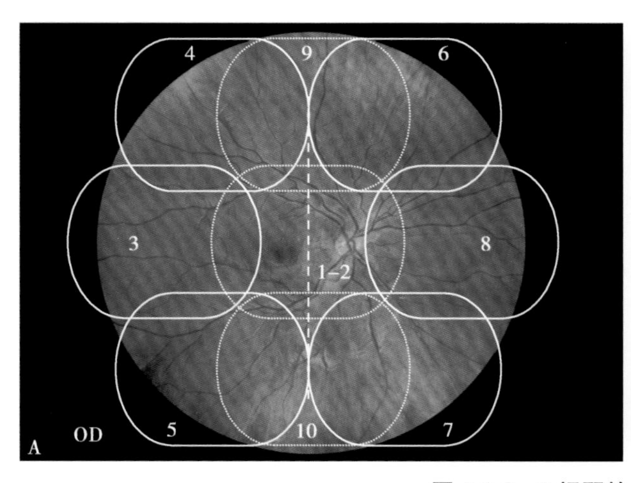

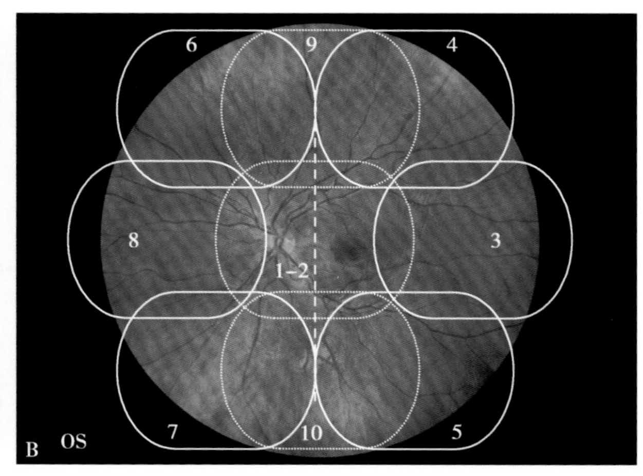

图 4-1-2　9 视野的 ETDRS 眼底照相法

A. 为右眼示意图；B. 为左眼示意图。

引自《糖尿病相关眼部病变》，人民卫生出版社，2023 年。

图点评：9 视野照相法改良优于早期糖尿病视网膜病变研究（ETDRS）的眼底照相法，成像范围更广泛。

（三）7 视野拼图拍摄

- 标准 7 视野范围详解。视野 1：视盘，将眼底照相机固视灯十字交叉点的中心置于视盘的颞侧。视野 2：黄斑，将固视灯十字交叉点置于黄斑附近。为了防止某些相机镜头中心产生灰色伪影，通常将十字交叉点置于黄斑中心上方 1/8～1/4DD。视野 3：黄斑颞侧，将固视灯十字交叉点置于黄斑中心颞侧 1.0～1.5DD。视野 4：颞上部，视野的下边缘是穿过视盘上边缘水平线的切线，鼻侧边界是过视盘中心的垂直切线。视野 5：颞下部，颞下部的上边界是视盘下边界的切线，鼻侧边界是过视盘中心的垂直切线。视野 6：鼻上部，鼻上部的下边界是视盘上边界的切线，颞侧边界是过视盘中心的垂直切线。视野 7：鼻下部，鼻下部的上边界是视盘下边界的切线，颞侧边界是过视盘中心的垂直切线。视野 8：改良 7 视野标准拍摄法无法记录到的新生血管和 / 或视网膜前出血或玻璃体积血，可利用一个额外视野拍摄（图 4-1-3、图 4-1-4）。

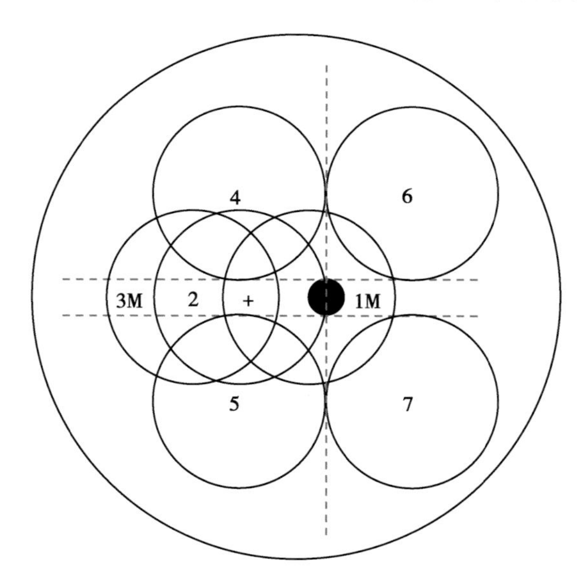

图 4-1-3　标准 7 视野电子拼图

图点评：标准 7 视野电子拼图在眼底成像方面更省时，对于黄斑区以及视盘成像细节呈现更多。

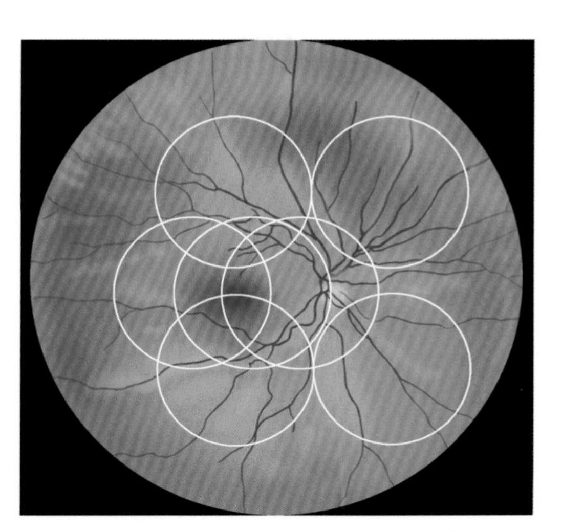

图 4-1-4　标准 7 视野彩色眼底照相范围
引自《糖尿病相关眼部病变》，人民卫生出版社，2023 年。

图点评：成像范围虽不及 9 视野法，但视网膜后极部以及视盘区域呈现更多细节。

- 拍摄方法详解：先拍摄一张正常位眼底照，再按照 8 方位，“顺时针”逐个调整固视灯位置，分别拍摄出其他 8 个位置眼底照片各一张（图 4-1-5）。再通过软件“合成全景图片”功能，将 9 张照片合成一张广角眼底图像（图 4-1-6）。

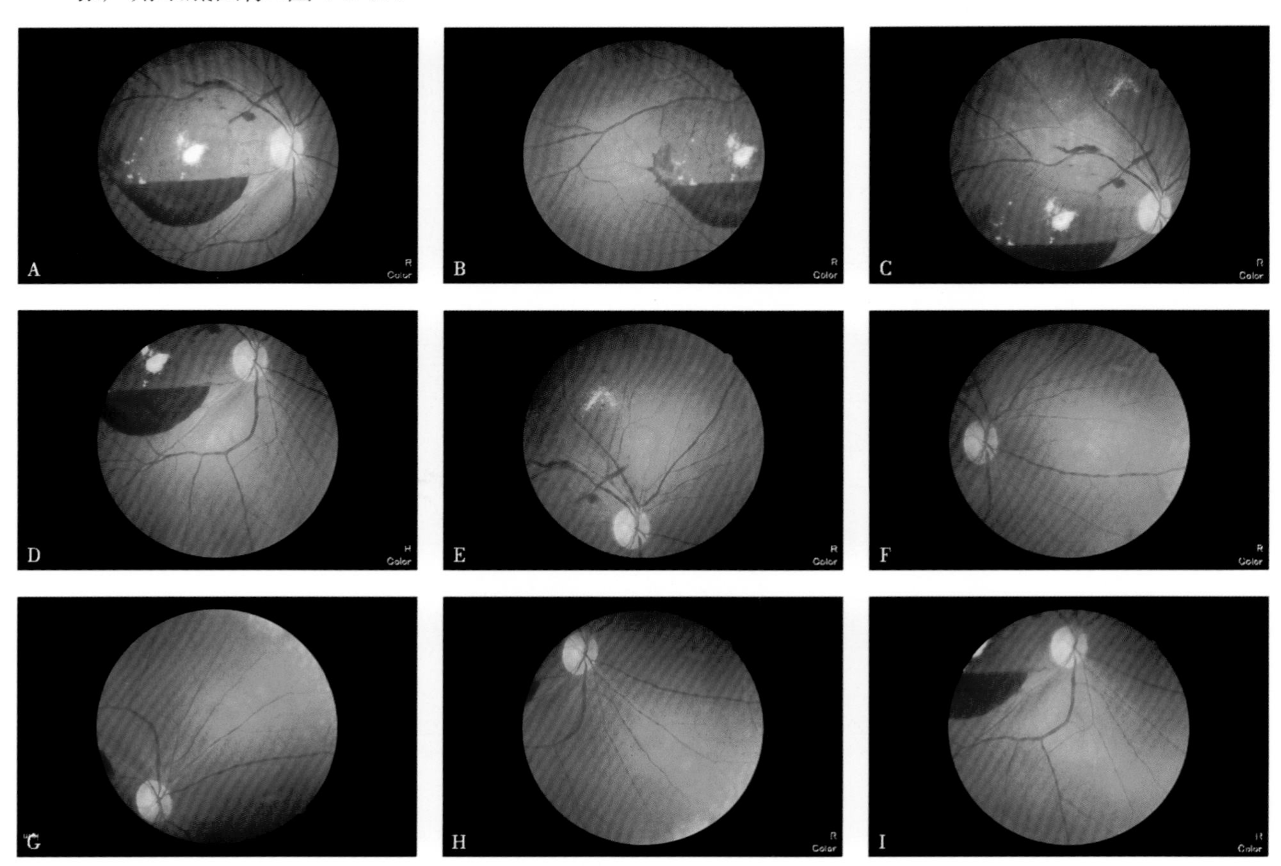

图 4-1-5　拍摄方法详解
A. 标准位照；B. 颞侧位照；C. 颞上位照；D. 颞下位照；E. 上方位照；F. 鼻侧位照；G. 鼻上位照；；H. 鼻下位照；I. 下方位照。

图点评：拍摄标准位照时眼底相机正常位照相，向颞侧水平移动眼位可拍摄颞侧位照，向颞上 45° 移动眼位拍摄颞上位照，向颞侧水平移动眼位至 1/3 处再垂直上移或向鼻侧水平移动 1/3 眼位再垂直上移可拍摄鼻上位照，向鼻侧水平移位可拍摄鼻侧位照，向鼻侧水平移位 1/4 再垂直下移可拍摄鼻下位照，在标准眼位基础上垂直下移或水平向颞侧移动 1/2 眼位再垂直下移可拍摄颞下位照。

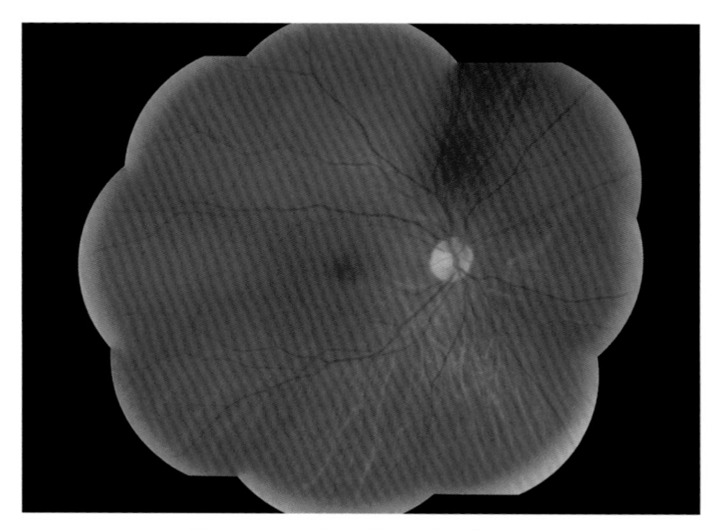

图 4-1-6　9 视野拼图拍摄效果图

图点评：9 视野拼图对视网膜的观察范围明显增大，在眼底疾病的辅助性诊断以及随访中起到很好的作用，但是操作较费时间，需要患者较高的配合度。

（四）5 视野拼图拍摄（图 4-1-7）

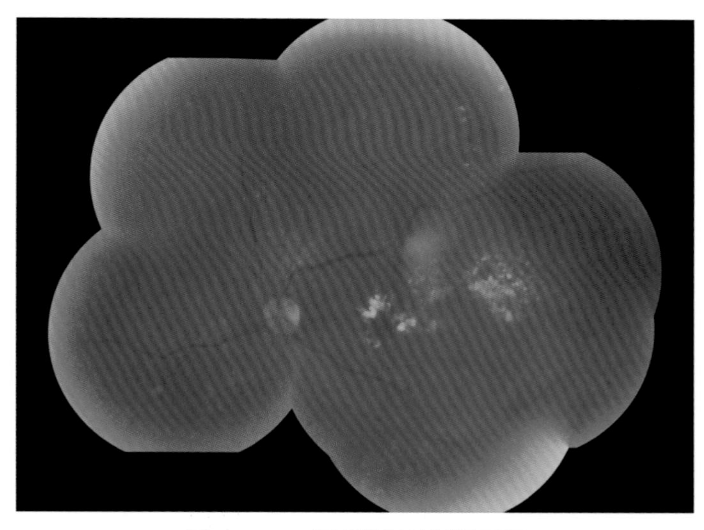

图 4-1-7　5 视野拼图拍摄效果图

图点评：5 视野眼底拼图照相范围远小于 7 视野及 9 视野，诊断视网膜周边部位病变的能力差，但对于视网膜后极部及视盘的病变放大倍数大。

（五）2 张视野拍摄（图 4-1-8）

- 单张视野眼底像不能准确评估糖尿病视网膜病变分级时可采取 2 张视野拍摄，并根据患者情况进行非散瞳或散瞳。

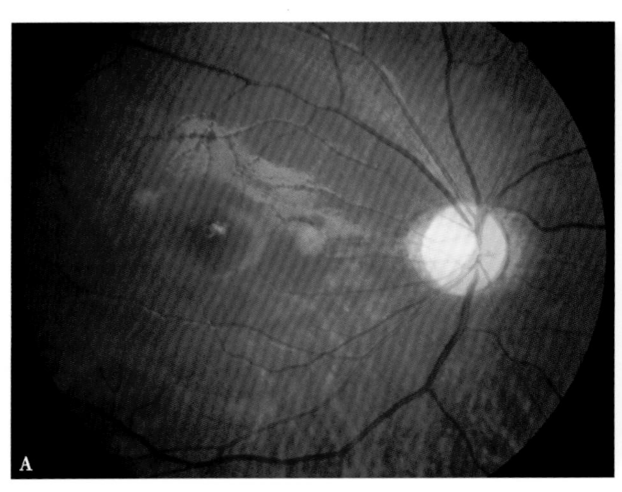
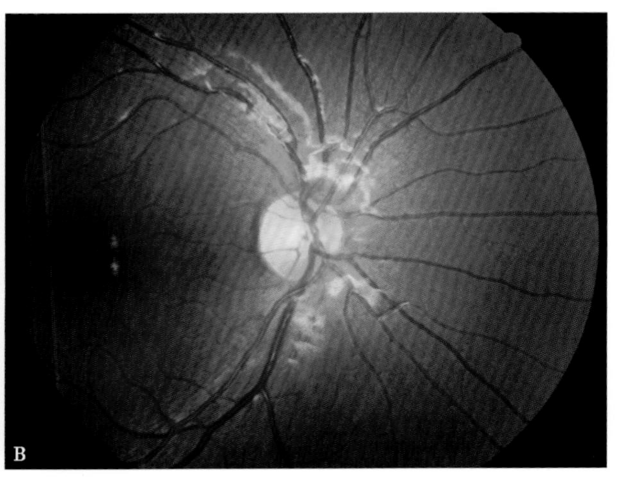

图 4-1-8　2 张视野拍摄方法

A. 以黄斑中心凹为中心 45° 的拍摄图片；B. 以视盘为中心 45° 的拍摄图片。

图点评：较常用的眼底拍摄方法。2 张视野眼底拍摄时先将视盘移动至视野正中央，再向颞侧移动一个眼位拍摄第二张。

（六）单张视野拍摄

- 一般情况下糖尿病视网膜病变分级需要多视野拼图才能进行系统分级，可进行 7 视野、9 视野等拼图拍摄。采用单张眼底像拍摄，可以提高工作效率和检出率（图 4-1-9）。尤其在远程医疗中可使糖尿病患者能够在基层以及社区更早发现糖尿病视网膜病变。

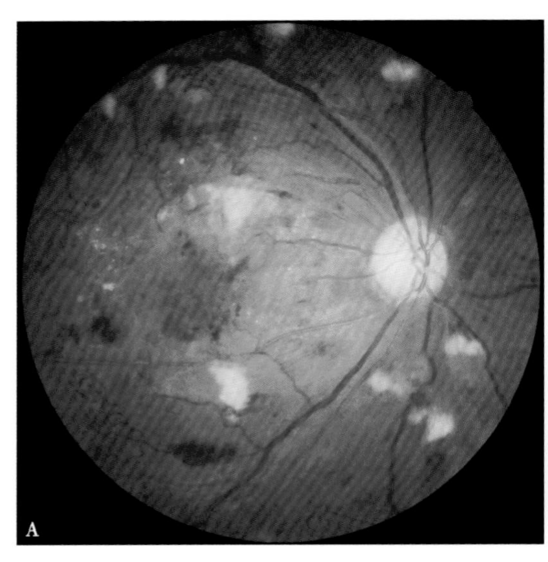
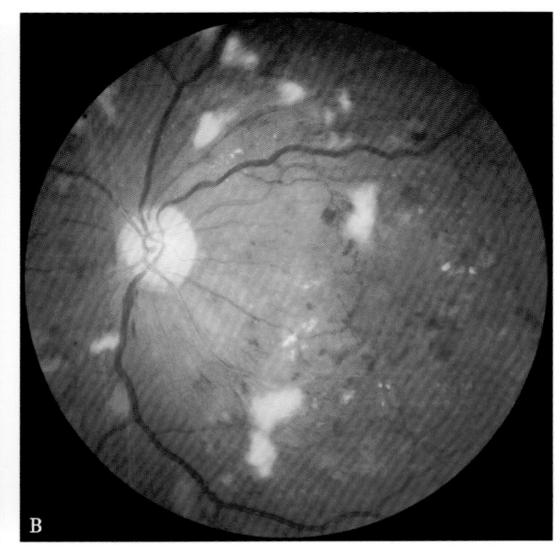

图 4-1-9　单张视野拍摄

图点评：一例右眼诊断为重度 NPDR，左眼诊断为 PDR 的 45 岁女性的双眼单张眼底彩照图片。拍摄非散瞳单张视野，要求单张眼底像的中心应位于视盘与黄斑之间，黄斑中心或视盘中心在图像上垂直居中。

三、超广角眼底照相技术在糖尿病视网膜病变诊疗中的应用

目前，眼底成像技术已经步入超广角时代。眼球正位一次成像可达赤道前部至锯齿缘范围的技术，称为超广角眼底成像技术。相较于传统眼底照相技术[成像范围聚集在后极部（包括视盘、黄斑及血管弓），对于中周部（赤道部以后）以及远周部（赤道部以前至锯齿缘部分）的视网膜则无法成像][1]。超广角成像技术可提供眼底视野范围至少达 200° 的范围，已被广泛应用于多种眼底疾病的筛查、诊断和预后评估，如糖尿病视网膜病变、周边视网膜变性、视网膜干性裂孔等，使疾病的筛查、诊断和治疗水平得到明显提高（图 4-1-10～图 4-1-12）。

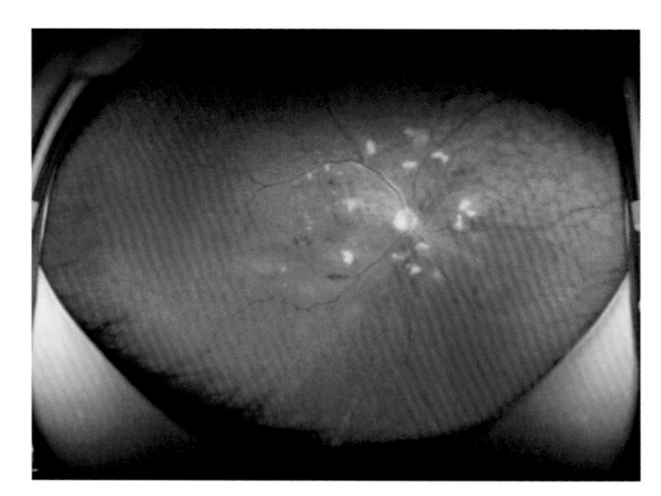

图 4-1-10　欧堡超广角彩照图像

图点评：欧堡 Daytona（P200T）超广角共聚焦激光眼底成像技术可在 2mm 非散瞳情况下完成眼底照相，从儿童至成人均可配合，单张眼底成像范围可达 200°，覆盖眼底 80% 的视网膜，是眼底激光扫描系统的飞跃。此病例为一重度 NPDR 眼，接受全视网膜激光光凝一次后（鼻上方）的右眼眼底超广角成像图片。

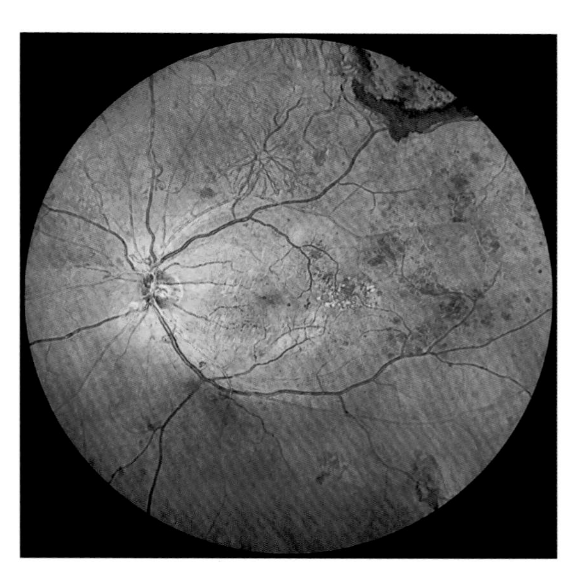

图 4-1-11　APOLLO 超广角彩照图片

图点评：我国自主研发的超广角眼底照相机（CRO PLUS，APOLLO）采用共聚焦激光扫描技术和双波长（520nm 以及 785nm）多光谱激光成像模式，光学分辨率达 5μm，单次成像可达 100°（15°，30°，60°），两张拼图可达 240°，具有近红外成像模式（infrared，IR）、无赤光成像模式（red free，RF）、炫彩成像模式（MCOLOR）、吲哚菁绿血管造影（indocyanine green angiography，ICGA），荧光素眼底血管造影（fluorescein fundus angiography，FFA）、ICGA+FFA 等成像模式。此图为一 PDR 患者左眼的 MCOLOR 模式眼底照片，成像范围 100°，颞上及鼻上可见伞样新生血管（NVE），视盘上方静脉呈串珠样改变，后极部及颞侧周边视网膜可见散在斑片样出血及黄色硬性渗出。

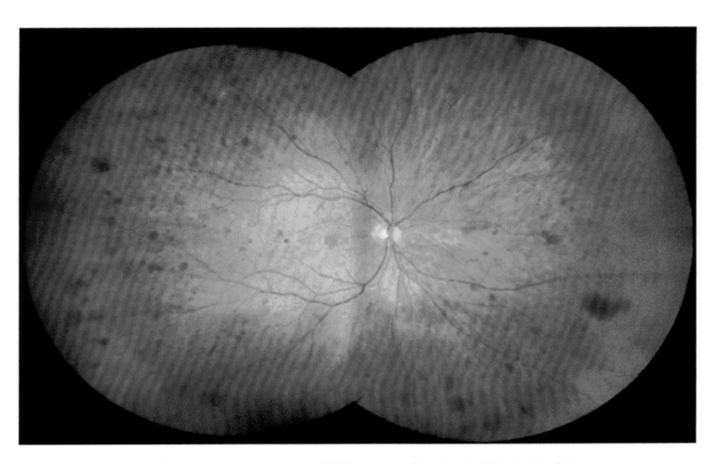

图 4-1-12　CLARUS 500 超广角眼底照相

图点评：早期，对于 DR 评估、分类的公认标准是早期 DR 研究所采用的 7 个标准 30°视野眼底立体图像，但其仅覆盖全视网膜的 30% 左右，CLARUS 500 是由近几年来推出的新一代超广角眼底成像系统，提供真实色彩、高分辨、超广角眼底图像。较于传统成像范围只有 30°～50°的眼底成像系统，CLARUS 500 的超广角模式，单张拍摄范围可达 133°，超广角模式拍摄范围更是可达 200°，Montage 模式范围可超 267°。能够捕获从黄斑部到视网膜周边部的清晰准确图像，对周边部视网膜病变进行更全面的记录和检测，揭示更多的病变，还原病灶真实信息。另外，CLARUS 500 无需散瞳就能进行视网膜图像分析，避免了患者因使用散瞳剂后所造成视力模糊以及对光敏感，让成像过程更加安全、舒适，为 DR 的诊疗及评估陆续提供新思路，一项对比观察免散瞳双视野 45°眼底成像系统与真彩高清超广角眼底成像系统在糖尿病视网膜病变快速筛查结果的研究显示，双视野 45°眼底像与 CLARUS 500 双视野眼底像在 DR 快速筛查中分级结果具有较高一致性。

- 传统拼图法与超广角方法比较。以糖尿病视网膜病变为例，比较传统 9 视野拼图与欧堡超广角方法（图 4-1-13）。

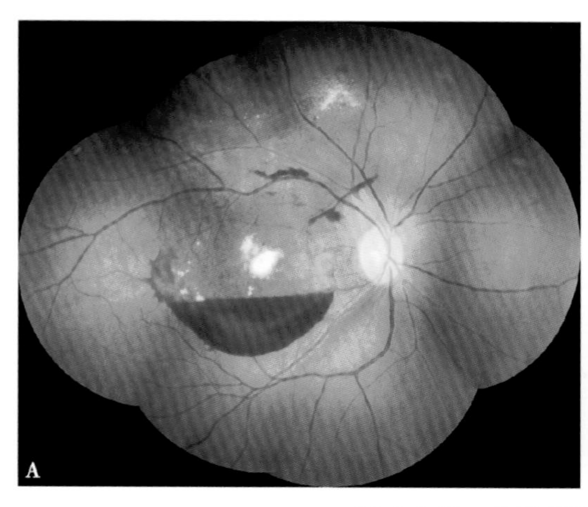
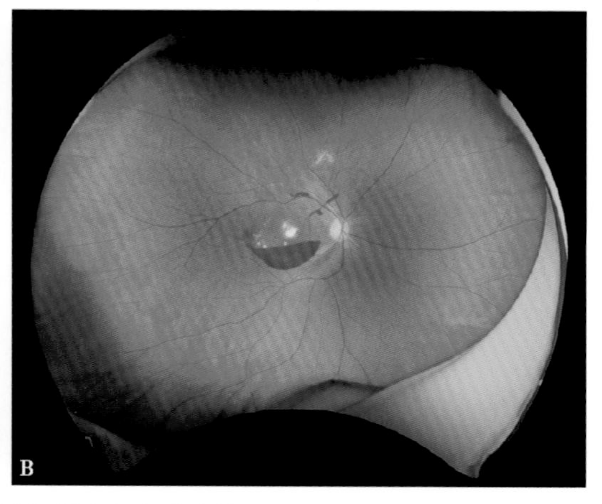

图 4-1-13 传统拼图法与超广角方法比较
A. ETDRS 传统 7 视野拼图；B. 欧堡超广角彩照。

图点评：与传统眼底拼图照相不同，超广角造影无需拼图，一次成像即可获取同一时间节点上 80% 以上的视网膜面积，其全视野、同时程的优势，能全面展示疾病整个动态时程。

小结与展望

眼底照相数字成像技术为临床重要的辅助性检查方法。超广角眼底成像技术自问世以来，在眼底病的诊疗中所起的作用也越来越强大。基于超广角成像技术的超广角眼底彩色照相、荧光素眼底血管造影、相干光断层扫描及其血管造影等已广泛应用于临床实践中，对于诊断及评估视网膜疾病特别是在 DR 的诊疗中发挥重要作用。高标准高质量的眼底像是 DR 筛查、诊断分级、治疗后随访的重要基础。

（张新媛　马英楠）

参考文献

1. GANGAPUTRA S，ALMUKHTAR T，GLASSMAN A R，et al. Diabetic retinopathy clinical research network. Comparison of film and digital fundus photographs in eyes of individuals with diabetes mellitus. Invest Ophthalmol Vis Sci，2011，52（9）：6168-6173.

第二节　相干光断层扫描术

一、相干光断层扫描术

相干光断层扫描（optical coherent tomography，OCT）是近 10 年来迅速发展的一种高分辨、非侵入式的医学成像技术，可以对生物组织进行高分辨率的非侵入层析测量，目前已在临床得到广泛应用。OCT 成像的基础是白光干涉，即利用弱的相干光干涉原理，检测生物系统内部不同深度的背向反射或几次散射信号，并通过扫描得到组织的二维或三维深度结构图像。OCT 是继 CT 和磁共振成像（MRI）技术之后，又一大技术突破，近年来已经得到了迅速发展，在医学领域中具有广阔的发展前景。

OCT 成像技术的主要优势是对活体组织成像，具有微米级的分辨率和毫米级的穿透深度，无离子辐射，与超声 B 模式成像类似，都是通过探测后向散射波和后向反射波的回波时间延迟和回波强度来对样品进行成像，不同之处在于 OCT 使用的是光波，而超声 B 模式成像为声波。OCT 对生物组织微观结构的成像分辨率接近常规生物组织病理切片的分辨率水平（为光学组织学成像），与病理组织具有良好的对应性。因此，在医学领域 OCT 被誉为"光学活检"。

从 1998 年第一台应用到临床的时域（time domain，TD）OCT 到 2006 年频域（frequency domain，FD）OCT 再到 2012 年已经开始用于临床的扫频源（swept source，SS）OCT，历经 15 年时间，我们已经从 TD-OCT 进入 SS-OCT 时代。扫描速度由 TD-OCT 的 400 次 /s 发展至 SS-OCT 的 400 000 次 /s，扫描深度从 TD-OCT 的看不到脉络膜发展至 SS-OCT 观测范围深达巩膜，也实现了软件方面（en face 相干光断层扫描、OCTA 等）的进步。相比传统 OCT，SS-OCT 是一种新型的基于傅里叶变换的医学成像技术，所用的扫频激光器在不同时刻输出不同频率的激光，超高的扫描速度可以实现密集的光栅扫描，从而得到 3D-OCT 数据集。数据集经过相应程序处理可以得到任意经线的视网膜断层图像及视网膜任意层面的透视图像，从而得到清晰的视网膜显微结构。

SS-OCT 具备超越 FD-OCT 的快速成像能力，兼有 TD-OCT 的点探测优势。由于 SS-OCT 具有更长波长、更快速度的扫频光源以及能够精确逐点探测的平衡探测器，因此它具有更快的成像速度、更深的成像深度、更高的信噪比、更强的灵敏度。具体来说，SS-OCT 针对视网膜脉络膜成像实现了几大突破：①可全画幅呈现从玻璃体到巩膜的多层清晰的眼底影像。②通过 en face 扫描模式对神经纤维层及脉络膜血管层进行清晰的成像，也可以通过 3D 重建软件呈现优质清晰的眼筛板影像。③更深的成像范围对于眼底深层次结构的研究与探索取得了长足的进步。可对患者巩膜全层进行清晰成像，甚至对视神经两侧的蛛网膜下腔进行观察。④在既往 OCT 仅仅能观察到脉络膜的基础之上，SS-OCT 具有基于长波长探测原理在更深层次探测上的优势。首先做到了完整的脉络膜自动量化，包括全面的脉络膜厚度和容积的全自动量化。

总之，OCT 在糖尿病视网膜病变的诊断、随诊中起到重要且不可或缺的作用，也是糖尿病视网膜病变多项大型队列研究 / 临床试验（RIDE/RISE，VIVID/VISTA，DRCR.net 等）重要的终点观察指标。

二、正常人视网膜相干光断层扫描的图像解读

OCT B 扫描可见清晰的视网膜及脉络膜分层，可用于多种疾病的诊断（图 4-2-1）。

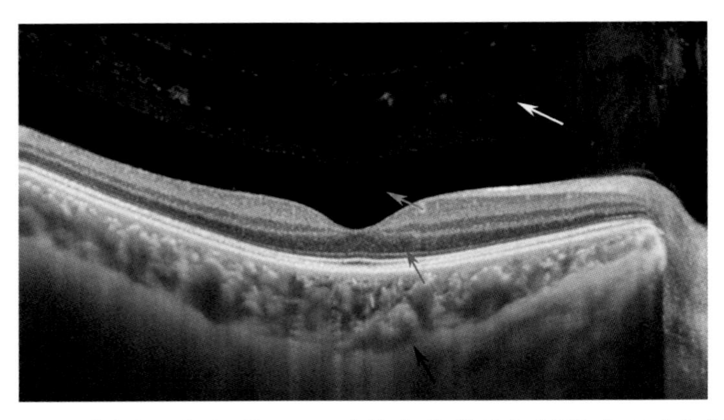

图 4-2-1　一例 33 岁正常人的 OCT B 扫描图像
可见玻璃体（白色箭头）、PPVP（posterior precortical vitreous pocket）腔（橘红色箭头）、神经上皮层各层，以及视网膜色素层、Bruch 膜（红色箭头所示视网膜各层）、脉络膜毛细血管层、中血管层，以及大血管层（黑色箭头所示为脉络膜各层）。

图点评：扫频源 OCT 的最大优势是扫描深度以及扫描速度的巨大进步，不仅可对玻璃体进行清晰成像，还可对脉络膜的细节进行呈现，特别是可清晰显示脉络膜甚至巩膜的边界。

在正常人的玻璃体 OCT 成像中，可见清晰的玻璃体、视网膜神经上皮层、RPE 层以及脉络膜各层结构（图 4-2-2）。

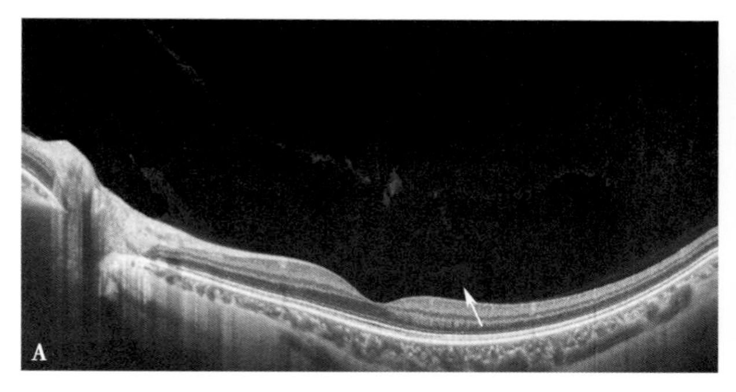

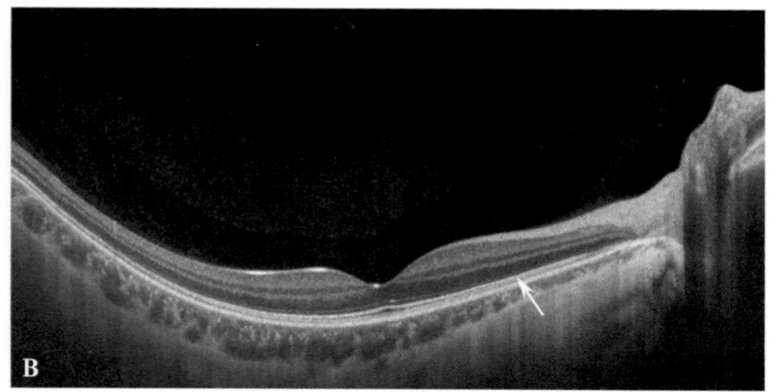

图 4-2-2 一例 27 岁男性双眼 OCT 图像

双眼屈光度 -3.0D；A、B. 为 Trinton 获取的图像，清晰可见玻璃体腔内的高反射信号；不规则、邻接于视网膜神经上皮层的低反射腔隙为 PPVP 腔（白色箭头）；视网膜神经上皮层、RPE 层以及脉络膜各层结构完整，未见异常。

图点评：扫频源 OCT 对玻璃体的活体成像，可以使得我们对 PPVP 腔等在 TD-OCT 时代看不到的结构进行观察，不仅对玻璃体在视网膜疾病特别是玻璃体视网膜交界面疾病的病理发病过程进一步探索，在疾病的自然病程方面也可提供更多的资料。

三、相干光断层扫描在糖尿病视网膜病变诊断中的应用

OCT B 扫描可针对黄斑进行形态学检查（视网膜以及脉络膜各层形态，排除玻璃体视网膜交界面异常，针对视网膜厚度、黄斑区容积进行定量），以及图像分析（定性及定量分析、随诊对比、追踪疾病病程、干预性临床试验随访）。

DR 在 OCT 的主要表现：高反射信号（硬性渗出、棉绒斑），低反射信号（神经上皮层间积液、渗出性视网膜脱离、黄斑囊样水肿），shadow effect- 阴影性遮蔽（出血、渗出、视网膜血管）。糖尿病黄斑水肿（diabetic macular edema，DME）的 OCT 典型表现：视网膜厚度增加、黄斑区视网膜层间囊腔形成（黄斑囊样水肿）、黄斑中心部凹陷消失、视网膜神经上皮层脱离。其他 DR/DME 的 OCT 表现可有：假性黄斑裂孔形成、玻璃体黄斑或玻璃体视网膜牵拉、视网膜新生血管形成、视网膜薄变、继发性视网膜前膜等。

1. 黄斑区的视网膜弥漫性增厚（图 4-2-3）。

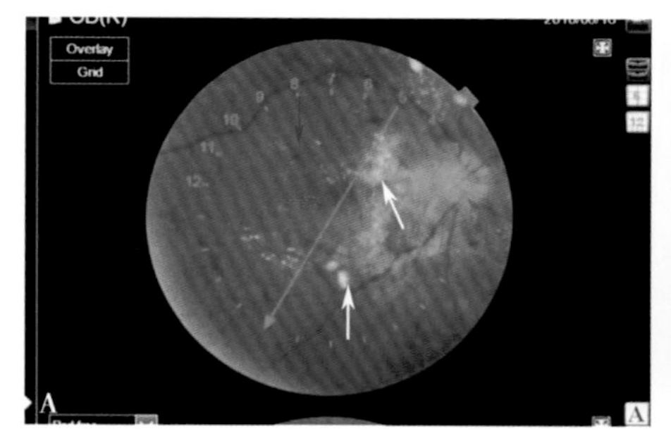

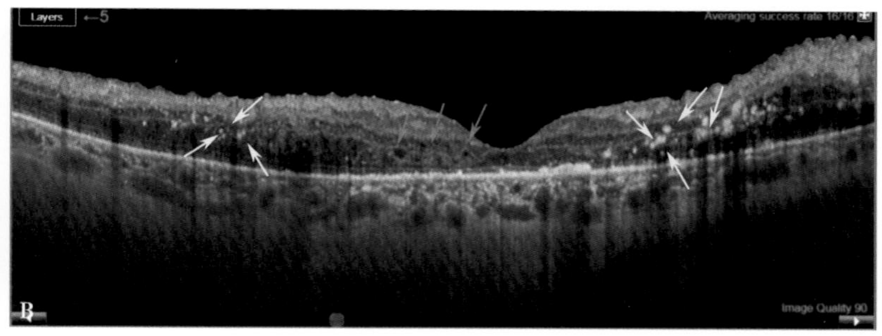

图 4-2-3 一例轻度 NPDR 患者，男，43 岁眼底彩照及 OCT 检查

A. 右眼彩色眼底照可见黄斑区微血管瘤（绿色箭头）、视网膜后极部散在的出血（蓝色箭头）、软性（白色箭头）及硬性渗出（蓝色箭头）；B. OCT B 扫描可见视网膜弥漫性增厚，视网膜层间可见点状高反射（淡黄色箭头）及小的囊性暗区（橘红色箭头）；黄斑中心凹形态尚存。

图点评：视网膜弥漫性增厚，黄斑中心凹形态尚存。随时间推移，小囊腔可融合成大的囊腔并累及中心凹，导致视力下降，患者须密切随访。

2. 弥漫性黄斑水肿（图 4-2-4）。

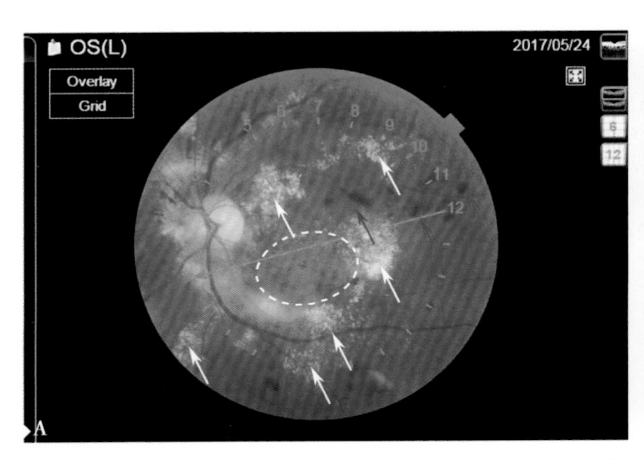

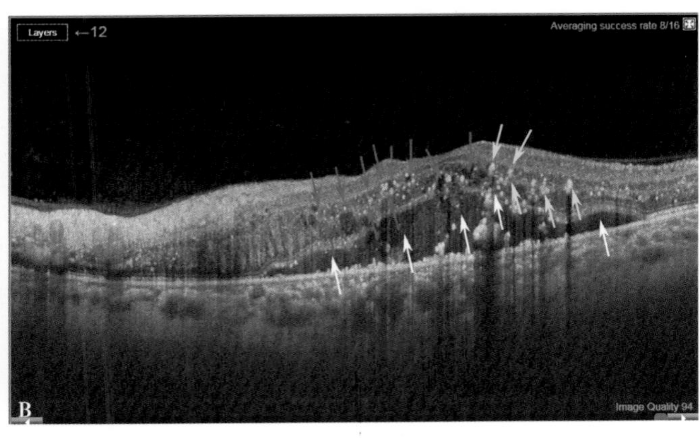

图 4-2-4 一例 42 岁男性患者眼底彩照及 OCT 检查

A. 左眼彩色眼底照示视网膜散在大量黄色渗出（白色箭头）及出血（蓝色箭头），黄斑区可见神经上皮层浅脱离（虚线椭圆形），诊断为重度 NPDR；B. OCT B 扫描可见黄斑区视网膜神经上皮层下大量积液，呈低反射信号（白色箭头）；视网膜层间可见大小不等低反射信号（囊腔，红色箭头），视网膜层间可见多量散在的点状高反射（渗出，黄色箭头；及视网膜层间高反射，紫色箭头）。

图点评：黄斑水肿起源于内丛状层，由于 Müller 细胞坏死产生大小不等囊腔。病变进一步进展，小囊腔汇合而成大囊腔且累及视网膜全层，囊腔 OCT 表现为低反射信号。

3. 囊样黄斑水肿（图 4-2-5～图 4-2-7）。

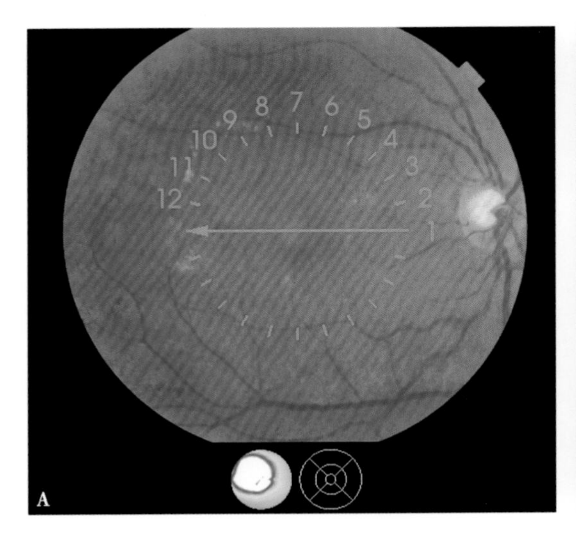

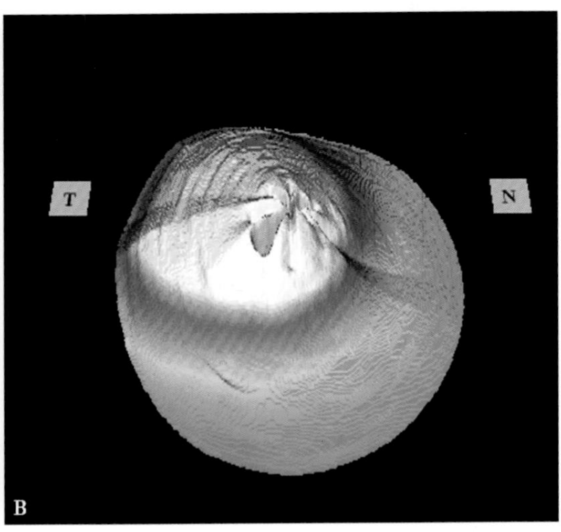

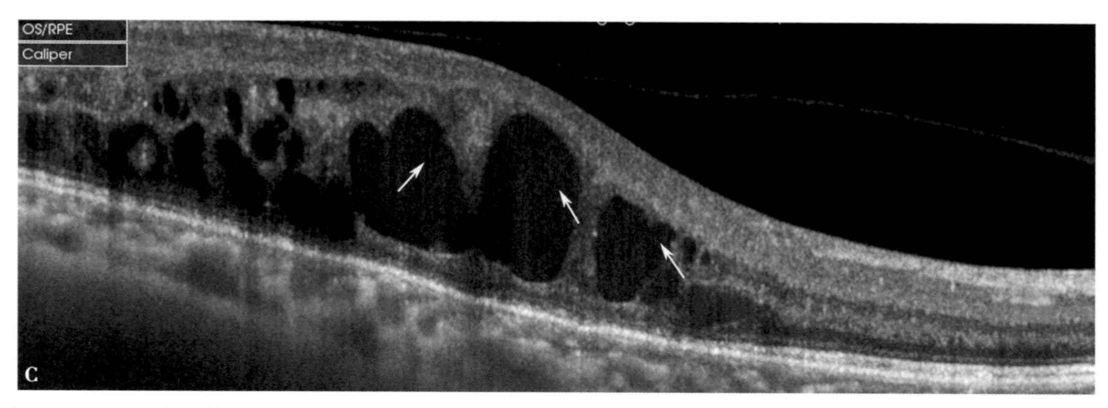

图 4-2-5　65 岁男性患者，右眼视力下降 5 年余，加重 3 个月；曾于我院诊断为右眼重度 NPDR，1 年前行全视网膜光凝（PRP）治疗

A. 彩色眼底图：可见右眼血管弓外分布均匀的已色素变的光凝斑；后极部可见散在分布的黄色硬性渗出，黄斑中心凹可见隆起；B. 为 OCT B 扫描地形图，可见累及黄斑中心凹的水肿范围以及隆起度；C. 为 OCT B 扫描，可见视网膜神经上皮层累及黄斑中心凹、大小不等的低反射信号（囊腔及视网膜内液，白色箭头）。

图点评：OCT B 扫描可以很好地观察到黄斑囊样水肿的形态、囊腔大小等。在治疗的随诊方面具有不可替代的优势。另外，可以使用商用机自带软件对黄斑区厚度、黄斑容积等进行定量。

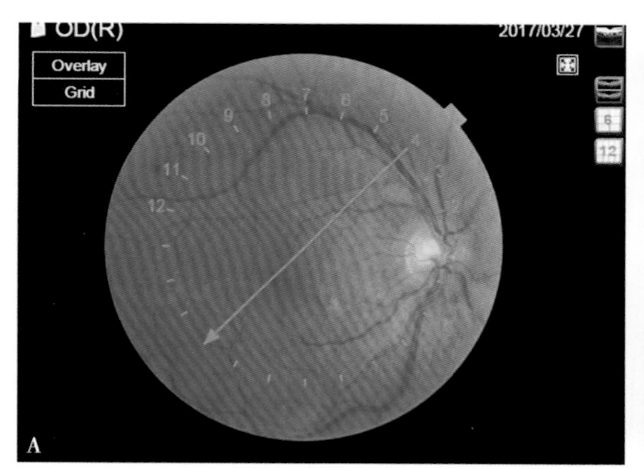

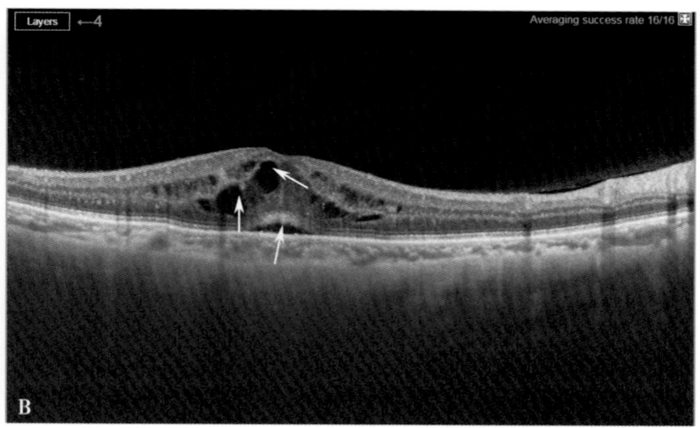

图 4-2-6　视网膜下的浆液聚集在神经上皮层，导致黄斑区的浆液性视网膜脱离，但 A. 检眼镜以及 FFA 未见明显视网膜病变；B. OCT 表现为黄斑区神经上皮层间囊样水肿（白色箭头）及神经上皮层下积液（淡黄色箭头）

图点评：浆液性神经上皮层脱离的发生率占糖尿病视网膜病变患者的 15%[1]，通常发生于鼻上象限。黄斑中心凹视网膜厚度与视力相关[2]。

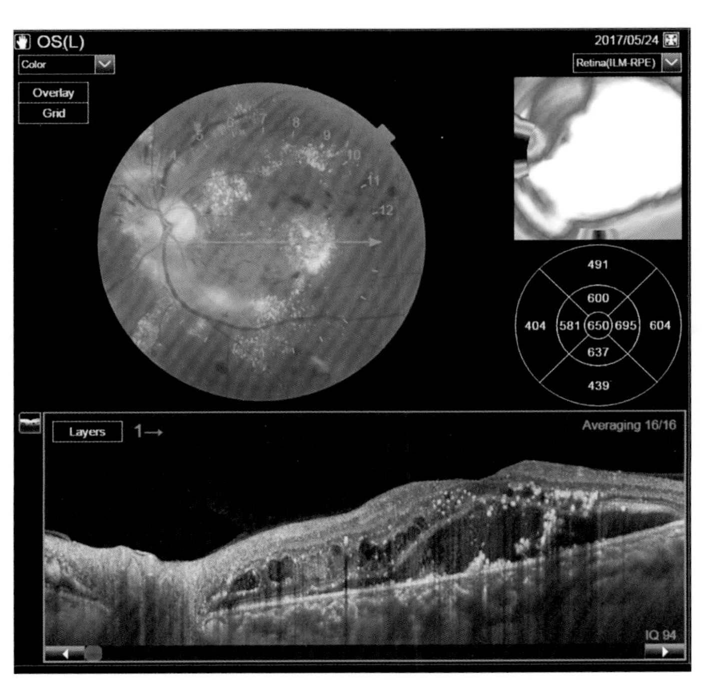

图 4-2-7 黄斑区视网膜厚度图

病史及患者同图 4-2-6。

图点评：结合视网膜厚度图，可清晰并定量了解黄斑水肿（视网膜神经上皮层脱离）的范围以及高度，为疾病评估以及治疗随诊方面提供帮助。

4. 后玻璃体牵拉（图 4-2-8）。

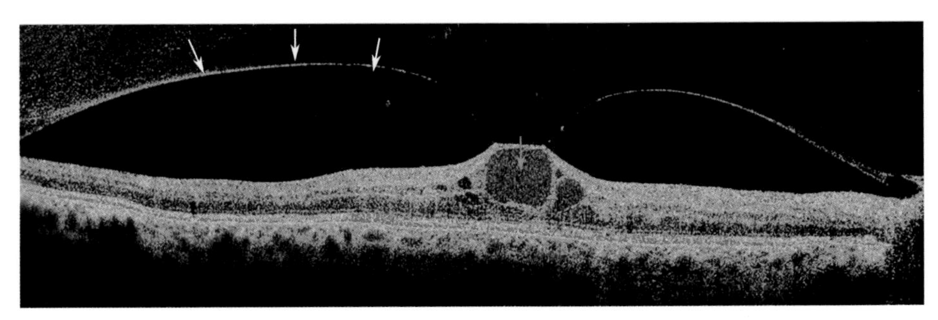

图 4-2-8 OCT B 扫描

可见玻璃体后皮质增厚（白色箭头），由于玻璃体牵拉导致的黄斑囊样水肿（橘红色箭头）。

图点评：由于部分玻璃体后脱离引起的玻璃体黄斑病变或玻璃体视网膜牵拉较难分辨。OCT 表现为可见的玻璃体后表面中等反射条带，从而产生牵引并导致视网膜水肿。在玻璃体牵引中，附着在视网膜上的细薄的高反射条带，有时表现为视网膜表面的多个点状隆起。

5. PDR 新生血管 PDR 可在视盘（NVD）以及视网膜的其他部位（NVE）形成新生血管。也可出现玻璃体积血以及黄斑水肿。OCT B 扫描可显示黄斑水肿的范围及高度，在上部拱环处可显示视网膜血管簇并遮蔽后方视网膜组织。D 显示呈中度反射信号的新生血管遮蔽后方视网膜组织。E 显示呈高反射信号的玻璃体积血完全遮蔽后方视网膜（图 4-2-9、图 4-2-10）。

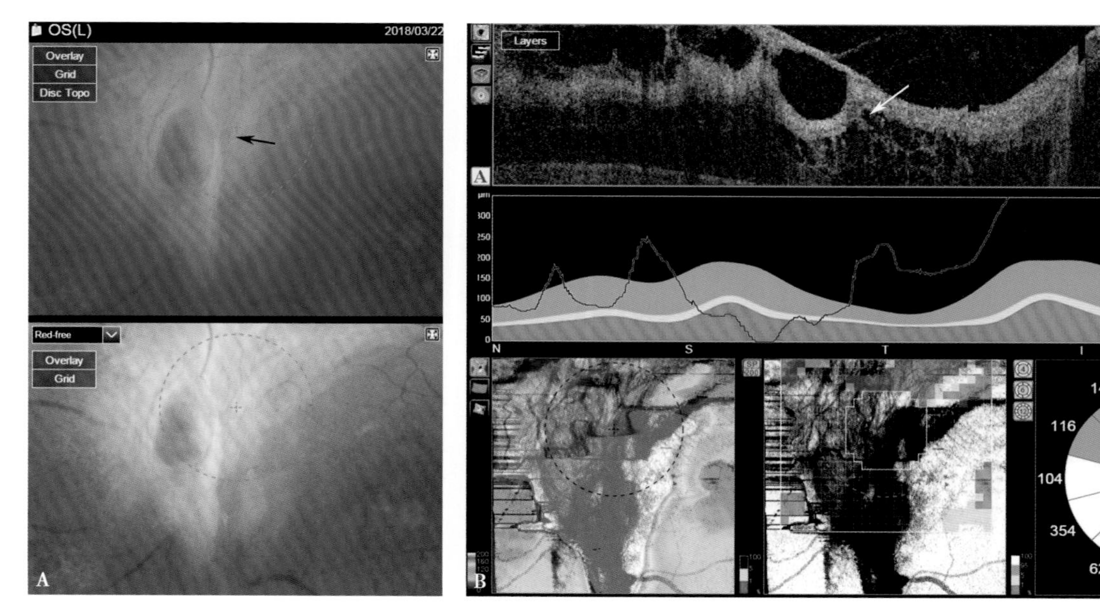

图 4-2-9　一例 PDR 患者的眼底彩照及 OCT B 扫描

A. 可见位于视盘的白色纤维增殖膜（黑色箭头）；B. OCT B 扫描可见视盘条带样高反射（NVD，白色箭头）。

图点评：糖尿病患者由于视网膜表面的纤维组织增生，导致黄斑部皱褶，发生继发性视网膜前膜（epiretinal membranes，ERM），导致黄斑形态改变。ERM 也可导致假性黄斑裂孔，中心凹消失或囊样黄斑病变。OCT 有助于检测玻璃体切除术以及膜剥离术后的随访。OCT 还可以探查 PDR 患者由于纤维条索牵拉引起的视网膜脱离。OCT B 扫描可准确显示纤维血管组织膜、牵拉的位置以及视网膜脱离。

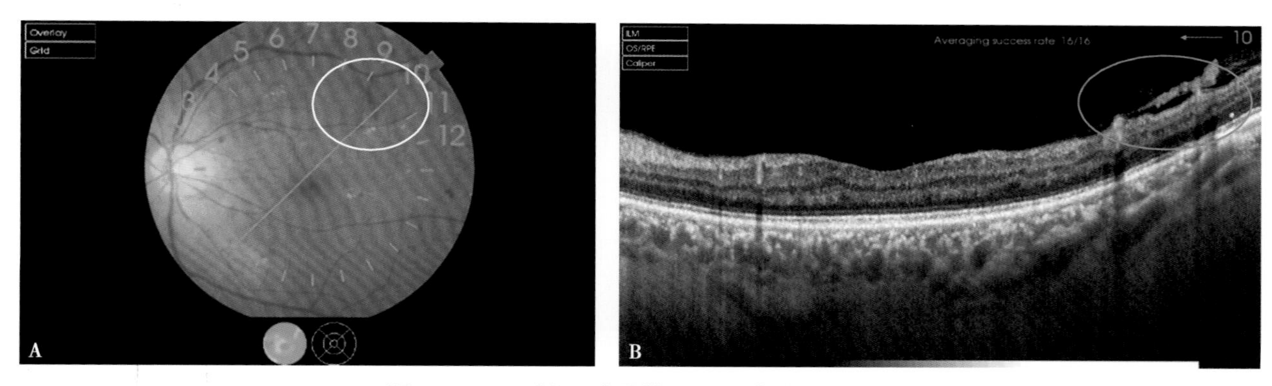

图 4-2-10　一例 46 岁男性 PDR 患者的眼底彩照

A. 可见颞上血管旁新生血管（NVE，白色圈内）；B. OCT B 扫描可见相同位置的突出视网膜内界膜的平行于视网膜，并与视网膜相连的不规则高反射条带（NVE，橘红色圈内 OCT B 扫描）。

图点评：OCT B 扫描与眼底彩照可结合用于多种眼底病变的诊断及病变部位的定位。OCT 所显示的组织断层图像可清晰显示在视网膜表面新形成的异常血管（NVE）长入玻璃体腔内，这也是与视网膜内微血管病变（IRMA）的鉴别点。

6. 视网膜下积液（见图 4-2-5，图 4-2-6）。
7. 牵拉性视网膜脱离。
8. 椭圆体带以及内界膜的缺失、断裂。

9. 视网膜内层结构紊乱（DRIL）　已被证实为 DR 视力预后的独立危险因素。为神经节细胞层 - 内丛状层 - 内核层 - 外丛状层复合体的结构紊乱（图 4-2-11）。

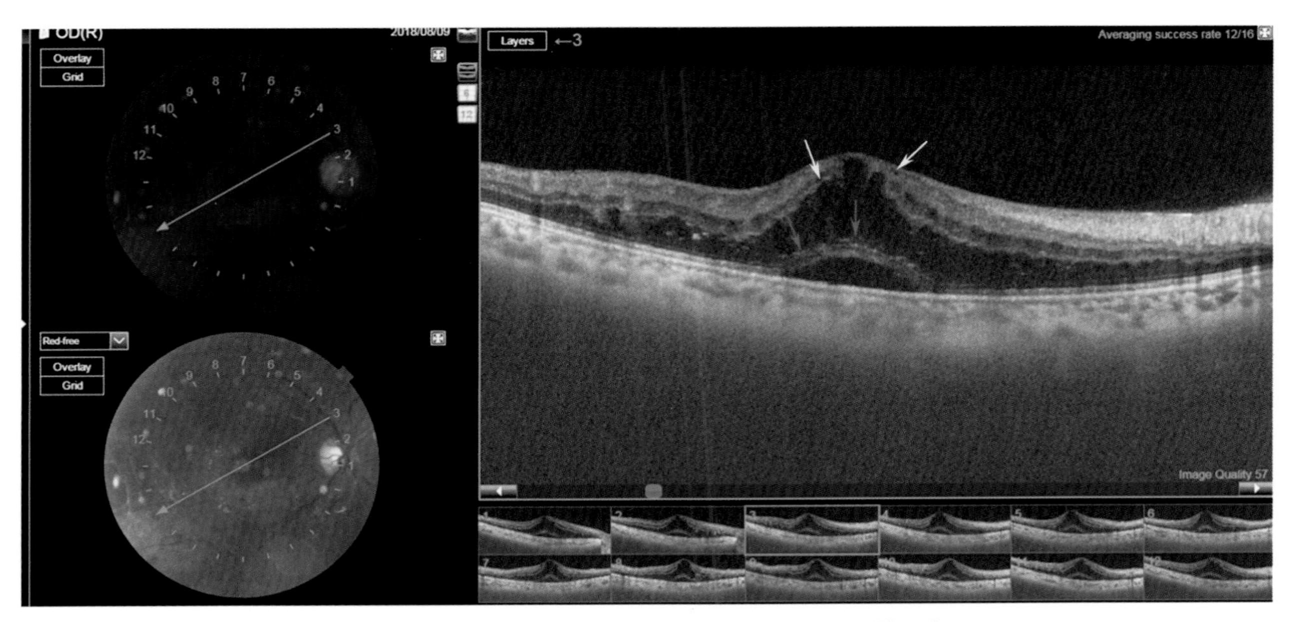

图 4-2-11　一例 PDR 伴黄斑水肿患者的 OCT B 扫描图像

黄斑区的椭圆体带及外界膜断裂、缺失（红色箭头）以及视网膜神经上皮层的 DRIL 现象（淡黄色箭头）。

图点评：OCT B 扫描的较多影像学特征已经成为 DR 与 DME 的生物学标志物。视网膜内层结构紊乱（DRIL）可作为缺血以及视力预后差的重要影像学特征。DRIL 与黄斑区无血管区面积（FAZ）扩大密切相关。

10. 视网膜神经上皮层高反射（hyperreflective foci，HRF）　可见于硬性渗出以及 HF（视网膜高反射灶）。由 Bolz 最先描述且认为与存在 DME 以及 NPDR 相关。病理机制有不同解释：部分作者认为是由于脂类外漏于血管，为硬性渗出的临床前期[3-5]。其他作者认为是移行的 RPE 细胞，因为在 OCT 上二者的反射信号基本一致[6]，或有人认为是变性的视细胞[7]。也有作者认为他们是参与视网膜炎症反应的细胞聚集物[7]，例如活化的小胶质细胞[8]。HF、硬性渗出以及出血在 OCT B 扫描也表现为焦灶样高反射，但 HF 更易在毛细血管壁，特别是在微血管瘤（MA）的血管壁上聚集（图 4-2-12）。

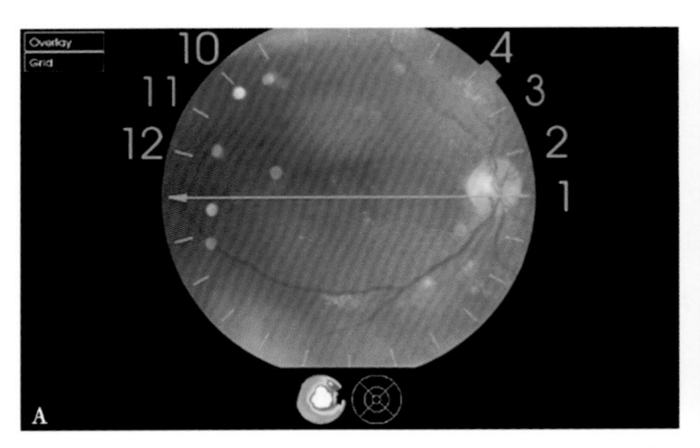

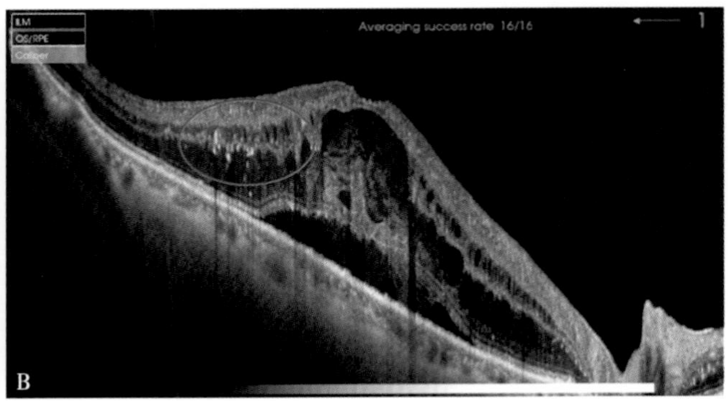

图 4-2-12　一例 88 岁女性患者右眼 NPDR

A. 眼底彩照绿色扫描线穿过处（黄斑区颞侧）未见明显渗出；B. OCT B 扫描红圈内与图 A 相应处可见散在、大小不一的点状高反射（HF）。

图点评：HF 为散在的、小且边界清晰的点状病灶，其反射率与光谱域 OCT 所获取的视网膜色素上皮（RPE）谱带相同或更高，可存在于视网膜各层[3, 9-10]。

11. 视网膜内出血、棉绒斑以及硬性渗出（图 4-2-13～图 4-2-19）。

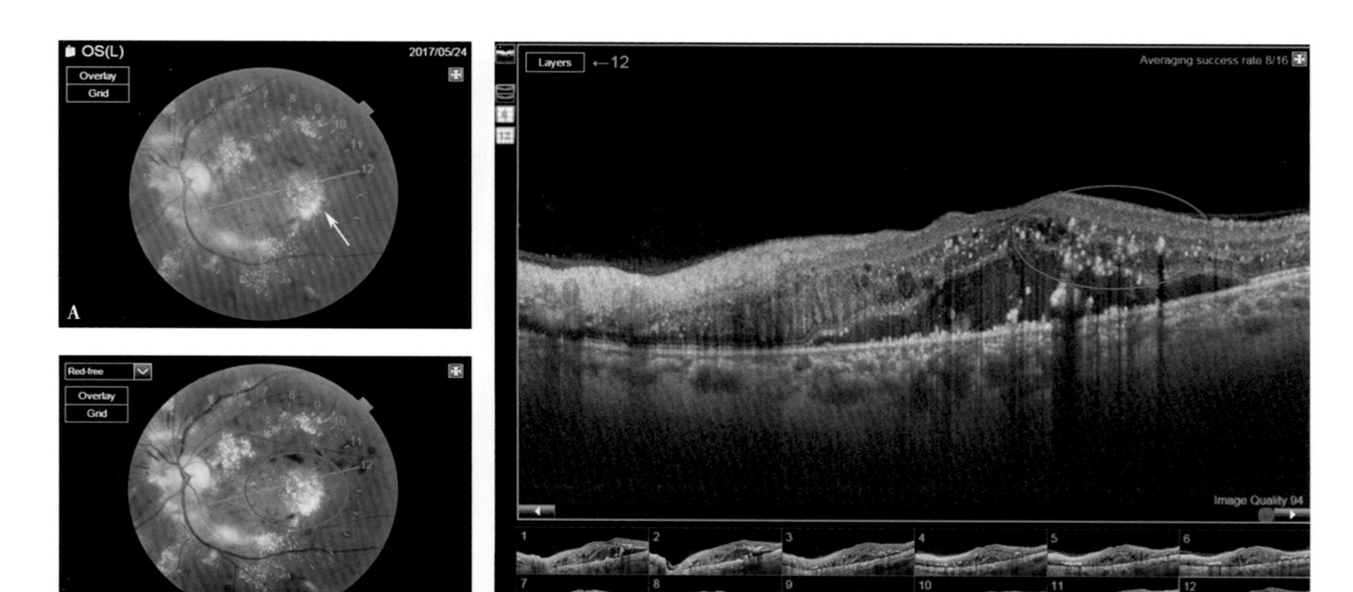

图 4-2-13 一例女性 NPDR 患者眼底表现
A. 绿色扫描线穿过处可见簇样聚集的硬性渗出（淡黄色箭头）；B. 对应渗出区可见位于神经上皮外丛状层的大小不一的高反射点（红色椭圆形圈）；C. 远红外图像亦可见对应位置的簇样渗出（红色椭圆形圈）。

图点评：视网膜内出血、棉绒斑以及硬性渗出在 OCT 中一般均表现为高反射信号，结合彩色眼底照可将 HF 及硬性渗出加以鉴别。

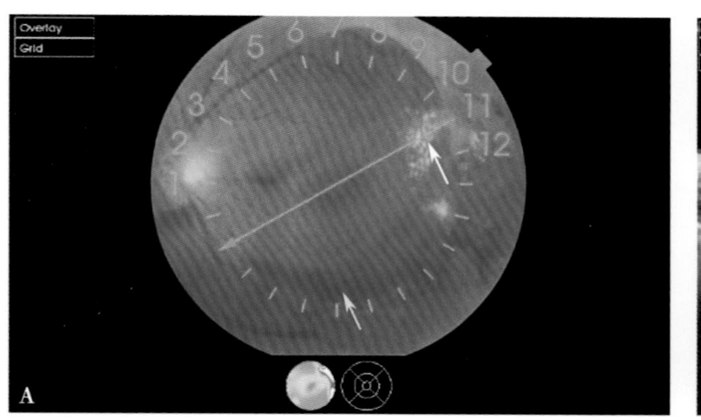

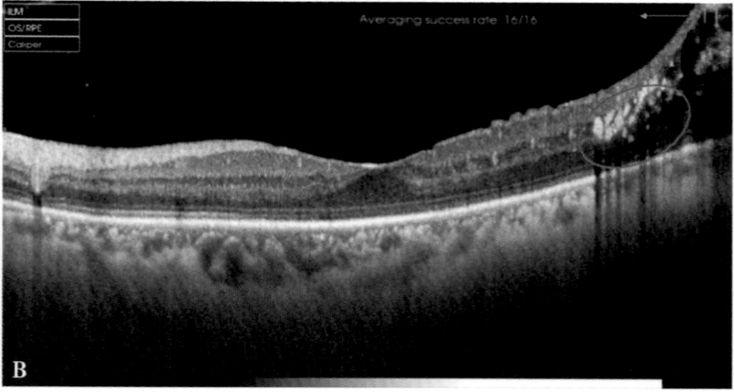

图 4-2-14 一例 56 岁男性患者右眼 PDR
A. 眼底彩照可见绿色扫描线起始端呈簇样聚集的黄色渗出（白色箭头），下方视网膜及视网膜前出血（黄色箭头）；B. OCT B 扫描可见与 A 图白色箭头对应部位的大量高反射信号（红色椭圆形圈）。

图点评：硬性渗出在检眼镜下表现为视网膜内黄色沉积物，通常位于水肿边缘。硬性渗出为脂蛋白，以无定形物质的形式沉积在视网膜外丛状层。OCT 表现为外丛状层的高反射性小结节。

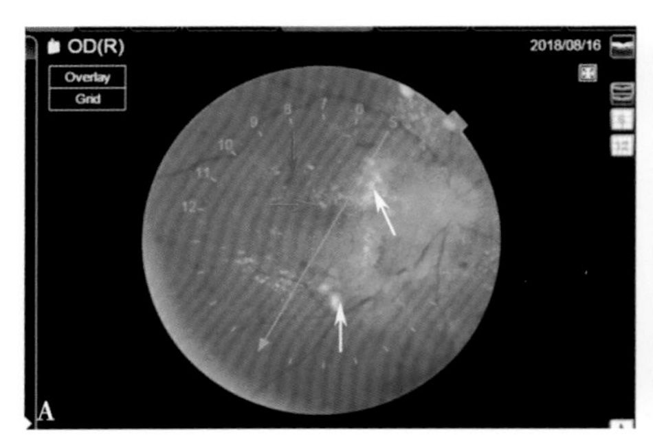

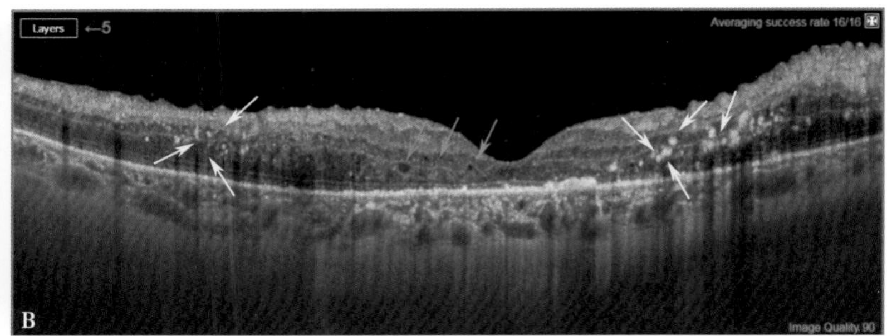

图 4-2-15　一例轻度 NPDR 男性(43 岁)患者的眼底表现

A. 右眼彩色眼底照可见黄斑区微血管瘤(绿色箭头)、视网膜后极部散在的出血(蓝色箭头)、软性(淡黄色箭头)及硬性渗出(白色箭头); B. OCT B 扫描可见视网膜弥漫性增厚,视网膜层间可见点状高反射(淡黄色箭头)及小的囊性暗区(橘红色箭头); 黄斑中心凹形态尚存。

图点评: 棉绒斑为视网膜神经纤维层的缺血性梗死。在检眼镜下表现为白色,位于视网膜表面。OCT 表现为神经纤维层间的高反射性信号,结节状或拉长的病变,可在其后的层面上形成阴影。结合彩色眼底照可区分视网膜内出血、硬性渗出以及 HF。

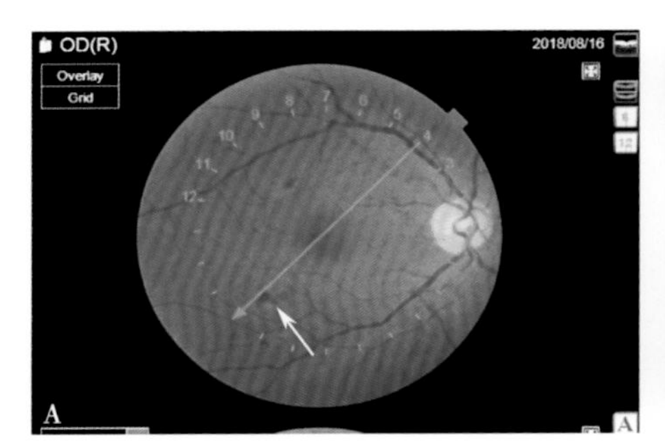

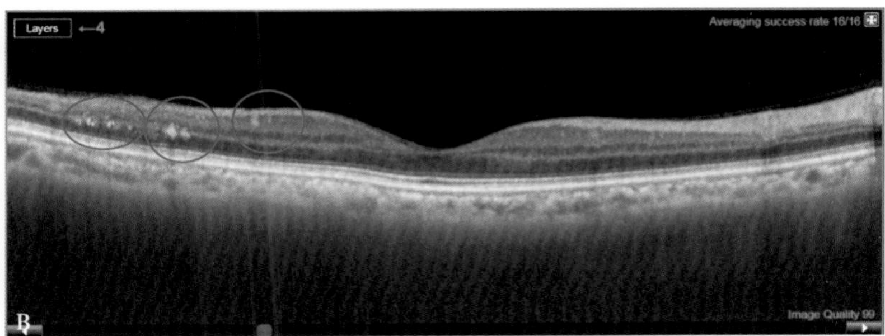

图 4-2-16　一例右眼诊断为 NPDR 患者的眼底表现

A. 眼底彩色图像可见绿色扫描线,近箭头处(颞下,白色箭头)小片样出血; B. OCT B 扫描可见相应部位的点片样高反射信号(红色圆圈内)。

图点评: 出血可位于视网膜前、视网膜内或视网膜下。检眼镜下,神经纤维层表现为火焰状; 位于视网膜深层的出血为圆形或不规则形。OCT 表现为高反射信号,可在其后方后层产生锥形伪影,特别是当出血位于视网膜前时后方的伪影更明显。

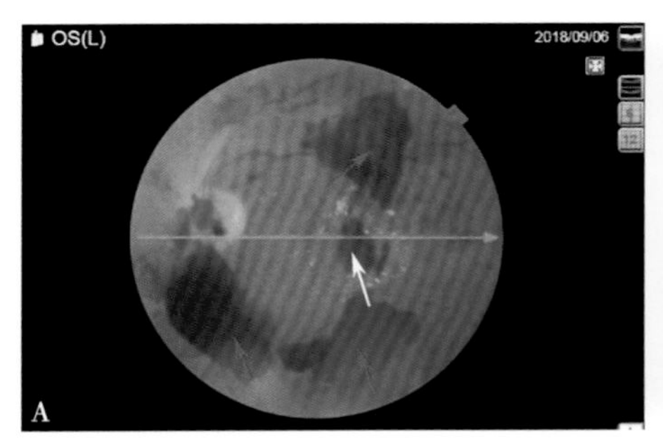

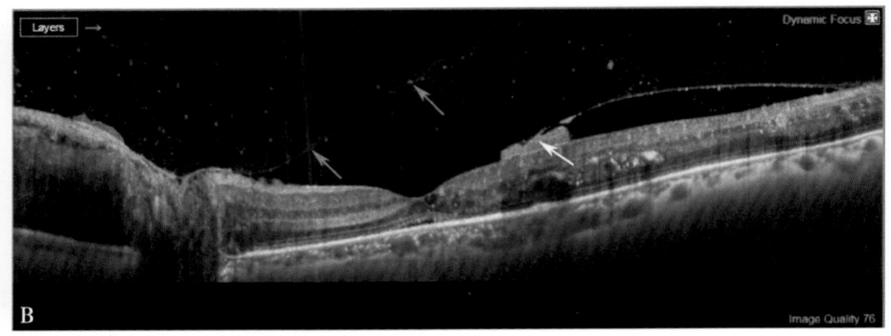

图 4-2-17　一例左眼诊断为 PDR 患者的眼底彩照及 OCT

A. 眼底彩色图像可见绿色扫描线穿过视网膜前出血(白色箭头),视盘下方、颞上及颞下血管弓处可见大片浓厚视网膜前出血,突破内界膜进入玻璃体内; B. OCT B 扫描可见(与 A 图绿色扫描线相应部位的)视网膜前不规则高反射信号(白色箭头); 玻璃体腔内可见大量点状高反射信号(红色箭头)。

图点评: 通过眼底彩照及 OCT 扫描可准确定位并定性大部分眼底病变。

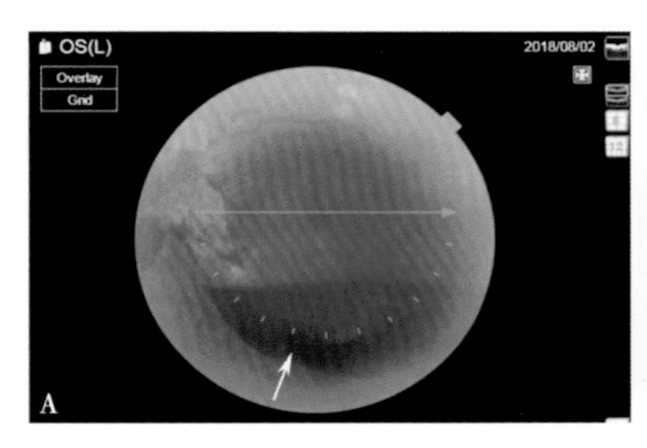

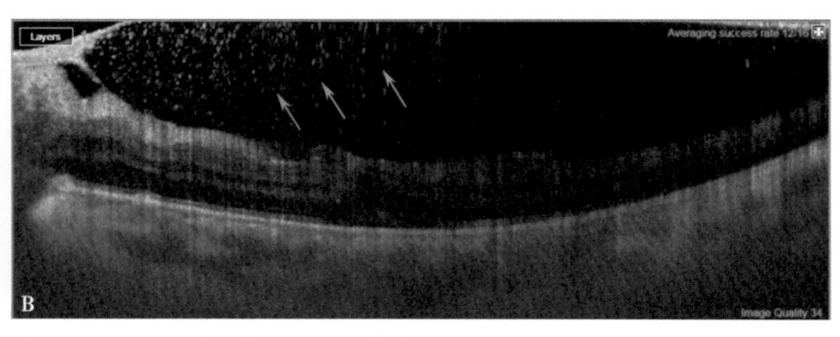

图 4-2-18　一例左眼 PDR 伴玻璃体积血患者的眼底表现

A. 彩色眼底图可见视网膜下方的舟样视网膜前出血（白色箭头）；B. OCT B 扫描可见玻璃体腔内大量雾样高反射点（橘红色箭头）。

图点评：B 型超声与 OCT B 扫描在玻璃体病变的诊断方面同样可提供有用的信息。B 型超声的轴向分辨率在 12MHz 为 130μm，后部的分辨率为 800μm。OCT 特别是 SS-OCT 由于具有波长可达到 1μm、扫描速度快等优势，其在玻璃体的诊断方面有重要作用。

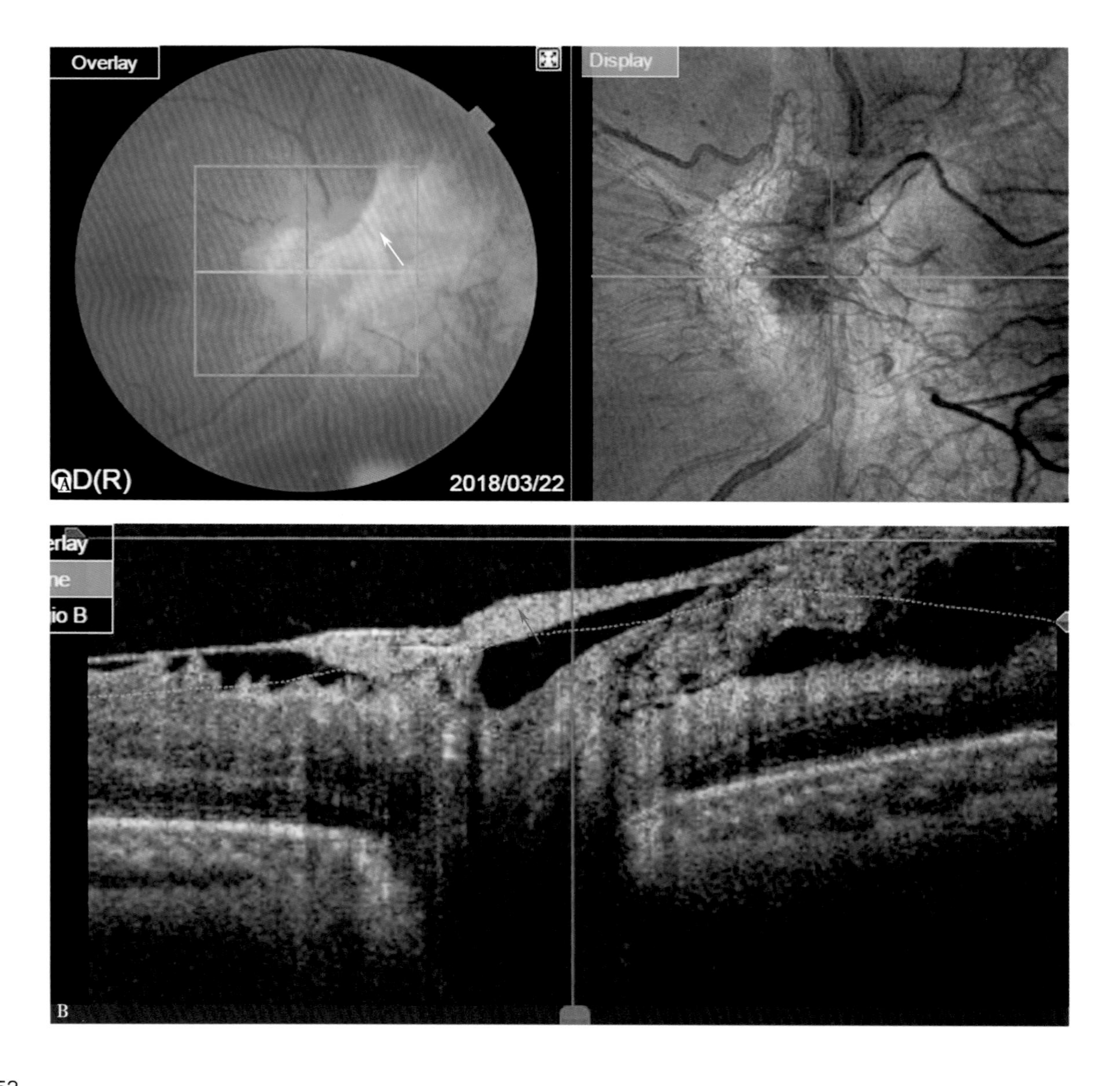

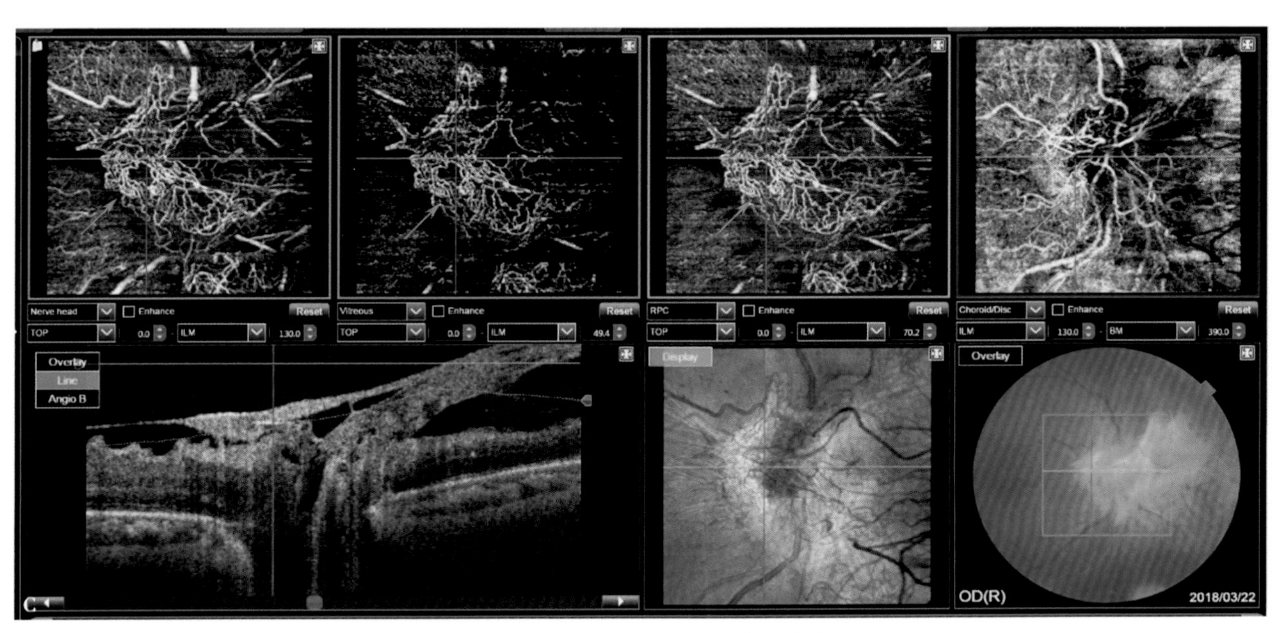

图 4-2-19　54 岁男性 PDR 患者眼底表现

A. 眼底彩照可见视盘上和向鼻上及鼻下延伸的大片纤维增殖膜，其内可见网样新生血管（白色箭头）；B. OCT B 扫描可见视盘前中等反射信号并遮蔽后方的视网膜结构（红色箭头）；C. OCTA 显示典型的 NVD（橘红色箭头）。

图点评：PDR 临床特征为视盘或其他部位出现新生血管。当存在一定量的纤维胶质细胞组织时，OCT 可以检测到视网膜前新生血管形成，表现为中等反射信号的视网膜前病变遮蔽后方视网膜结构。玻璃体积血不太严重时，显示视网膜前高反射结构遮盖视网膜层。如果玻璃体积血更为严重，则无法从视网膜获取信号。

总之，OCT 为深入理解糖尿病性黄斑水肿和糖尿病视网膜病变提供了重要依据。可帮助客观地监控临床治疗效果。OCT 在未来将朝向高速度、高分辨率扫描和三维成像方面发展。

四、en face 以及相干光断层扫描血管成像术在诊断糖尿病视网膜病变中的作用

en face 来源于法语，意为“面对面”，在眼底影像学技术中，相对于 transversal（横断面）而言，表达的是“正面图像”的意思。相对于 A 扫描和 B 扫描，en face 也称为与光轴垂直平面的 C 扫描。相干光断层扫描血管成像（optical coherent tomography angiography，OCTA）技术为非侵入性、快速的血管成像技术。通过对同一位置至少 2 次无创、快速 B 扫描，有红细胞运动的血管前、后 B 扫描信号有差异（3，4），而无血管的视网膜组织前、后无差异（1，2，5）。前后对比变化的信号（血流信号）不同的算法重建视网膜脉络膜二维血管图像，OCTA 对活体组织视网膜脉络膜微血管循环成像。在 OCTA 中，视网膜结构成像也常常称为 C 扫描。OCTA 在正常视网膜脉络膜血管改变及疾病的管理随访和治疗效果检测等方面具有独特优势（图 4-2-20）。

目前，OCT 不能提供视网膜与脉络膜血管结构及功能的信息，包括血流的变化，区分动脉与静脉或是血管的渗漏情况。因此，荧光素眼底血管造影与吲哚菁绿血管造影（ICGA）仍是观察血管以及检测血管功能的金标准。

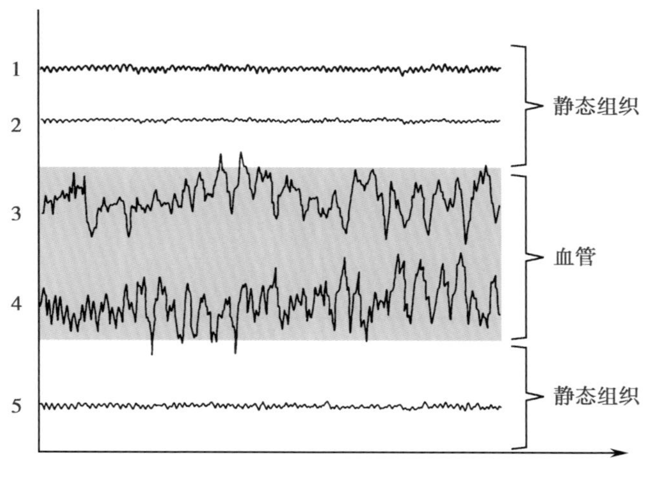

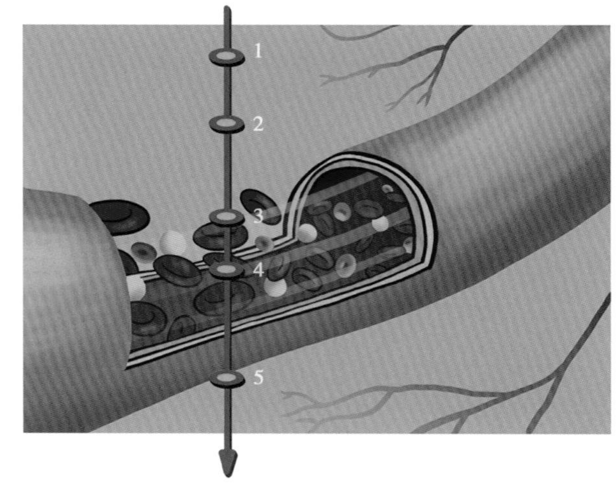

图 4-2-20　OCTA 的成像原理

图点评：OCTA 是一种非侵入性的新型眼底影像检查技术，可高分辨率识别视网膜脉络膜血流运动信息，对活体组织视网膜脉络膜微血管循环成像。在正常视网膜脉络膜血管改变及疾病的管理随访和治疗效果检测等方面具有独特优势。

荧光素眼底血管造影（FFA）以及脉络膜造影的局限性（如须打入造影剂，检查时间长，无法提供 3D 图像等），另外图像的分辨率低、无法对病变进行分层定量观察等。OCTA 可有效弥补以上不足。

糖尿病视网膜病变的微血管病变累及视网膜以及脉络膜各层。OCTA 技术可检测毛细血管的灌注情况，提供视网膜脉络膜的血管网络三维图像。在疾病的诊断、随访以及疾病的预后评估方面起到重要作用。OCTA 可对微血管的各种病变进行检测与定量，如可检测微血管瘤（MAs）、视网膜内微血管异常（IRMAs）、无血流灌注区域、静脉串珠样改变、视盘新生血管（NVD），以及视网膜其他部位的新生血管（NVE）。OCTA 也可对 DR 的眼底改变提供定量指标，如视网膜浅层与深层的血流密度、黄斑区无血管区面积（FAZ）、分形维数等（FD）。

1. 正常眼的 OCTA 表现（图 4-2-21）。

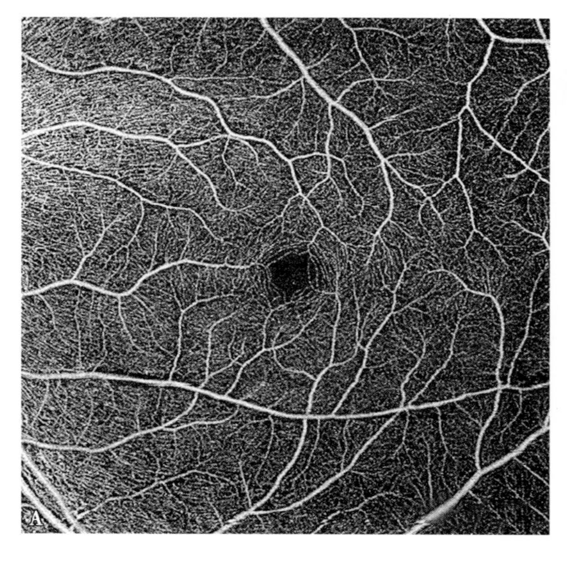

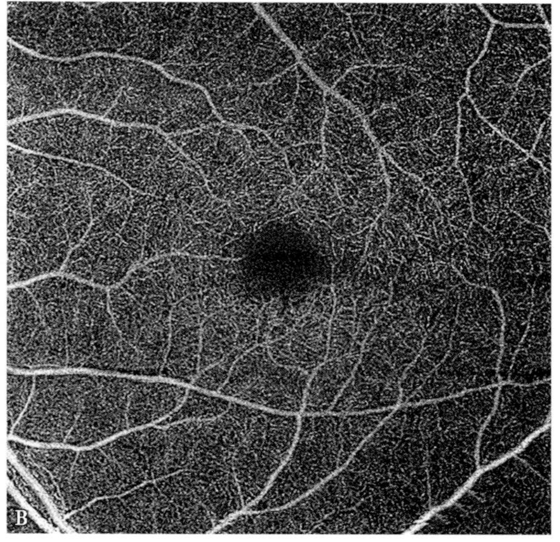

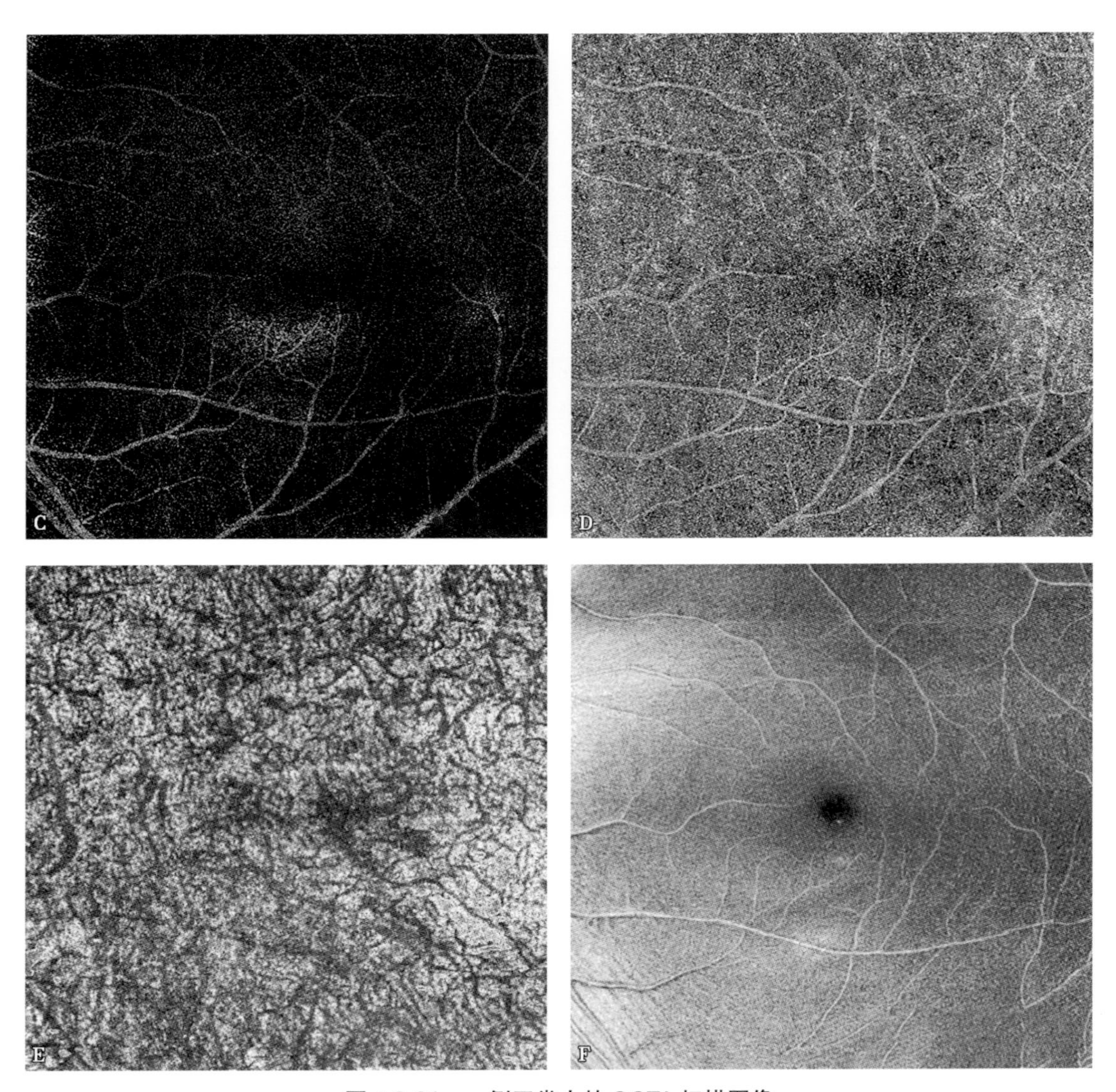

图 4-2-21　一例正常人的 OCTA 扫描图像

A. 可见表层视网膜血管；B. 深层视网膜血管；C. 无血管层视网膜血管；D. ORCC 层视网膜血管；E. 脉络膜毛细血管层；F. 为浅层视网膜血管的结构扫描。

图点评：OCTA 扫描图像可以清晰地展示视网膜各层血管的灌注情况，并可以通过软件的定量分析，对患者的病情以及随访进行更深入的了解。

2. 糖尿病视网膜病变的临床前期改变（图 4-2-22、图 4-2-23）。

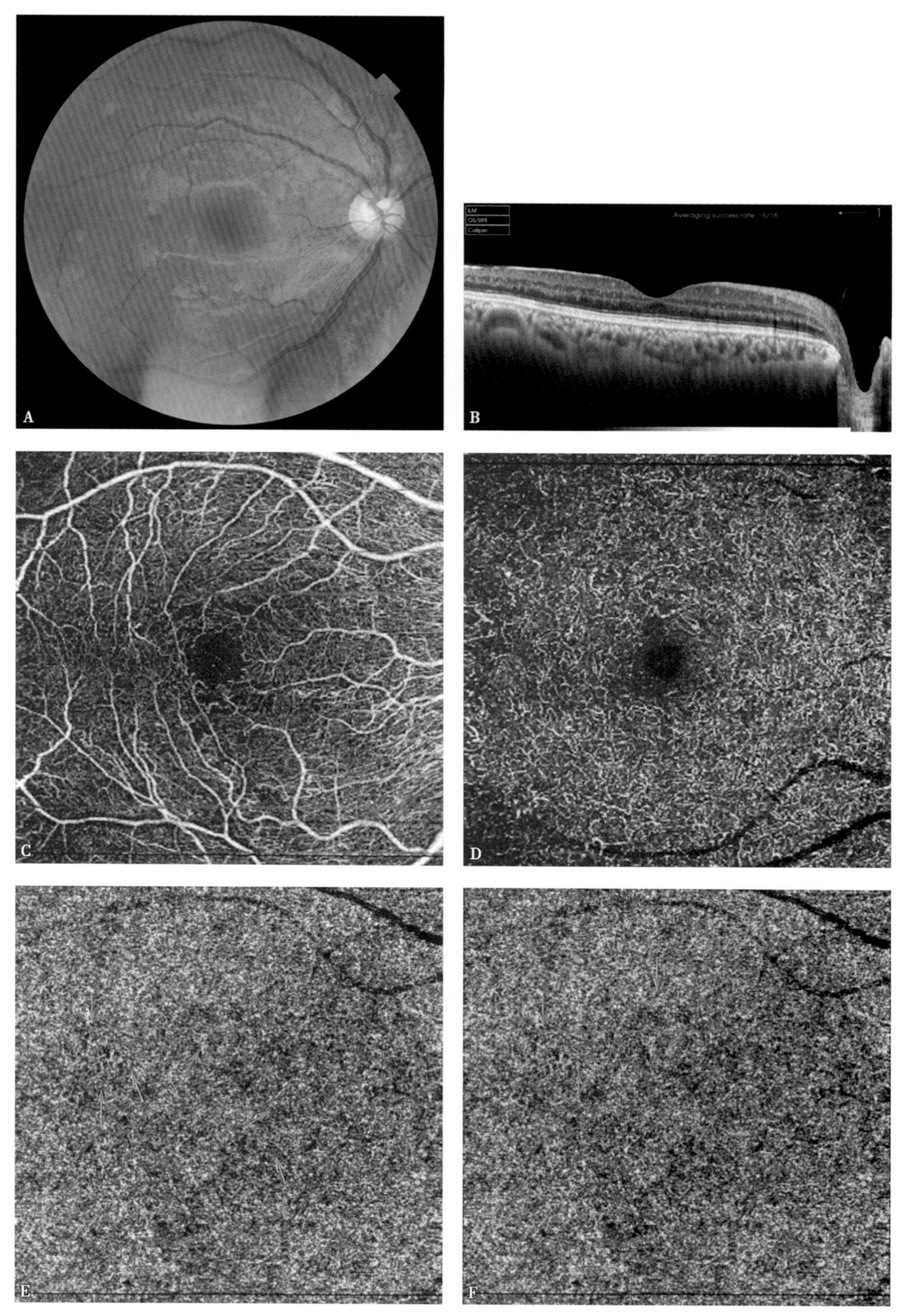

图 4-2-22　一例 53 岁女性患者，糖尿病病史 15 年，主诉双眼干涩流泪 3 个月；双眼视力右眼 1.0，左眼 1.0
A. 右眼眼底未见明显异常；B. OCT B 扫描视网膜各层及脉络膜各层形态基本正常；C、D. OCTA 示浅层视网膜毛细血管丛（SCP）以及深层视网膜毛细血管丛（DCP）的 FAZ 明显扩大，形态不规则；E、F. 显示脉络膜毛细血管层及中血管层血流受损（橘红色箭头为血流流空区）。

图点评：OCTA具有视网膜及脉络膜血管可视化、定量观察并且辨别血管改变的功能，在DR前期尚未在眼底发现异常时，可早期显示视网膜及脉络膜血管病变。

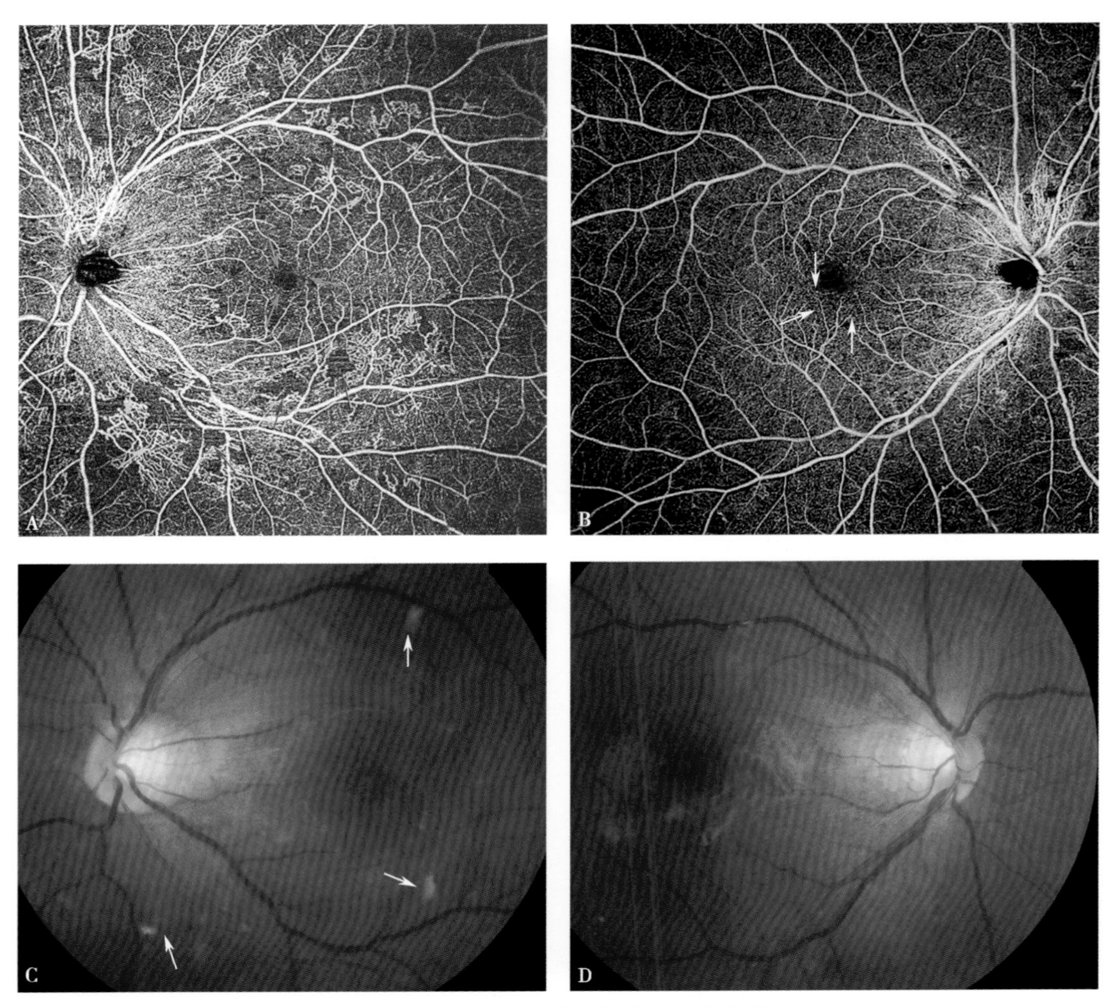

图4-2-23　一例48岁男性患者眼底表现

A. 左眼浅层视网膜OCTA图像（12mm×12mm，SCP层）可见典型的NPDR改变，微血管病变包括扩大的FAZ（黄色箭头），异常走行的小血管（淡绿色箭头），以及毛细血管无血流区（红色箭头）；B. 为右眼OCTA全层视网膜图像（whole retina），可见黄斑区散在MAs（白色箭头）；C、D. 为患者的眼底彩照，可见血管弓及外散在的棉绒斑（C. 白色箭头）。

图点评：OCTA对糖尿病视网膜病变的诊断特别是基于4-2-1原则的诊断标准优于普通彩色眼底照相。

3. 糖尿病黄斑病变（图4-2-24、图4-2-25）。

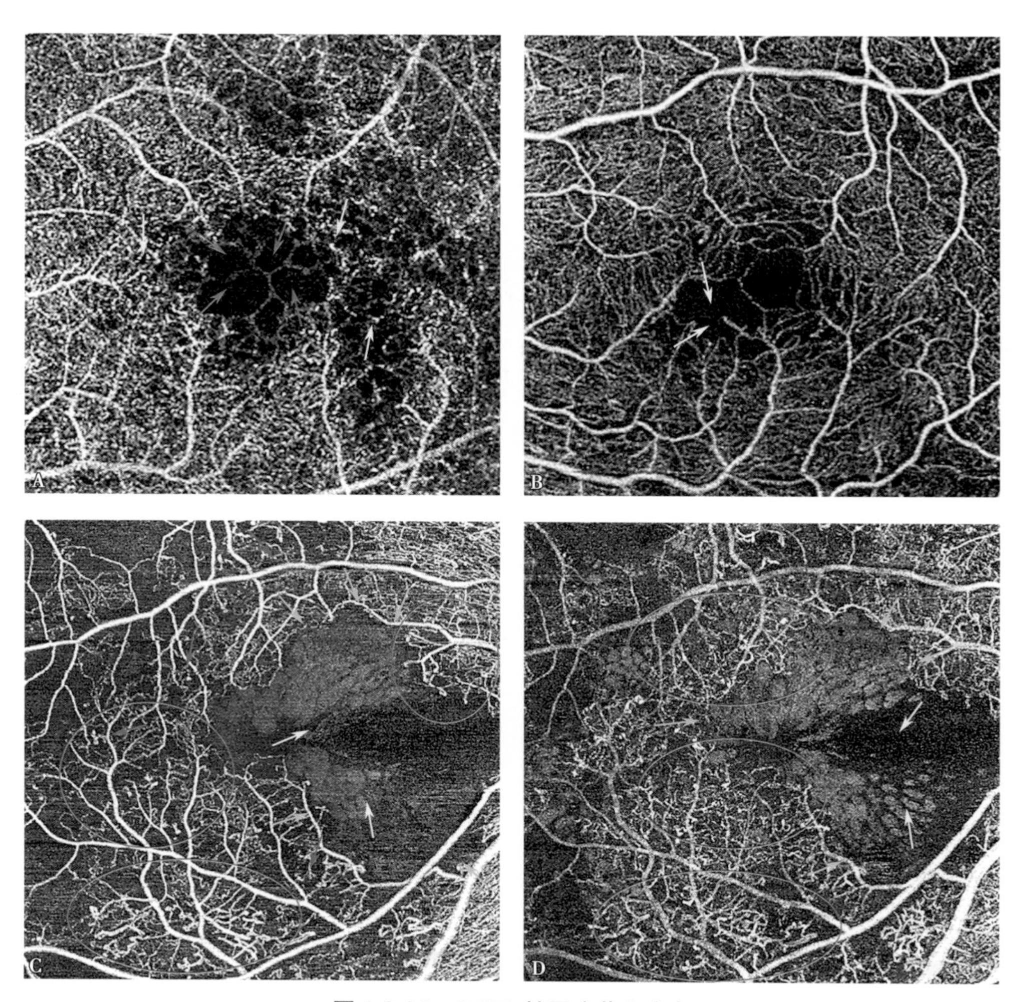

图 4-2-24　OCTA 糖尿病黄斑病变

A. 黄斑囊样水肿，OCTA（6mm×6mm）可见黄斑区 FAZ 明显增大，其内为多个囊腔样改变（橘红色箭头）；FAZ 外可见毛细血管末端扭曲、膨大及 MAs 的存在（淡黄色箭头）；B. 黄斑缺血，可见 FAZ 明显扩大，黄斑区鼻下方可见无血流信号区（NP 区，淡黄色箭头）；C. 黄斑区可见大片无血流信号区（NP 区，淡黄色箭头），拱环破坏（淡绿色箭头），IRMAs（橘红色椭圆形圈），以及大量 MAs 及末端膨大的毛细血管（淡蓝色箭头）；D. 同一患者的同一眼的深层视网膜成像。

图点评：OCTA 可简单、快速、无创、方便地对 DR 的黄斑区进行评估。特别是对黄斑缺血的患者可以进行快速诊断，较传统的荧光素眼底血管造影具有明显优势。

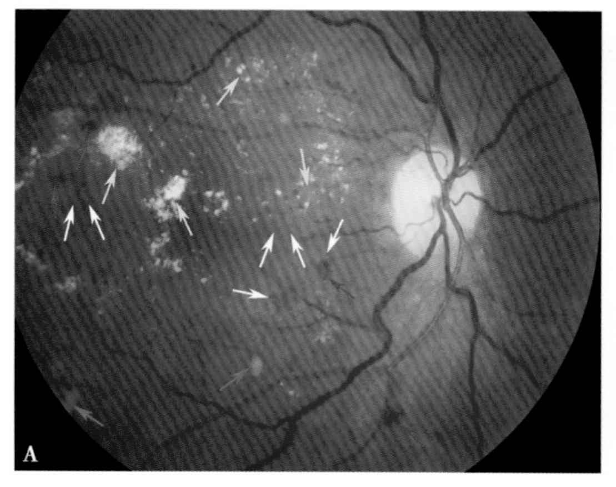

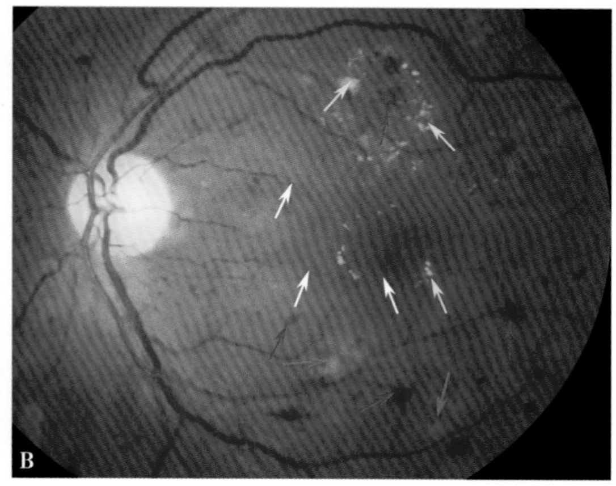

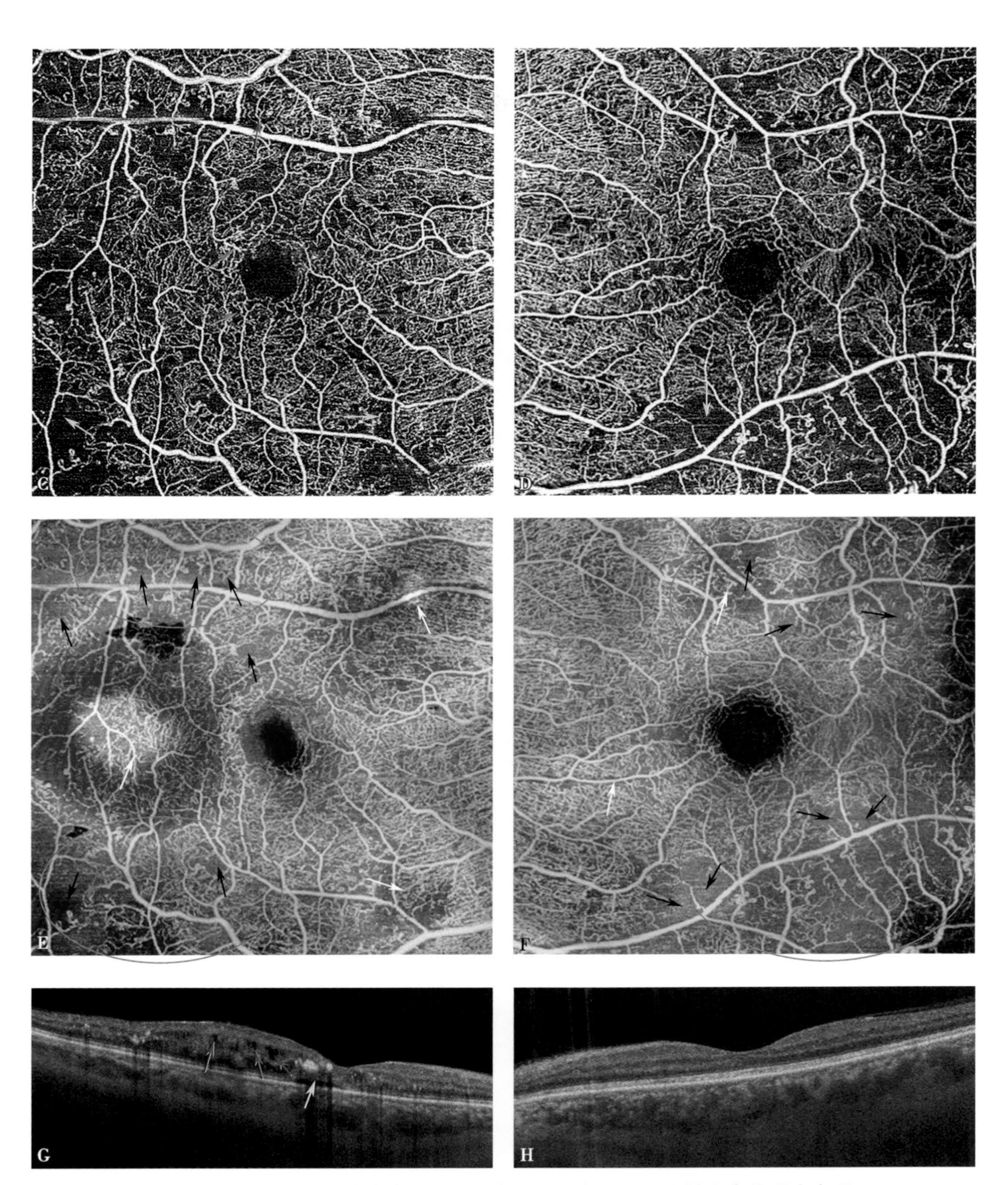

图 4-2-25　一例糖尿病病史 15 年 54 岁双眼重度 NPDR 女性患者的眼底表现

A、B. 双眼底彩照可见视网膜后极部散在 MAs（白色箭头）、片样出血（红色箭头）、硬性渗出（黄色箭头）及棉绒斑（淡蓝色箭头）；C、D. 示双眼浅层视网膜 OCTA 图像，可见 MAs 点状高信号（MAs，橘红色箭头），扭曲的小血管（红色箭头）以及血流流空信号（黄色箭头）；E、F. 为双眼 OCTA 地形图；E. 可见眼底彩照后极部环形渗出相应处局部视网膜隆起（水肿，白色箭头）、散在视网膜水肿区域，以及扭曲的小血管（橘红色椭圆形区域），以及血流流空区域（黑色箭头）；F. 亦可见散在视网膜水肿区域，以及扭曲的小血管（橘红色椭圆形区域），以及血流流空区域（黑色箭头）；G. 为 OCT B 扫描，可见黄斑区弥漫视网膜增厚，颞侧与地形图相应部位可见多个囊腔（红色箭头），黄斑中心凹处可见神经上皮层浅脱离（黄色箭头）；H. 为左眼 OCT B 扫描，未见明显黄斑水肿。

图点评：C 扫描地形图可直观反映视网膜水肿情况，结合 OCTA 以及 B 扫描可对黄斑水肿以及黄斑部的病变进行解读。

4．微血管瘤（图 4-2-26） 微血管瘤（MAs）为扩张或瘤样的毛细血管。OCTA 通常表现为扩大的 FAZ 以及点状高反射。MAs 在 OCTA 上形态各异。

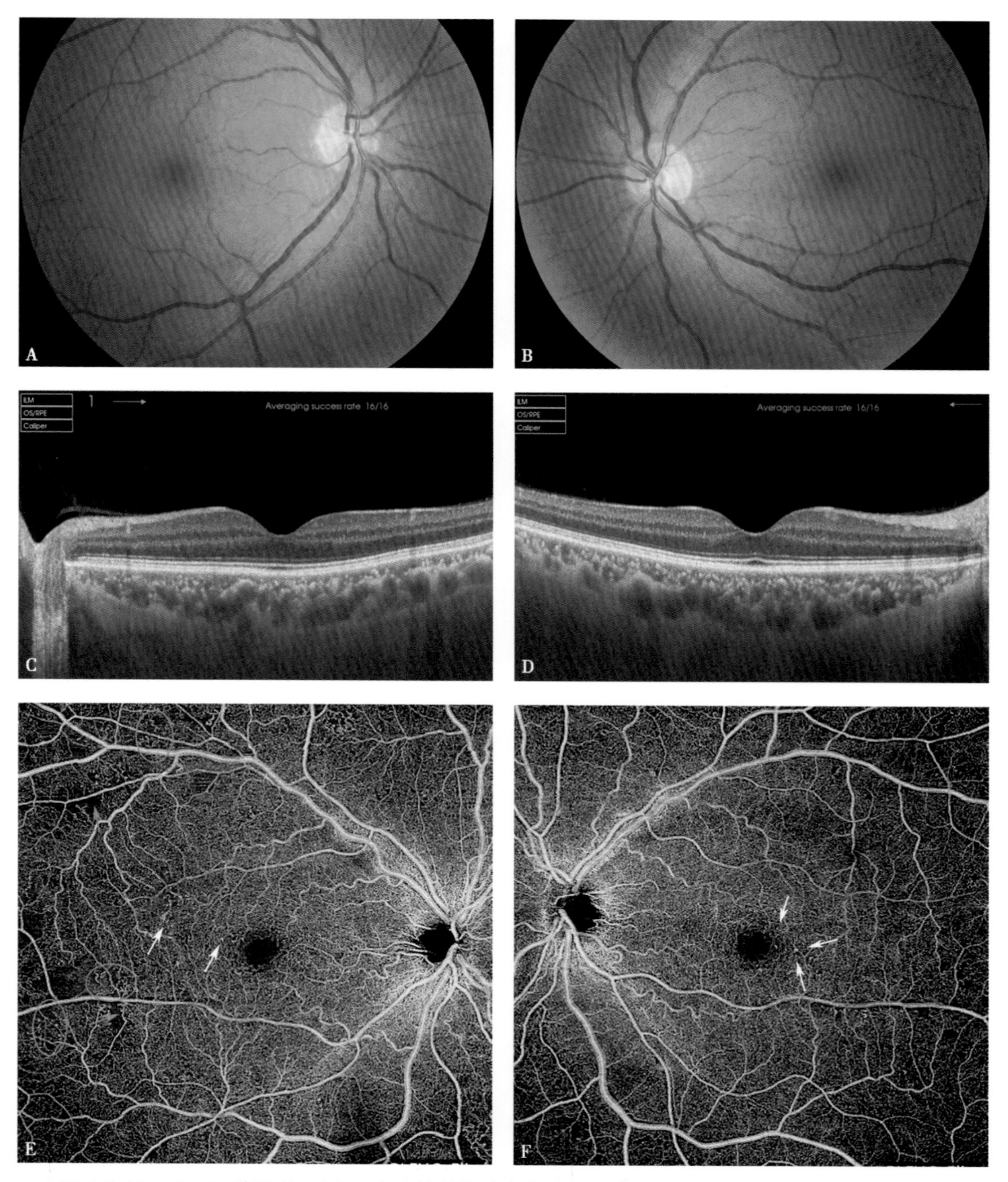

图 4-2-26 OCTA 获取的一例 58 岁女性糖尿病患者的视网膜浅层、深层以及脉络膜毛细血管层
可见微血管瘤（箭头）、无灌注区、扩大的 FAZ、局部的微血管扭曲以及扩张、局部血流信号受损以及伪影；双眼眼底彩照（A、B）以及双眼 OCT B 扫描（C、D）均未发现明显异常；但 OCTA（12mm×12mm）右眼（E）可见 MAs（白色箭头）、无血流区域（橘红色箭头）以及局部的微血管扭曲以及扩张（橘红色椭圆形区域）；F. 左眼可见 MAs（白色箭头）。

图点评：OCTA 特别是超大广角 OCTA 检查对于临床前期的 DR 具有良好的成像功能，可获取 MAs 等非增殖性 DR 的特征性表现。

5. 视网膜内微血管异常（intra-retinal microvascular abnormality，IRMAs）（图 4-2-27）　视网膜内微血管异常为分流血管，表现为视网膜内正常毛细血管的异常分支或扩张，从而为非灌注区域提供营养支持。IRMAs 的出现预示视网膜内新生血管的出现或通过毛细血管非灌注边缘区域缺氧所刺激的内皮细胞增殖重建存在的血管。根据糖尿病视网膜病变干预研究小组“4-2-1”原则的分期标准，IRMAs 为重度 NPDR 重要诊断标准之一[11]。与 PDR 的新生血管（NV）相较，IRMAs 的管径稍大，分布范围更广，并且始终在视网膜内层。NV 的口径往往更小，在缺血的区域内更加集中。荧光素眼底血管造影中，NV 通常会显示迅速渗漏，而 IRMAs 通常不渗漏。检眼镜下以及眼底彩照不易分辨，可通过 OCT B 扫描与 NVE 进行鉴别。IRMAs 不突破视网膜内界膜是与 NV 鉴别的最重要区别。

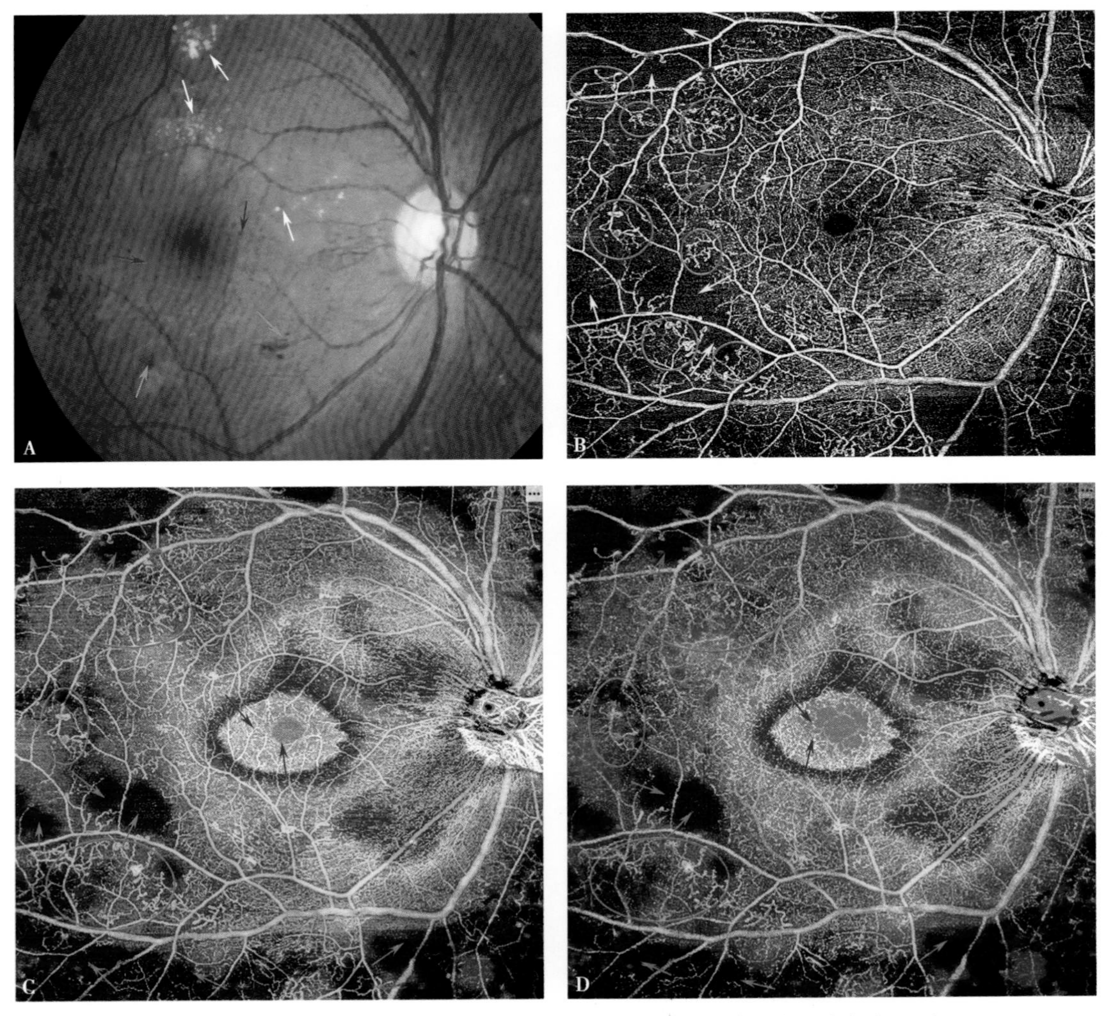

图 4-2-27　一例 68 岁 NPDR 女性患者，2 型 DM 史 25 年，使用胰岛素 18 年

A. 右眼眼底可见后极部散在 MAs（蓝色箭头）、硬性渗出（白色箭头）以及小片样出血（淡绿色箭头）；B. OCTA（12mm×12mm）浅层视网膜可见 MAs（橘红色箭头）、无血流区域（淡黄色箭头）、无血流区域边缘扭曲的 IRMAs（橘红色圆圈）以及扩大的 FAZ；C、D. OCTA 地形图可见血流流空区域（橘红色箭头）黄斑区的神经上皮层脱离的高度以及范围（蓝色箭头）。

图点评：OCTA 结合地形图，不仅可显示 DR 的各种特征性病变，也可显示黄斑水肿的范围以及高度。

6. 静脉串珠样改变（图 4-2-28）。

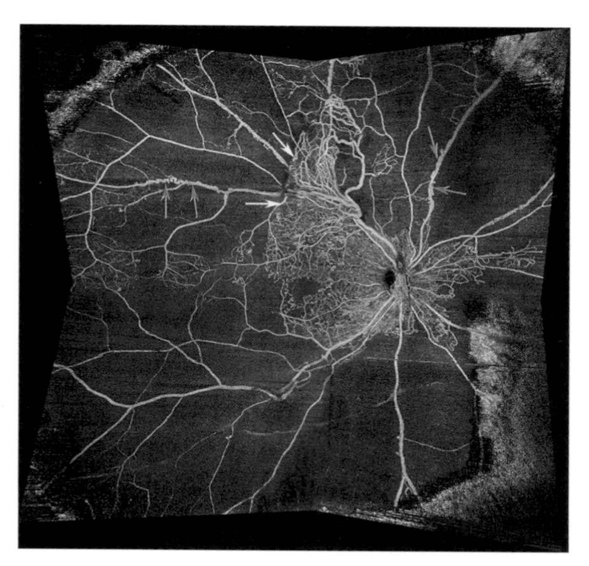

图 4-2-28　为 OCTA montage 合成图像（72°）
颞上及鼻上支静脉远端可见典型的串珠样改变（橘红色箭头）以及视网膜新生血管（淡黄色箭头），以及中周部大片无血流区域。

图点评：静脉串珠样改变以往只能根据传统的荧光素眼底血管造影（FFA）进行确诊。OCTA 在 IRMA 的诊断及随诊方面较 FFA 具有无可替代的优势。

7. 视网膜新生血管（图 4-2-29～图 4-2-32）。

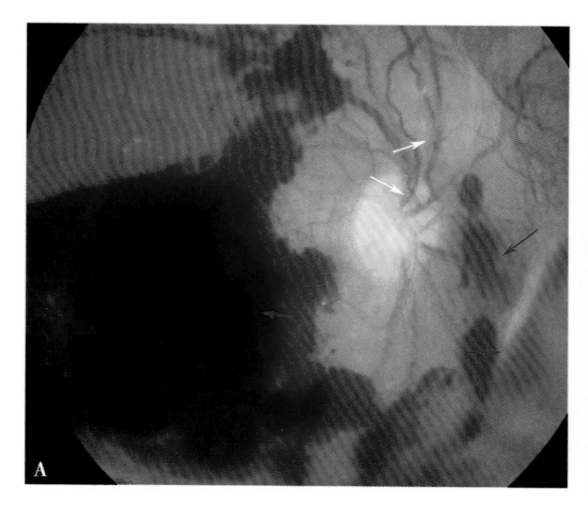

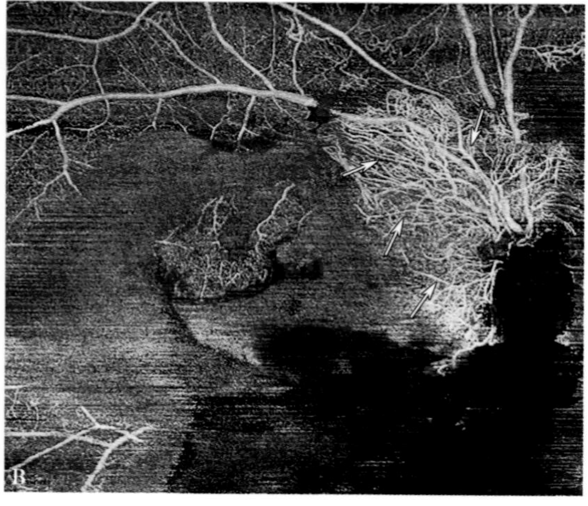

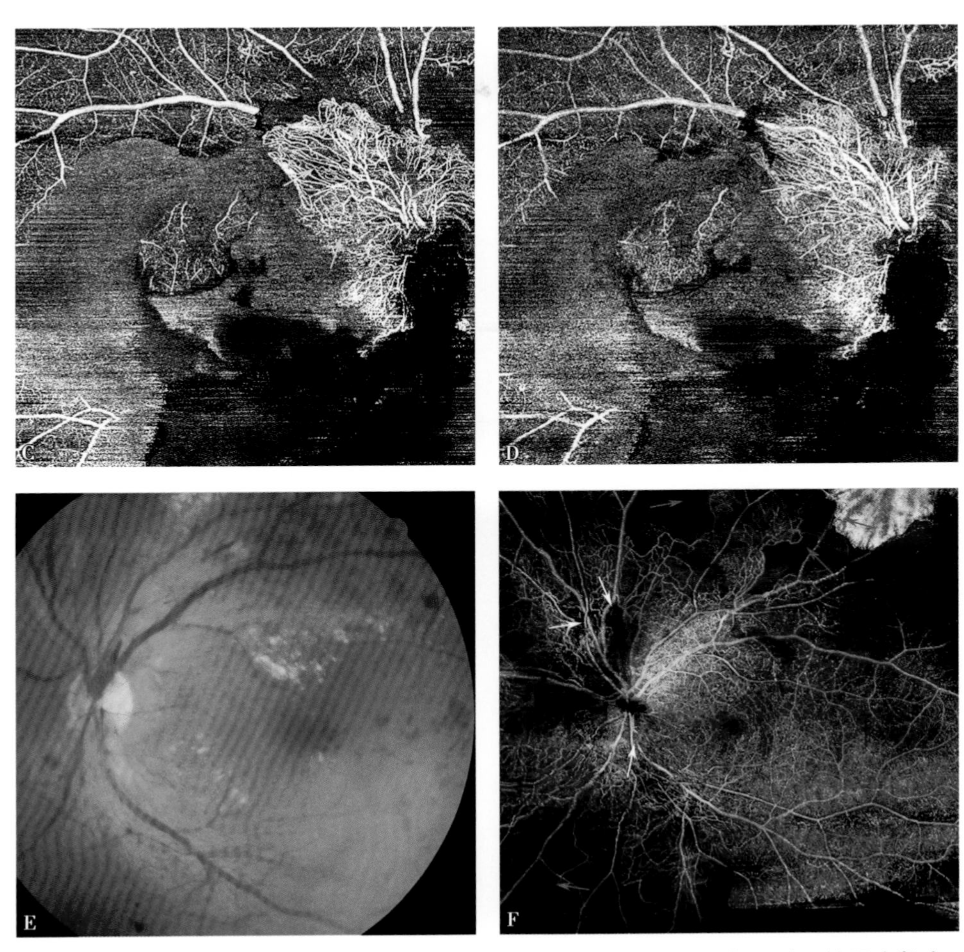

图 4-2-29 一例 47 岁男性 PDR 患者，糖尿病史 17 年，胰岛素使用史 15 年，糖尿病肾病 5 年，血糖目前控制不佳，糖化血红蛋白 11%

A. 眼底可见视盘新生血管（白色箭头），视网膜前以及玻璃体腔内可见浓密出血（蓝色箭头）；OCTA（12mm×12mm）全视网膜层（B）、表层视网膜（C）以及深层视网膜（D）可见视盘前海蜇样新生血管（黄色箭头）；左眼眼底彩照（E）以及 OCTA（F）全层视网膜可见视盘前新生血管（白色箭头）以及视网膜中周部的大片无血流信号区域（红色箭头）。

图点评：对于血糖控制不佳的患者，特别是肾功能受损的患者，OCTA 可提供无创快速的眼底评估，助力眼科医生快速了解病情，制订最佳治疗方案。

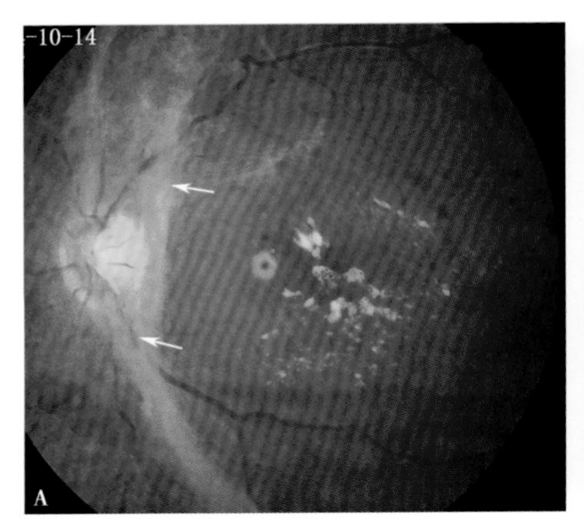

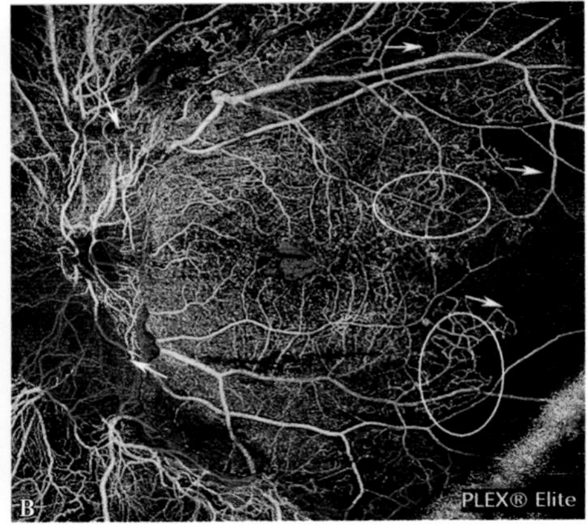

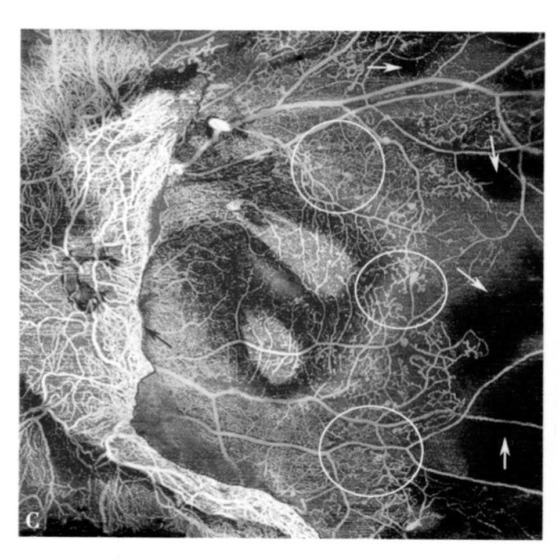
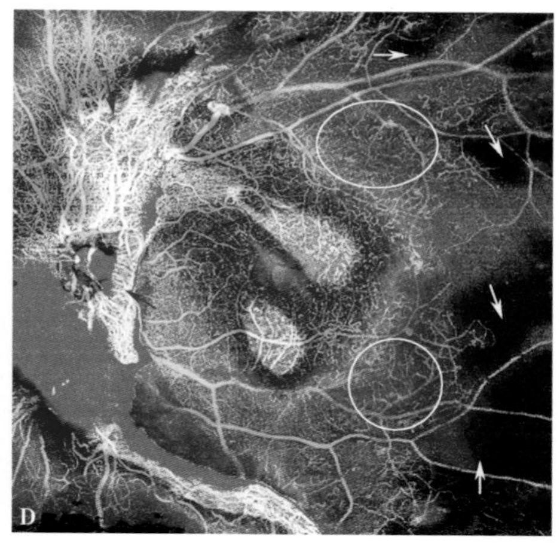

图 4-2-30 一例 32 岁男性 PDR 患者，糖尿病病史 5 年

A. 眼底可见视盘及其上下大片纤维增殖，其内可见新生血管（白色箭头）；OCTA（12mm× 12mm）全视网膜扫描（B）、表层视网膜 OCTA 的结构扫描（C）以及深层视网膜（D）可见视盘新生血管膜（蓝色箭头）、无血流信号区域（淡黄色箭头）以及形态和走行异常的微血管（白色椭圆形圈）。

图点评：OCTA 在检测以及评估视盘新生血管方面具有很强的优势，新生血管的检测不受荧光素眼底血管造影染料渗漏的影响，特别是结合地形图可直观反映新生血管的范围、形态与高度。

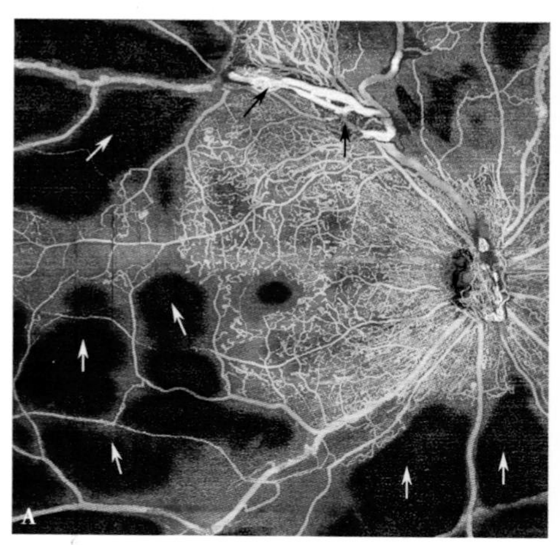
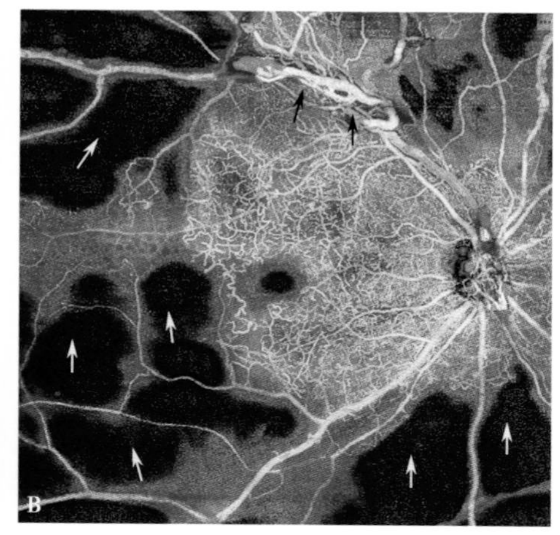
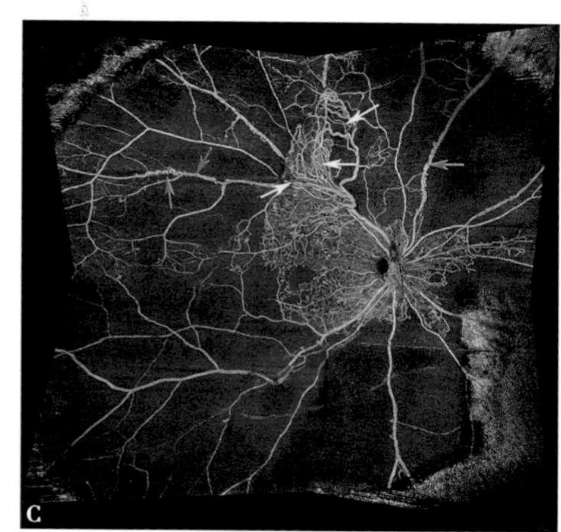

图 4-2-31 一例右眼 PDR 患者，OCTA（12mm×12mm）视网膜浅层（A）及深层（B）扫描图像可见颞上方血管弓处新生血管（黑色箭头），以及视网膜周边部的大片无血流区域（淡黄色箭头）；C. 为 montage 合成图像，可见颞上及鼻上支静脉远端的串珠样改变（橘红色箭头）以及视网膜新生血管（淡黄色箭头），以及中周部大片无血流区域。

图点评：视网膜新生血管及眼底静脉串珠样改变对 PDR 患者的预后有着重要影响。

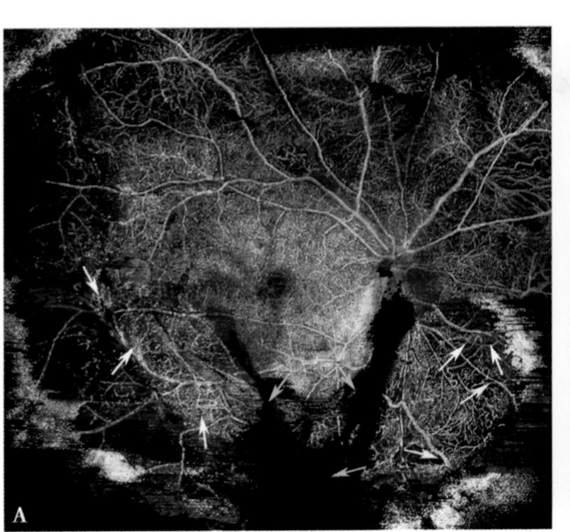

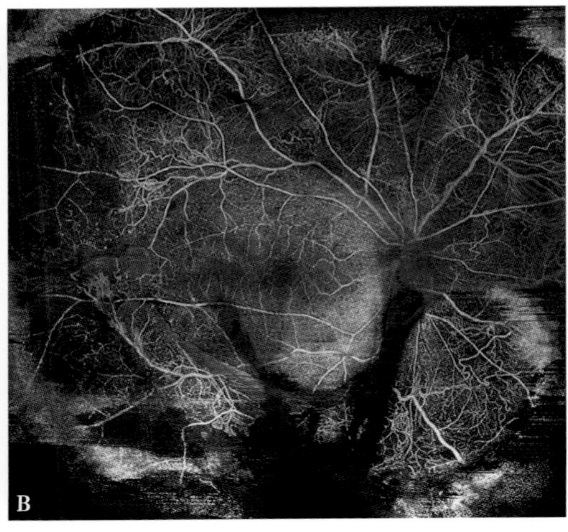

图 4-2-32　一例右眼 PDR 合并玻璃体积血（VH）患者

A. 为全视网膜伪彩图像，可见玻璃体内浓厚积血遮蔽下方视网膜血管（淡蓝色箭头）；颞下及鼻下方视网膜可见新生血管（淡黄色箭头）以及其内夹杂的无血流区域（白色箭头）；B. 为视网膜浅层血管扫描。

图点评：超大广角扫描结合图像的合成软件，可对视网膜进行成像范围达 72°，可高效、无创完成对糖尿病患者的眼底评估。

五、糖尿病视网膜病变的定量测量参数

VD：vessel density，血管密度

FD：fractal dimension，分形维数

VT：vessel tortuosity，血管弯曲度

PD：perfusion density，充盈密度

FAZa：foveal avascular zone area，黄斑中心凹无血管区面积

FAZp：foveal avascular zone perimeter，黄斑中心凹无血管区周长

CVI：Choroidal vascular index，脉络膜血流指数

SFChT：subfoveal choroidal thickness，黄斑中心凹下脉络膜厚度

VDI：vessel density index，血流密度指数

SCP：superficial capillary plexus，浅层毛细血管丛

DCP：deep capillary plexus，深层毛细血管丛

cpVD：circumpapillary vessel density，视盘周围的血流密度

VLD：vascular length density，血管长度密度

VDI：vessel diameter index，血管直径指数

（张新媛）

参考文献

1. BRESNICK G H. Diabetic macular edema. A review. Ophthalmology，1986，93（7）：989-997.

2. HEE M R，PULIAFITO C A，DUKER J S，et al. Topography of diabetic macularedema with optical coherence tomography. Ophthalmology，1998，105（2）：360-370.
3. BOLZ M，SCHMIDT-ERFURTH U，DEAK G，et al. Optical coherence tomographic hyperreflective foci：A morphologic sign of lipid extravasation in diabetic macular edema. Ophthalmology，2009，116（5）：914-920.
4. FRAMME C，SCHWEIZER P，IMESCH M，et al. Behavior of SD-OCT-detected hyperreflective foci in the retina of anti-VEGF-treated patients with diabetic macular edema. Investigative Ophthalmology & Visual Science，2012，53（9）：5814-5818.
5. OTA M，NISHIJIMA K，SAKAMOTO A，et al. Optical coherence tomographicevaluation of foveal hard exudates in patients with diabetic maculopathy accompanying macular detachment. Ophthalmology，2010，117（10）：1996-2002.
6. FRAMME C，WOLF S，WOLF-SCHNURRBUSCH U. Small dense particles in the retina observable by spectral-domain optical coherence tomography in age-related macular degeneration. Investigative Ophthalmology & Visual Science，2010，51（11）：5965-5969.
7. UJI A，MURAKAMI T，NISHIJIMA K，et al. Association between hyperref lective foci in the outer retina，status of photoreceptor layer，and visual acuity in diabetic macular edema. American Journal of Ophthalmology，2012，153（4）：710-717.
8. COSCAS G，DE BENEDETTO U，COSCAS F，et al. Hyperreflective dots：A new spectral-domain optical coherence tomography entity for follow-up and prognosis in exudative age-related macular degeneration. Ophthalmologica，2013，229（1）：32-37.
9. DE BENEDETTO U，SACCONI R，PIERRO L，et al. Optical coherence tomographic hyperreflective foci in early stages of diabetic retinopathy. Retina，2015，35（3）：449-453.
10. SCHREUR V，ALTAY L，VAN ASTEN F，et al. Hyperreflective foci on optical coherence tomography associate with treatment outcome for anti-VEGF in patients with diabetic macular edema. PloS one，2018，13（10）：e0206482.
11. Grading diabetic retinopathy from stereoscopic color fundus photographs--an extension of the modified Airlie House classfication. ETDRS report number 10. Early Treatment Diabetic Retinopathy Study Research Group. Ophthalmology，1991，98（5 Suppl）：786-806.

第三节 荧光素眼底血管造影

荧光素眼底血管造影（fundus fluorescein angiography，FFA）是在患者前臂静脉注入荧光素钠造影剂，通过眼底摄像机，经由散大的瞳孔，持续拍摄因接收 490nm 的蓝光照射而产生的激发光，从而显现眼底血管循环过程的检查。FFA 可以动态、细致地观察糖尿病视网膜病变（DR），评估 DR 的严重程度，为评估患者病变程度、制订治疗方案提供依据[1]。

对于 DR 患者，进行 FFA 检查前除了需要常规进行皮试以排除荧光素钠过敏的情况，还需要特别注意糖尿病患者的肝肾功能及全身情况。糖尿病患者出现严重的肝肾功能损害是 FFA 检查的禁忌证[2]。

目前可进行 FFA 的机器设备有光学眼底照相机、共焦激光眼底扫描成像（SLO）等，每次拍摄眼底图像的范围也有 30°/35°（图 4-3-1A）、55°/50°（图 4-3-1B）、100°/102°（图 4-3-1C）、200°（超广角眼底血管造影，ultra-wide-field angiography，UWFA）等差别（图 4-3-1D）。30°、55°镜头拍摄范围小，放大倍数大，适用于细节的观察和拍摄；广角和超广角镜头则通过一次获取范围广泛，患者配合度好，能够更清晰地观察全局，尤其是周边部的视网膜血管改变[3]。在进行 FFA 检查前，临床医生可根据眼底检查情况初步判断患者病情，以此选择合适的检查设备。

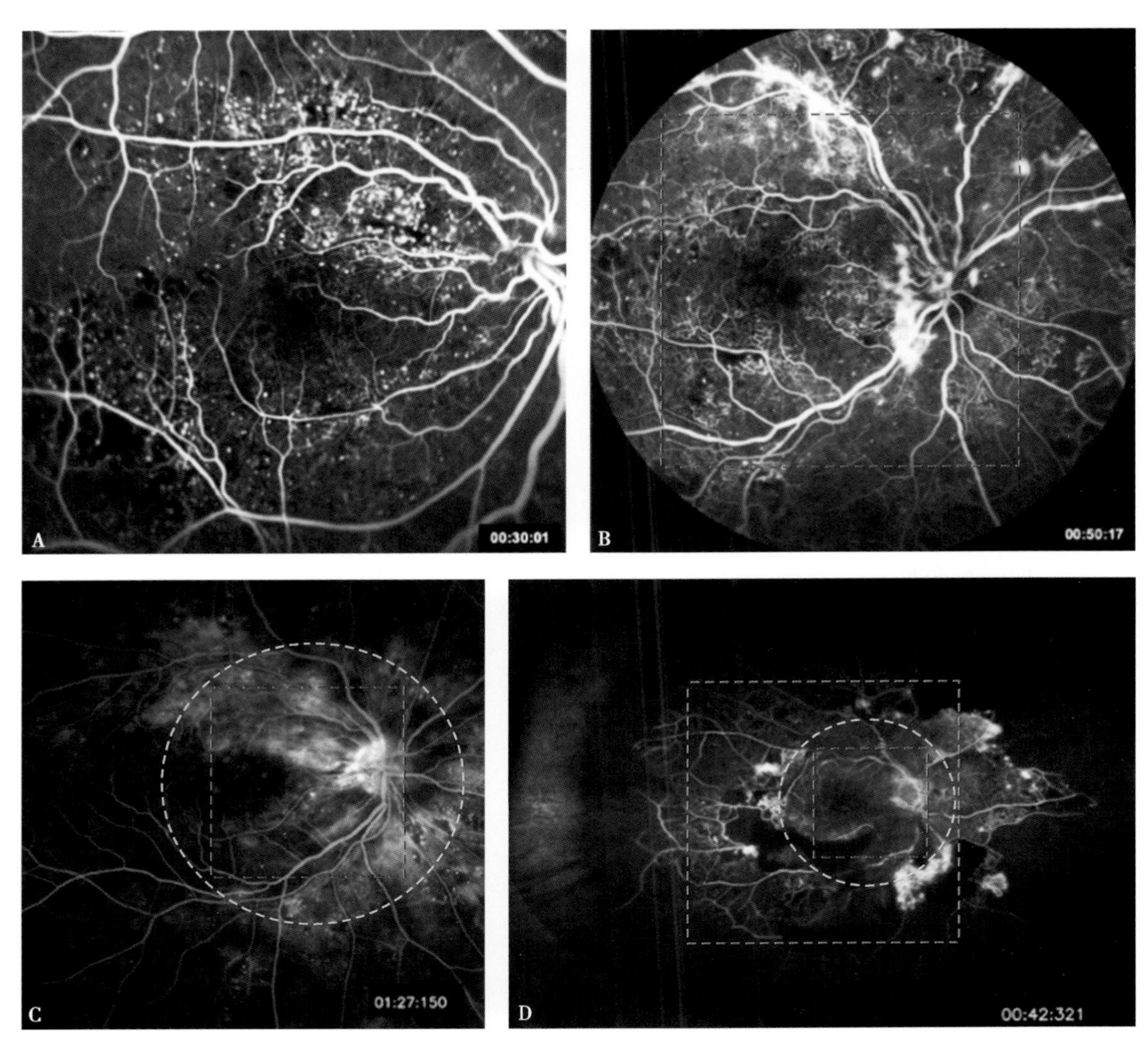

图 4-3-1 激光共焦眼底扫描仪器使用不同度数镜头拍摄的 DR 早期眼底血管成像

A. 患者 A 右眼 30s 时 30° 镜头拍摄 FFA，视盘边界清晰，部分视网膜血管走行迂曲，黄斑区及后极部大量点状微血管瘤样强荧光及点片状浅层出血遮蔽荧光，黄斑区视网膜毛细血管扩张清晰可见；B. 患者 B 右眼 50s 时 55° 镜头拍摄 FFA，见视盘边界尚清，视盘周围、颞上、鼻上新生血管样团片状强荧光渗漏，后极部血管迂曲，多处视网膜小血管扩张迂曲异常，交通支形成，大量微血管瘤样强荧光及点片状浅层出血遮蔽荧光，鼻侧可见片状无灌注区及 IRMA 形成，红色方框为 30° 镜头成像区域；C. 患者 C 右眼 1min 27s 时 100° 镜头拍摄 FFA，见视盘边界稍模糊，视盘鼻侧血管新生血管渗漏伴管壁染色呈片状强荧光，后极部及中周部弥漫点状微血管瘤样强荧光伴小血管扩张渗漏，其间夹杂点、片状出血遮蔽荧光，视盘鼻下可见小片状无灌注区，红色方框为 30° 镜头成像区域，黄色圆框为 55° 镜头成像区域；D. 患者 D 右眼 42s 时 200° 镜头拍摄 FFA，视盘边界清晰，后极部及中周部血管走行迂曲，可见中周部多处团状新生血管强荧光，后极部及中周部见大片玻璃体积血遮蔽荧光，后极部及中周部多处散在点状微血管瘤样强荧光、视网膜出血遮蔽荧光，以及片状无灌注区，各方向远周边部均可见大片无灌注区弱荧光，红色方框为 30° 镜头成像区域，黄色圆框为 55° 镜头成像区域，蓝色框为 100° 镜头成像区域。

图点评：现常用的造影机主要为光学成像和激光共焦扫描成像，配有不同角度的镜头。由于眼球为球形，在成像为平面时会有不同程度的拉伸现象，镜头度数越大周边畸变越大。此图中不同镜头对应的区域换算是根据平面图等比例换算，与实际球面的眼底像并不完全对应，在实际应用计算无灌注区、病变面积等时需要注意。30°、55°镜头可以清晰显示黄斑区及后极部的细节，而 100°、200°镜头更适合观察整体、远周边部的造影情况。临床医生可以根据患者病情选择数个不同的镜头联合进行 FFA 检查。

正常人眼底 FFA 根据造影剂在血管内的循环时间可分为 5 期[2]，分别为：①动脉前期（脉络膜循环期），主要表现为视盘淡弱的荧光以及脉络膜斑块状的弱荧光，有睫状视网膜动脉的患者可在此期见到动脉充盈（图 4-3-2A、B）。②动脉期，此期仅 1～2s，见视网膜动脉快速充盈（图 4-3-2C），视盘出现朦胧荧光逐渐增强。③动静脉期，可见微动脉经过毛细血管进入微静脉回流入静脉的过程，通常为 2～3s，特征表现为静脉层流（图 4-3-2D），此时视盘荧光逐渐增强，部分可见视盘表面毛细血管。④静脉期，此期可持续 5～7min，可见静脉反复循环至完全充盈呈强荧光，视盘荧光逐渐变弱（图 4-3-2E）。⑤晚期，可见脉络膜和视盘荧光逐渐消退，可残留视盘晕轮，视网膜血管荧光可持续较长时间（图 4-3-2F）。

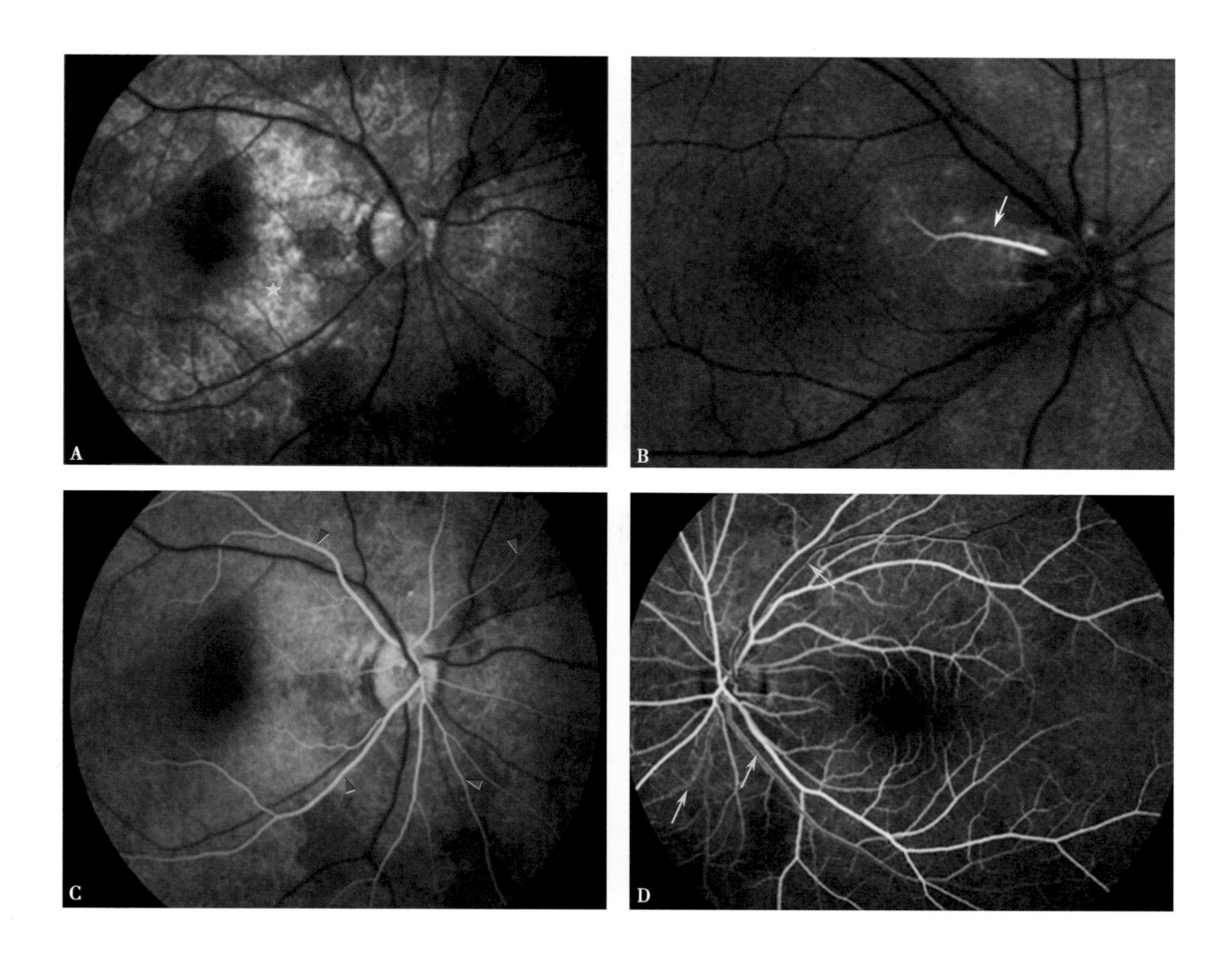

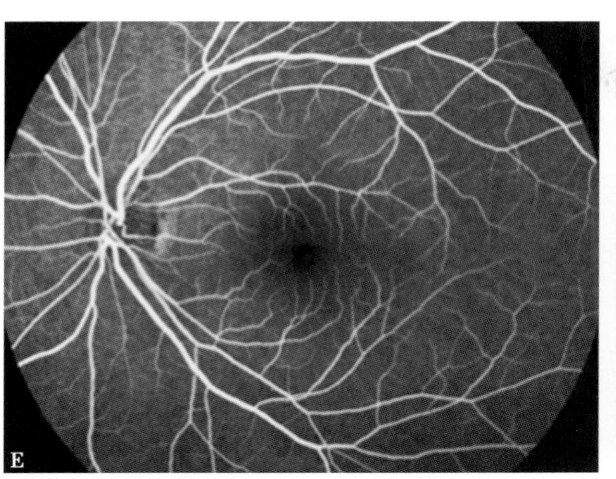
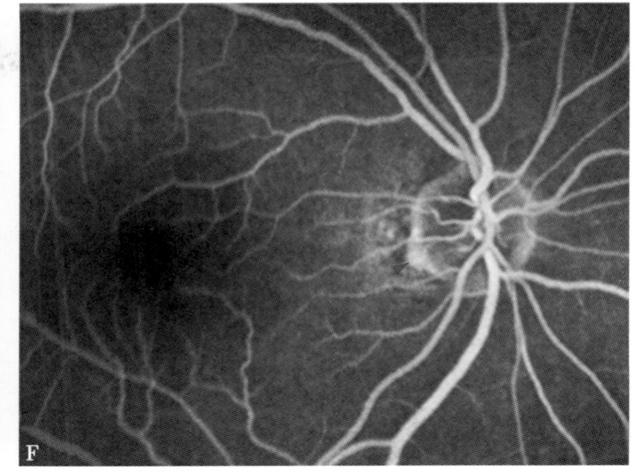

图 4-3-2　正常人荧光素眼底血管造影成像

A. 动脉前期见视盘淡弱的荧光以及脉络膜斑块状的弱荧光（黄色五星）；B. 睫状视网膜动脉充盈（白色箭头）；C. 动脉期见视网膜动脉快速充盈，视盘出现朦胧荧光逐渐增强；D. 动静脉期，见静脉层流（黄色箭头）；E. 静脉期，静脉完全充盈呈强荧光；F. 晚期，可见脉络膜和视盘荧光逐渐消退，可残留视盘晕轮（蓝色三角）。

图点评：正常人的 FFA 分期各家分法不同，也有分为动脉前期、动脉期、静脉期、后期等 4 期的，目前多以 5 期分法为主。眼科医师熟练掌握 FFA 各期循环特点和荧光特点，是发现异常荧光征象的基础。

根据 2019 年美国眼科协会（AAO）最新的 DR 诊疗指南，FFA 已不是确诊以及筛查 DR 的常规检查[4]，但是 FFA 仍是鉴别黄斑水肿的病因、激光术后是否遗留无灌注区（用以解释全视网膜激光光凝术术后持续视网膜或视盘新生血管的原因）的重要方法[5]。尤其是 UWFA 的出现（图 4-3-3），可以显著提高周边缺血区域和周边新生血管的检出率[6, 7]。

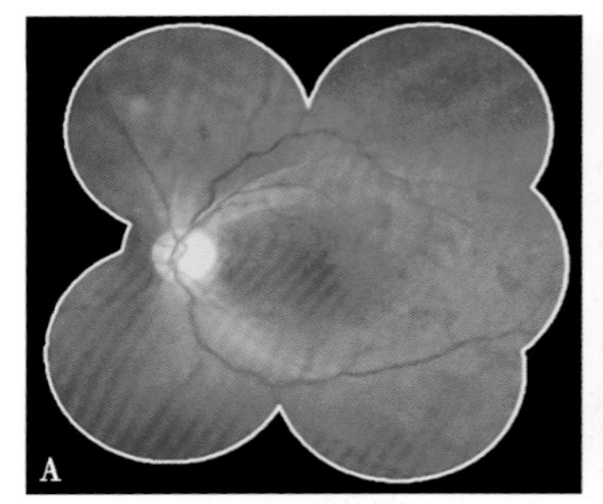
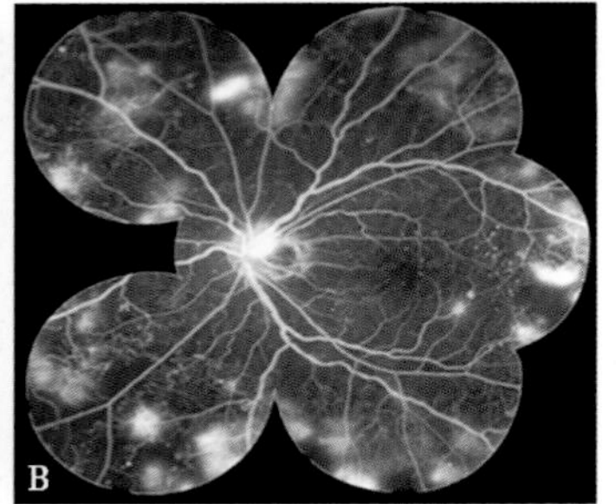
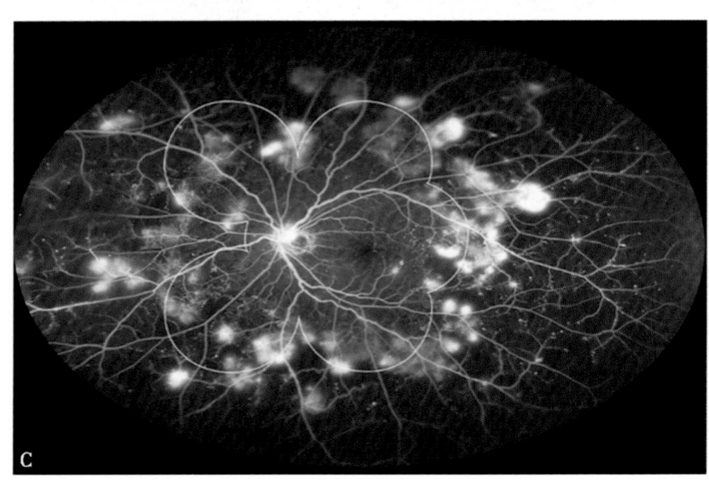

图 4-3-3　激光共焦眼底扫描仪器拍摄的 DR 眼底彩照及 FFA 与标准 7 视野合成图对比

A. 模拟 30° 镜头拍摄眼底 7 视野拼图显示范围，可见视盘边清色正，后极部点状视网膜出血及微动脉瘤形成，鼻上及颞侧可见视网膜新生血管形成；B. 同 A 视野的 UWFA（超大广角 FFA，ultra-wide field FFA）中期图，见后极部大量微血管瘤和毛细血管扩张渗漏强荧光，各象限中周部均可见新生血管扩张渗漏强荧光；C. 同一患者 UWFA 中期影像，图中白圈为对应 30° 7 视野拼图范围，可见 7 视野范围外仍有大量新生血管强荧光渗漏，伴多处点状微血管瘤样强荧光和片状无灌注弱荧光。

图点评：DR 早期治疗研究组提出标准 7 视野检查，仅能覆盖 75°视网膜范围，约占视网膜总面积的 25%。但 50% DR 患者的病灶在常规 7 视野造影显示之外，且接近 1/3 的出血、无灌注区、IRMA 和新生血管都位于 7 视野范围之外。此时常规 7 视野造影已经不能满足临床需要，使用 UWFA，可以发现更多的 DR 病变。

1. FFA 上的弱荧光主要为血流灌注不良或者各种层次的可吸收或阻挡荧光物质造成。DR 的视网膜出血或玻璃体积血、硬性渗出、棉绒斑、无灌注区都可以表现为弱荧光。

（1）视网膜出血及玻璃体积血：DR 的视网膜出血多为点状、斑片状，在 FFA 上表现为形态大小与出血点相对应的黑色遮蔽荧光（图 4-3-4C、D）。视网膜前出血伴有液平时，可呈舟状的遮蔽荧光。当患者有大量视网膜出血或者玻璃体积血时，可见与出血形态一致的大片遮蔽荧光（图 4-3-4G），甚至无法窥见眼底。

（2）硬性渗出：多好发于后极部，为边界清晰的簇状或密集片状黄白色。当位于黄斑区时可沿 Helen 纤维分布呈星芒状。在 FFA 上呈轻微遮蔽荧光或正常荧光（图 4-3-4D）。

（3）棉绒斑：是毛细血管前的小动脉阻塞无灌注（图 4-3-4G）的表现，眼底表现为边界不清的棉絮状灰白色斑，在 FFA 上表现为对应区域的无灌注弱荧光，可伴有外围扩张的毛细血管渗漏。

（4）毛细血管无灌注区：DR 的毛细血管壁内周细胞和内皮细胞丧失，导致毛细血管闭塞，在 FFA 上呈范围大小不一的无染料灌注的弱荧光区，周围血管走行可有“截枝样”改变（图 4-3-4E、G）。无灌注区的面积大小可以反映视网膜的缺血情况。自从 UWFA 问世以来，我们能够清楚获取周边视网膜无灌注区面积，从而计算缺血指数来评估视网膜缺血状况，指导 DR 治疗（图 4-3-5）。

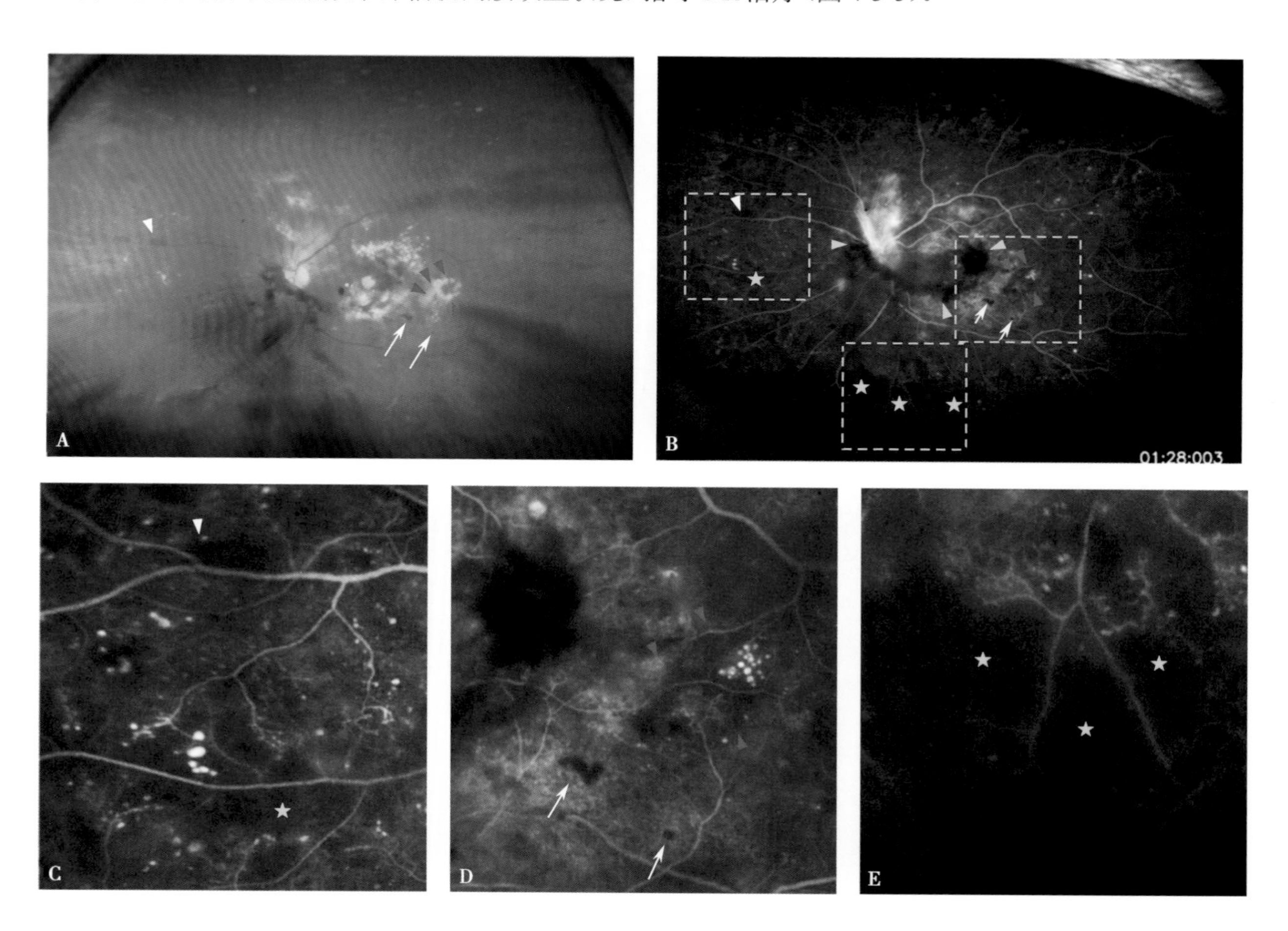

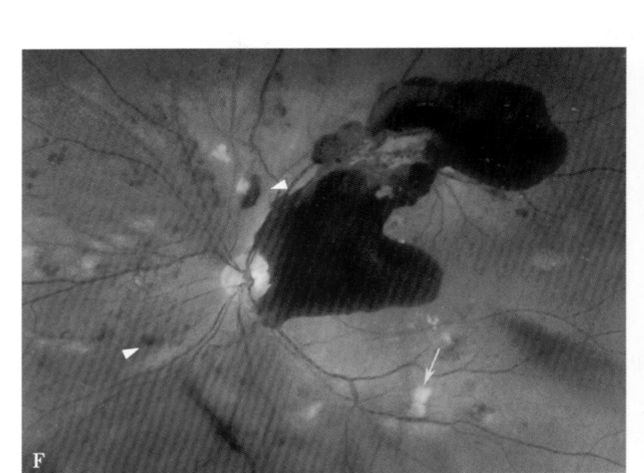

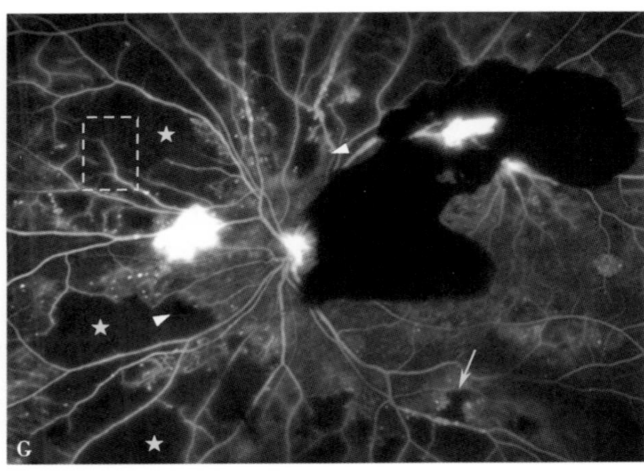

图 4-3-4　两位 PDR 患者左眼早期 FFA

A. 患者 A 左眼眼底超广角彩照图，患者屈光间质混浊，眼底像模糊，可见玻璃体积血、全视网膜多处出血（白箭头、白三角）及黄白色渗出（红三角），周边部局部血管闭塞；B. 左眼 1min 28s UWFA，可见视盘前弧形条状玻璃体积血遮蔽荧光（黄三角），环形黄白色渗出遮蔽呈弱荧光（红三角），与彩照形状一致的点片状视网膜出血遮蔽荧光（白箭头，白三角），及片状无灌注区（黄五星）；C～E. 为 B 局部放大图（黄方框）；C. 可见无灌注区与视网膜出血均为弱荧光，出血遮蔽荧光颜色更深，且与 A 出血相对应；D. 可见黄白色渗出所致的弱荧光（红三角）和视网膜出血点片状遮蔽荧光（白箭头）；E. 可见沿血管走行分布的片状无灌注区（黄五星），周围血管无小分支呈截枝样；F、G. 患者 B 左眼眼底彩照及 1min 19s FFA 图；F. 可见后极部大片视网膜前出血，鼻侧、颞上团状新生血管形成，上方可见静脉串珠，周围散在点片状视网膜出血（白三角）和棉绒斑（黄箭头）；G. 可见颞下血管弓处棉绒斑呈片状弱荧光（黄箭头），各方向可见多处片状无灌注区呈弱荧光（黄五星），周边血管呈截枝样（黄方框），伴视网膜内微血管异常形成，落于无灌注区弱荧光的视网膜出血颜色更深且与彩照形状一致（白三角）。

图点评：视网膜前与视网膜内出血可通过遮蔽荧光与视网膜表面浅层血管的位置关系来判断层次。当有浓厚的硬性渗出时，可呈遮蔽荧光，但当硬性渗出较小或周围有大量毛细血管扩张渗漏时，往往呈弥漫性强荧光。无灌注区和出血遮蔽荧光都呈现为弱荧光，出血遮蔽颜色更深。无灌注区位于血管走行之间，而出血则位置不定。当出血也位于血管附近时，可通过与彩照对比有无出血进行判断。

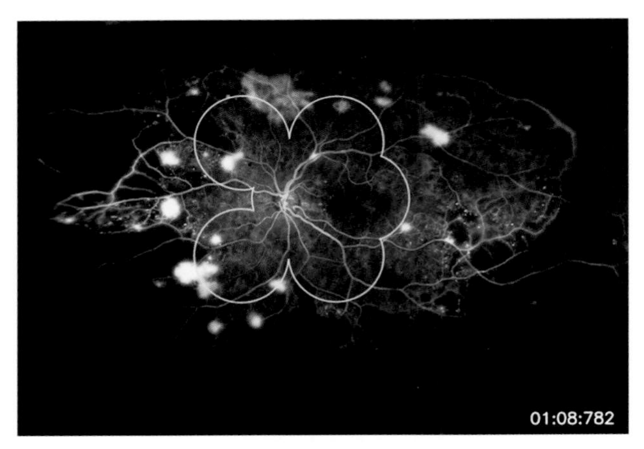

图 4-3-5　DR 患者 UWFA 早期图像

可见标准 7 视野内（黄圈内）后极部仅见少许团状新生血管渗漏强荧光及小片无灌注区，大量微血管瘤点状强荧光及毛细血管扩张伴轻微渗漏，UWFA 显示各象限中周部及远周边部大片无灌注区弱荧光及团状新生血管性强荧光。

图点评：UWFA 可见发现更多周边部的视网膜无血管区、血管渗漏和视网膜新生血管，提示与黄斑水肿、黄斑缺血的发生率相关。UWFA 还可以通过计算无灌注区面积和可见视网膜面积的百分比得到缺血指数，与难治性 DME 密切相关，对临床治疗有指导意义[7-8]。

2. FFA 上的强荧光可由色素脱失所致的透见荧光、血管渗漏和 RPE 渗漏所致的强荧光、RPE 或组织染色、视网膜内微血管异常（intraretinal microvascular abnormalities，IRMA）、视网膜新生血管以及自发荧光导致。

（1）微血管瘤：常出现在后极部的、边界清楚的、直径约为 15～60μm 的红色或暗红色小圆点。检眼镜下容易和视网膜出血混淆，但在 FFA 上可以清晰鉴别。FFA 上表现为边界清晰的圆形小强荧光点，部分晚期出现渗漏（图 4-3-6）。

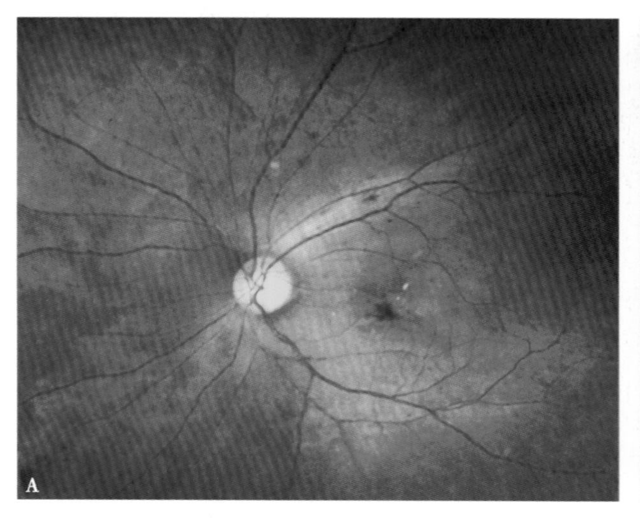

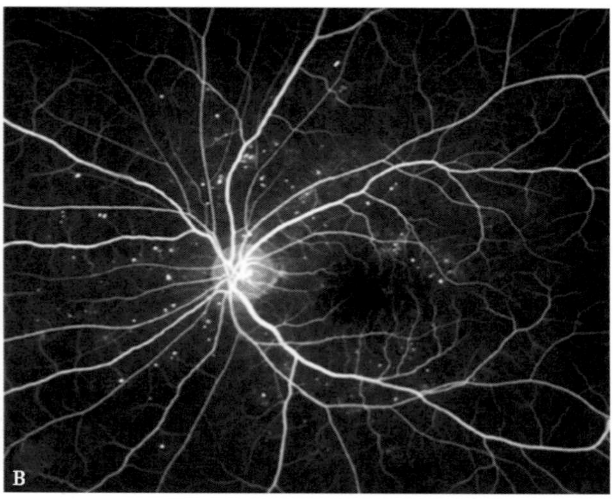

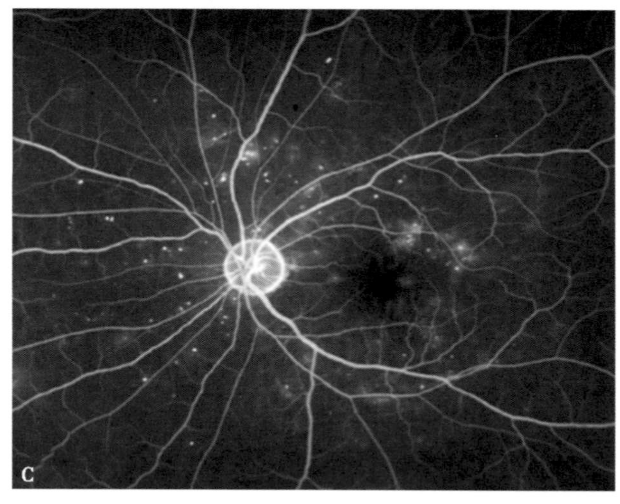

图 4-3-6　中度 NPDR 患者左眼眼底彩照及 FFA

A. 见后极部少量视网膜出血点及微血管瘤；B. 左眼 1min 19s FFA，见后极部点状微血管瘤样强荧光，伴部分视网膜毛细血管扩张；C. 左眼 7min 12s FFA，见部分微血管瘤及毛细血管扩张染料渗漏呈弥漫强荧光。

图点评：FFA 比眼底彩照更容易发现微血管瘤。

（2）毛细血管扩张渗漏：DR 所致的大量毛细血管管壁损伤可以导致毛细血管的扩张渗漏，在 FFA 上呈弥漫性强荧光。当黄斑区周围毛细血管扩张渗漏时，可表现为黄斑水肿；当视盘周围或表面毛细血管扩张渗漏时，可以表现为视盘水肿或晚期视盘染色（图 4-3-7）。

（3）视网膜内微血管异常（IRMA）：IRMA 是扭曲的视网膜内血管节段，可呈芽状、鹿角、珊瑚、别针、发夹状。它从小动脉流向小静脉，处于毛细血管无灌注区边缘，管径较细，往往不漏或顶端轻微荧光素渗漏，走势平坦，FFA 上表现为位于视网膜内的芽状或鹿角、发夹样强荧光（图 4-3-7），是视网膜新生血管形成的预兆。

（4）静脉串珠：5.9% 的国人在重度非增殖期会出现静脉串珠样的改变，主要是因为严重的视网膜缺血导致静脉节段状扩张呈串珠样或腊肠状改变，严重时可见静脉管壁染色（图 4-3-7B）。

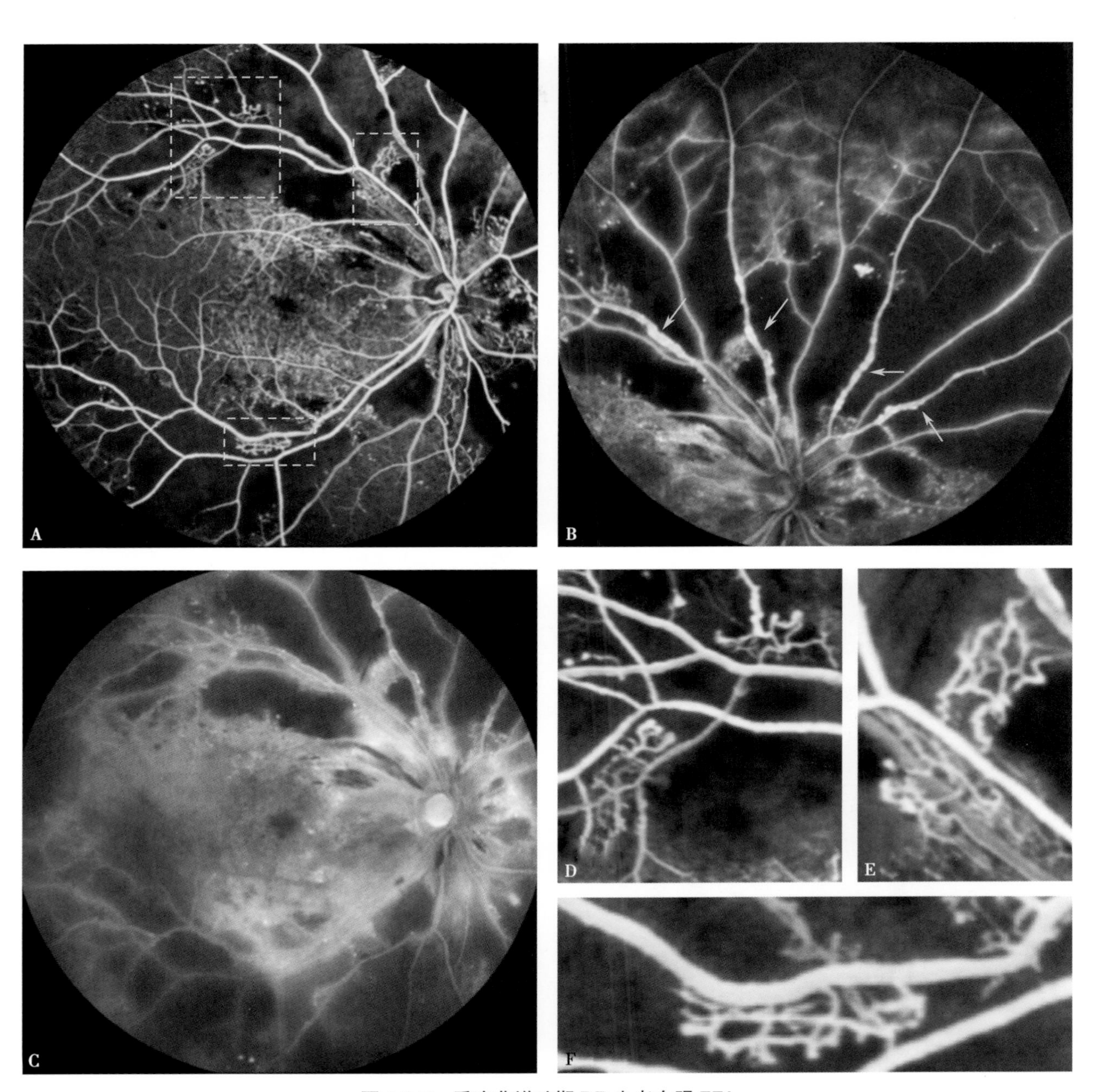

图 4-3-7　重度非增殖期 DR 患者右眼 FFA

A. 右眼后极部 22s 造影图，视盘边界清晰，可见后极部大量微血管瘤样点状强荧光，伴大量视网膜毛细血管扩张、异常沟通支形成，上下血管弓附近及鼻侧见多处无灌注区片状弱荧光，无灌注区内可见多个 IRMA 形成呈栅栏状、鹿角状，颞上血管见静脉迂曲扩张呈腊肠状，后极部散在点片状出血遮蔽荧光；B. 右眼 2min 47s FFA 见上方多个静脉迂曲扩张呈腊肠或串珠样（黄箭头），大片无灌注区形成，毛细血管及微动脉瘤广泛渗漏呈强荧光；C. 右眼后极部晚期 FFA，见异常扩张的微血管广泛渗漏，后极部弥漫强荧光，部分荧光素渗漏至玻璃体腔呈朦胧强荧光，视盘染色，上方部分静脉管壁着染呈强荧光，多处片状无灌注区及出血呈弱荧光；D～F. 为 A 局部放大图（黄方框），可见 IRMA 位于无灌注区中，在视网膜内，异常的血管呈栅栏样、鹿角状。

图点评：以往认为静脉串珠是 NPDR 的重要表现，但近年一项 806 例 DR 患者的 FFA 影像学特征研究证实，41.3% 的 PDR 出现了静脉串珠，而 NPDR 则只有 5.9%。IRMA 进一步可发展为视网膜内新生血管，最终可发展为视网膜新生血管[7]。

（5）视网膜新生血管：当患者出现新生血管时，标志着其进入增殖性糖尿病视网膜病变（proliferative diabetic retinopathy，PDR）。它可以表现为视盘新生血管或视网膜新生血管，在 FFA 早期即呈片状或团状的强荧光，随着造影时间延长迅速出现荧光素渗漏（图 4-3-8、图 4-3-9）。当视网膜组织在新生血管附近增殖形成纤维血管膜时，可以在 FFA 上染色呈强荧光。

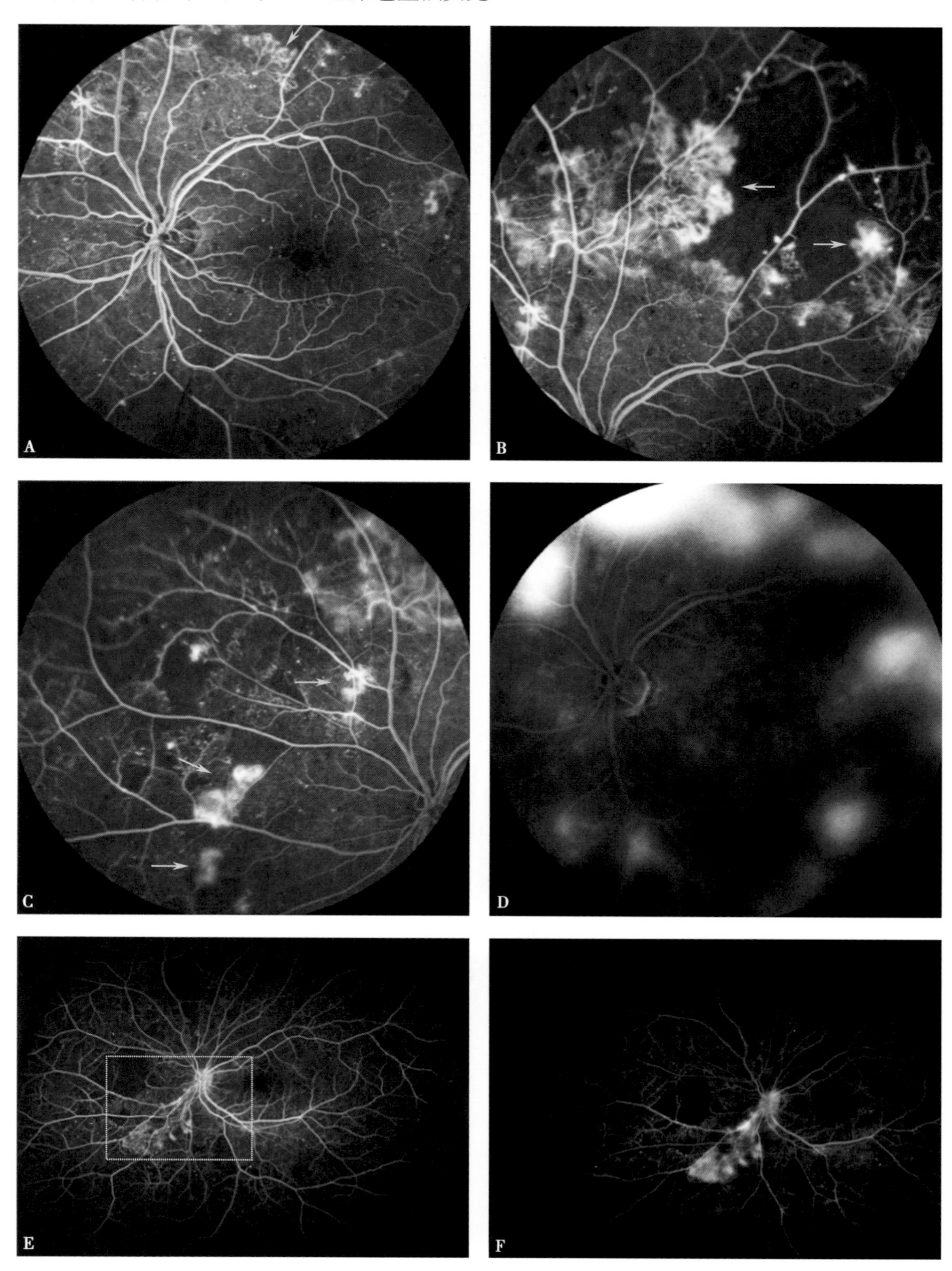

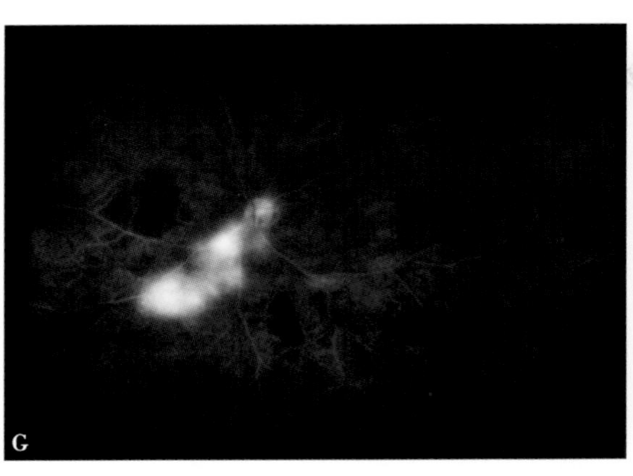

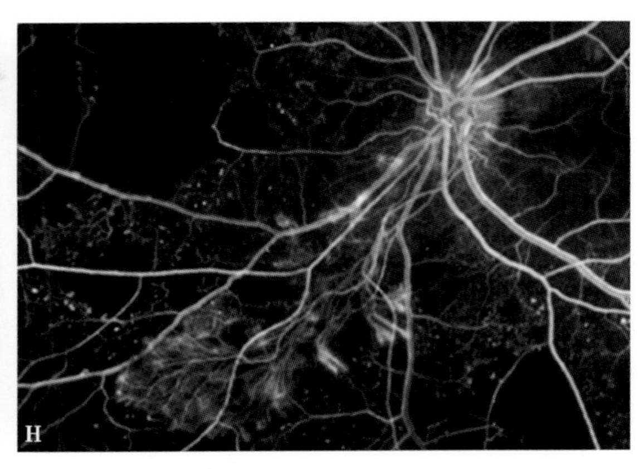

图 4-3-8　两例 PDR 患者左眼 FFA 影像图

A～D. 为同一患者，A. 左眼 39s FFA 可见血管弓上方扇形视网膜新生血管（黄箭头）；B. 左眼 48s FFA 见上方大量新生血管形成呈花朵样及团状（黄箭头），伴染料迅速渗漏呈强荧光；C. 左眼 57s 见鼻侧视网膜多个团状视网膜新生血管渗漏强荧光；D. 左眼晚期可见多个新生血管渗漏所致极强团状强荧光；E～H. 为另一患者，E. 左眼 46s UWFA，见鼻下方一水草样巨大视网膜新生血管，伴轻微渗漏；F. 左眼 1min 46s UWFA，见鼻下新生血管迅速染料渗漏呈片状强荧光；G. 9min 9s 左眼鼻下方呈片状弥漫强荧光；H. 为 E 局部放大图（黄方框），可见鼻下方视网膜新生血管形态。

图点评：视网膜新生血管形成是 PDR 的重要标志，视网膜新生血管渗漏迅速，往往在造影早期就染料渗漏明显呈强荧光，这点可与 IRMA 相区分[9]。

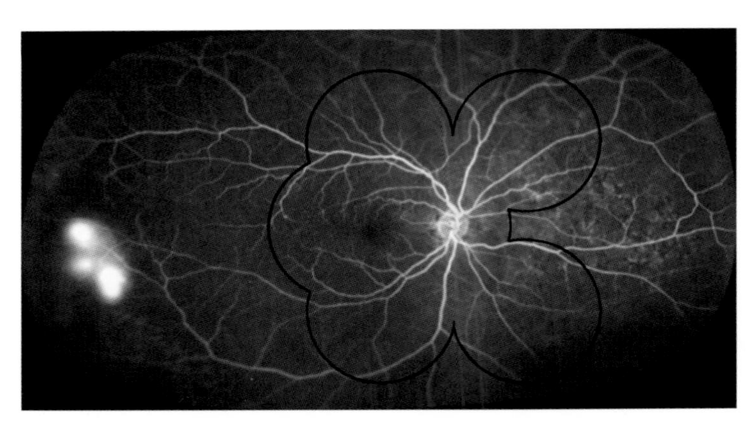

图 4-3-9　DR 患者右眼超广角荧光素眼底血管造影中期图像

标准 7 视野范围内（黑圈）仅见后极部微血管瘤样强荧光伴轻渗，后极部血管迂曲扩张，中周部周边小片色素紊乱及出血遮蔽荧光，而超广角 FFA 显示颞侧数个团状新生血管样强荧光渗漏，该患者实际为 PDR。

图点评：以标准 7 视野检查看此患者为 NPDR，但超广角 FFA 提示远周边部存在视网膜新生血管形成。文献也报道，5%～15% 的 DR 患者在超广角 FFA 检查后会有更高的分级。随着超广角 FFA 的广泛应用，对目前的 DR 分期也提出了挑战。

（6）黄斑水肿：可以出现在 NPDR 或 PDR 中，可以根据形态分为局限性黄斑水肿、弥散性黄斑水肿和黄斑囊样水肿。主要表现为 FFA 晚期黄斑区斑片状、弥漫性或花瓣样强荧光（图 4-3-10）。

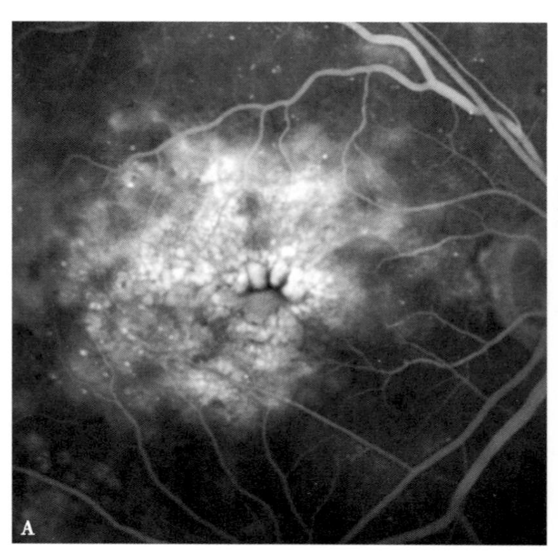

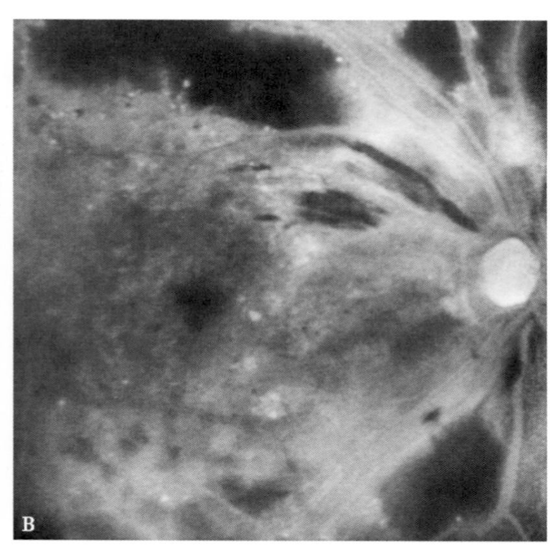

图 4-3-10 DME 患者晚期 FFA 图像

A. 右眼 10min 24s FFA 见黄斑囊样水肿呈花瓣样强荧光；B. 右眼 16min 01s FFA 见黄斑弥漫性水肿增厚呈弥漫片状强荧光。

图点评：DR 早期和高危期均可发生黄斑水肿，需要根据患者个体情况采取个性化治疗，如抗 VEGF 球内注射或局部光凝治疗。

3. 当糖尿病患者出现视网膜静脉阻塞、前部缺血性视神经病变（AION）等病变时，还可出现视网膜血管循环和视盘的异常荧光（图 4-3-11）。当对 DR 进行全视网膜光凝后，可以看到激光斑形成，新生血管萎缩，血管管径变细，渗漏减轻。早期的激光斑导致视网膜细胞肿胀表现为斑状强荧光，晚期激光斑所在 RPE 萎缩，透见其下巩膜染色呈圆形强荧光（图 4-3-12）。FFA 对于发现无灌注区，指导视网膜光凝有重要意义。

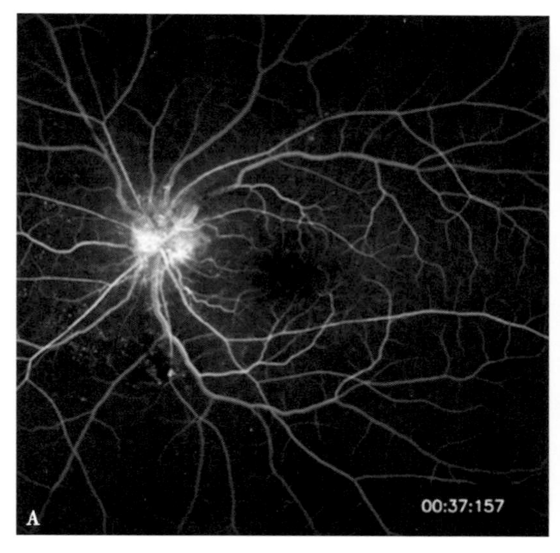

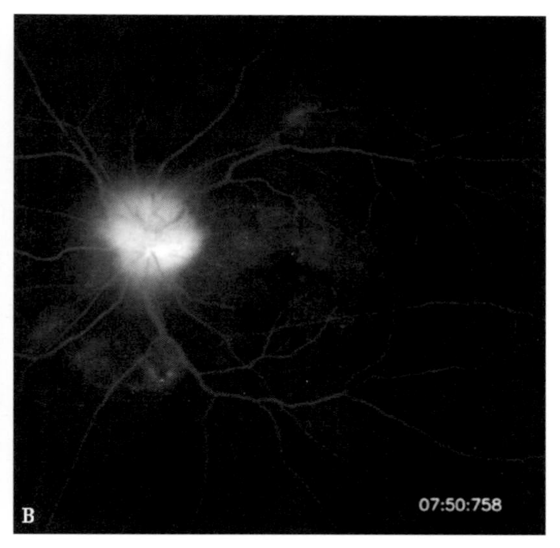

图 4-3-11 一例中度 NPDR 患者左眼 AION 的 FFA 影像

A. 37s 左眼动静脉期见视盘表面毛细血管扩张，上方视盘充盈缺损呈扇形弱荧光，后极部见多发针尖样点状微血管瘤强荧光，伴小片出血；B. 7min 50s 左眼晚期见视盘表面完全充盈，毛细血管扩张渗漏呈边界不清的模糊强荧光，后极部多个微血管瘤渗漏呈团片状强荧光。

图点评：糖尿病患者可因为毛细血管及毛细血管前小动脉的狭窄和阻塞引起广泛微循环紊乱，导致视盘损害，可表现为糖尿病性视盘病变，糖尿病性 AION，视神经萎缩。遗传性少年型糖尿病综合征还可表现为 Wolfram 综合征性视神经萎缩。临床上需要重视糖尿病患者的视神经损害。

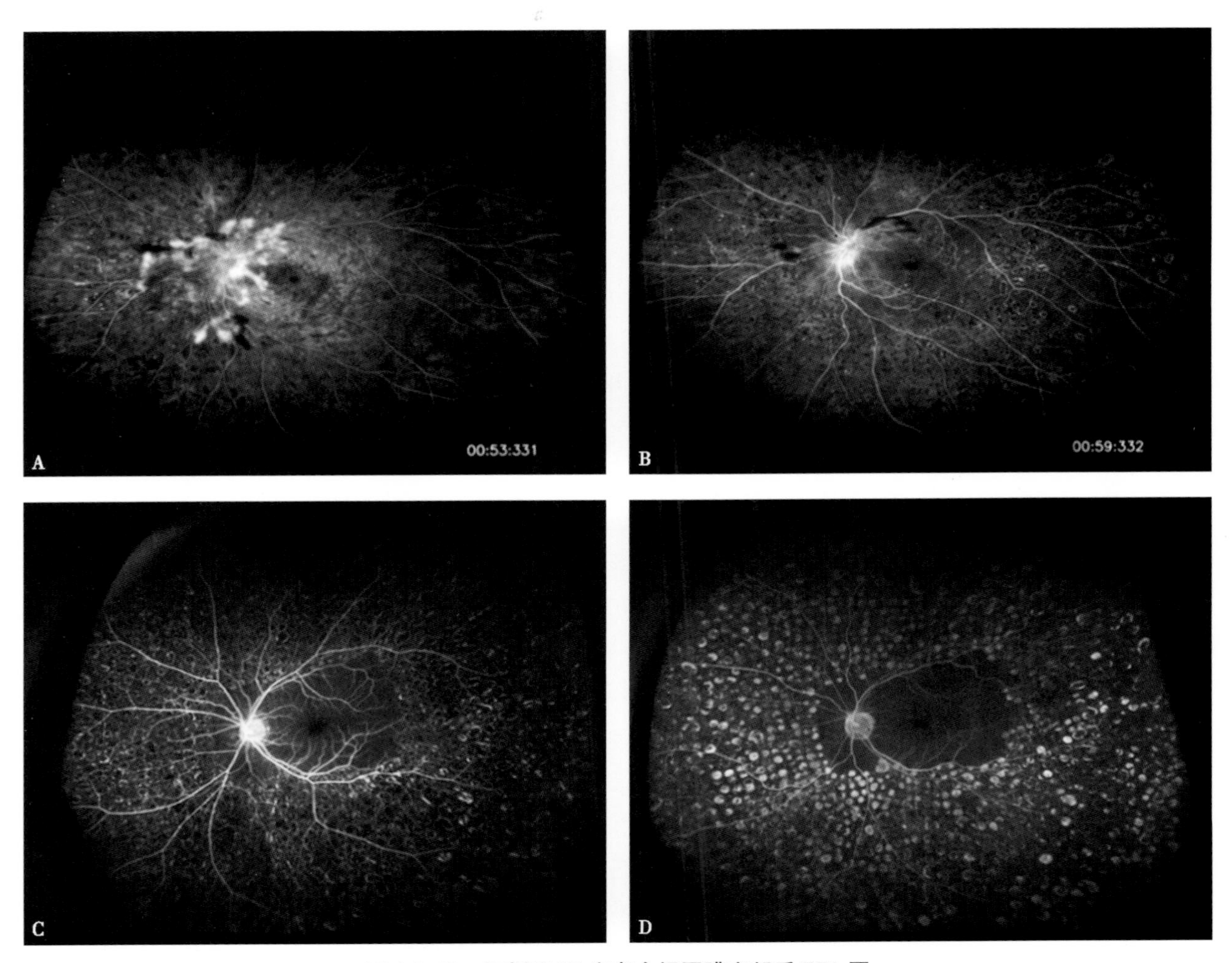

图 4-3-12 两例 PDR 患者全视网膜光凝后 FFA 图

A. 患者 A 视网膜光凝前左眼 53s FFA 提示视盘周围见大量视网膜新生血管强荧光伴迅速染料渗漏，后极部弥漫点状微血管瘤样强荧光渗漏伴视网膜小血管扩张渗漏呈强荧光，夹杂点线状出血遮蔽荧光，黄斑区水肿呈强荧光；B. 患者完成全视网膜光凝 3 个月后复查 FFA，左眼 59s 可见视网膜新生血管消退，大量类圆形激光斑清晰；C. 患者 B 全视网膜光凝 1 年后 FFA，左眼 24s FFA，见大量类圆形激光斑样弱荧光，部分激光斑融合呈不规则形状，后极部少许点状微血管瘤样强荧光；D. 该患眼 8min 37s 显示激光斑内巩膜染色呈强荧光，未见明显微血管瘤及毛细血管扩张渗漏。

图点评：全视网膜光凝可以封闭微动脉瘤和扩张的毛细血管、无灌注区，破坏光感受器细胞和 RPE 以降低视网膜氧耗，有利于改善视网膜缺氧状态，在临床应用广泛，但并不能一定消退新生血管和黄斑水肿[10]。其对视野尤其是周边视野损害严重，导致患者夜间视力下降。使用超广角荧光素眼底血管造影，更有利于发现周边视网膜病变，针对性地补充激光，减少激光并发症。

FFA 能够显示 DR 的各种特征性影像学征象，是评估 DR 病情进展的重要检查手段，为 DR 的分期和临床治疗提供了重要依据。随着无创 OCT 以及 OCTA 的广泛应用，FFA 在 DR 诊断以及随访中的适用范围也在讨论之中，美国眼科学会于 2020 年发表在 Ophthalmology 的 DR 指南中也明确了 FFA 在 DR 临床诊疗中的适用范围，而随着 UWFA 的广泛应用，DR 周边部视网膜的无灌注、渗漏、新生血管等病变得以显现，并与 DR 的进展和预后息息相关，传统的 DR 分期标准受到挑战。熟练掌握传统 FFA 和 UWFA 上 DR 的影像学特征，将来改善 DR 分期标准和治疗方案，指日可待。

（苏　钰　陈长征）

参考文献

1. 文峰. 眼底病临床诊治精要. 北京：人民军医出版社，2011：122-126.
2. 刘文，文峰. 临床眼底病内科卷. 北京：人民卫生出版社，2015：336-345.
3. 陈长征，苏钰，郑红梅. 北京：图说超广角荧光素眼底血管造影. 北京：人民卫生出版社，2021：89-101.
4. 许阿敏，陈长征，易佐慧子，等. 糖尿病视网膜病变超广角荧光素眼底血管造影检查与标准 7 视野检查结果的对比分析[J]. 中华眼底病杂志，2017，33（1）：23-26.
5. 陈长征，许阿敏. 提升超广角荧光素眼底血管造影技术应用水平，深化周边眼底特征观察及临床意义研究[J]. 中华眼底病杂志，2017，33（1）：7-9.
6. FLAXEL C J，ADELMAN R A，BAILEY S T，et al. Diabetic retinopathy preferred practice pattern®. Ophthalmology，2020，127（1）：P66-P145.
7. CHEN L，ZHANG X，WEN F. Venous beading in two or more quadrants might not be a sensitive grading criterion for severe nonproliferative diabetic retinopathy. Graefes Arch Clin Exp Ophthalmol，2018，256（6）：1059-1065.
8. OLVERA-BARRIOS A，HEERENN T，BALASKAS K. Comparison of true-colour wide-field confocal scanner imaging with standard fundus photography for diabetic retinopathy screening. Br J Ophthalmol，2020，104（11）：1579-1584.
9. LEE C S，LEE A Y，SIM D A. Reevaluating the definition of intraretinal microvascular abnormalities and neovascularization elsewhere in diabetic retinopathy using optical coherence tomography and fluorescein angiography. Am J Ophthalmol，2015，159（1）：101-110.
10. SILVA P S，CAVALLERANO J D，Haddad NM，et al. Peripheral lesions identified on ultrawide field imaging predict increased risk ofdiabetic retinopathy progression over 4 years [J]. Ophthalmology，2015，122（5）：949-956.

第四节　其他检查手段

一、多焦视网膜电流图

多焦视网膜电流图（mfERG）检查作为一种电生理测试方法，对评价局部视网膜功能具有重要的临床价值。mfERG 技术最早由 Sutter 和 Tran 于 1992 年提出，由于其可以客观、量化地评估视网膜各个部位的功能，在临床上已得到广泛应用。与传统的全视野 ERG 不同，其刺激的方法与数值的分析方法均存在差异：mfERG 在明适应条件下，将视网膜分为多个区域，同步测量每个局部区域的视网膜电生理反应，以反映视锥细胞的功能。mfERG 以地形图、三维图显示，可客观、定量地反映视网膜功能，提供预测糖尿病视网膜病变的生物标志物。mfERG 从线、箔或隐形眼镜电极获取的记录中提取多达数百个单个小片视网膜位置所产生的视网膜反应，用于绘制患者视网膜功能图[1-2]，以识别视网膜功能障碍所对应的空间范围。mfERG 的波形组成与视网膜的层次和特定功能有关[3-10]，可以通过波形的细微变化，对病变部位进行定位。国际临床视觉电生理学会于 2011 年发布了新的临床 mfERG 标准，在新的标准中提供了以 61 或 103 个六边形刺激单元进行 mfERG 检测的基本方法和报告解读要点（图 4-4-1）。

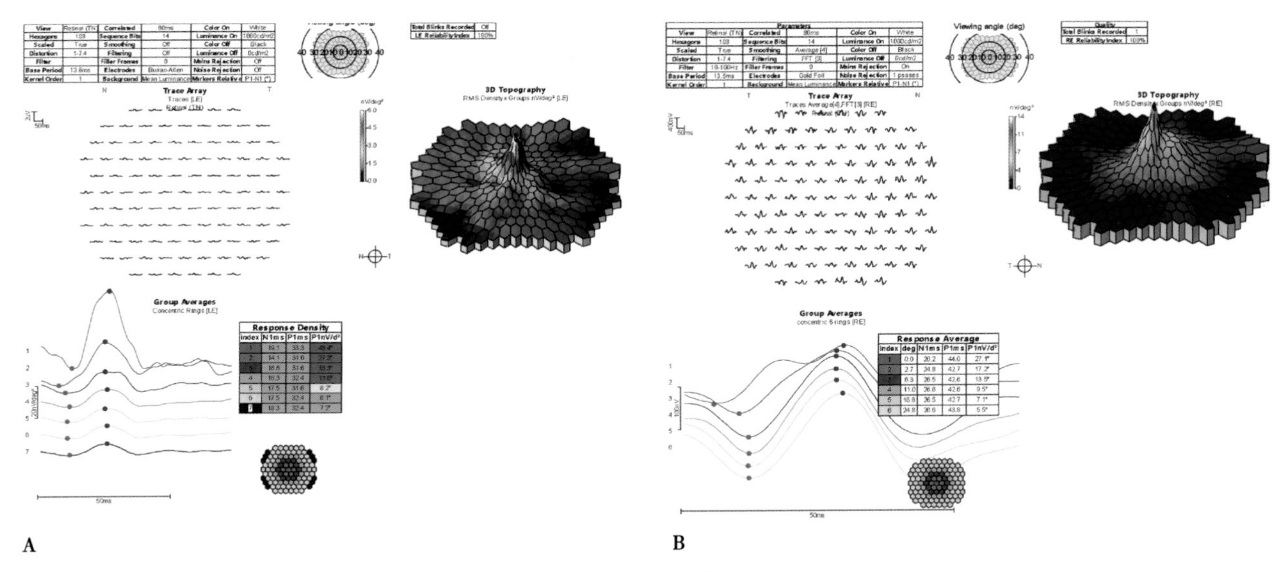

图 4-4-1　两例糖尿病患者的 mfERG 图像

A. 女性，59 岁，糖尿病病史 10 年，但双眼眼底未发现异常改变，mfERG 可见左眼黄斑区功能轻度下降；B. 男 68 岁，糖尿病病史 15 年，右眼诊为背景型糖尿病视网膜病变，mfERG 波峰欠锐利，后极部视网膜功能广泛下降。

图点评：即使在没有糖尿病视网膜病变眼底表现的眼中，mfERG 也可能表现出异常，因此，可以早期并预警糖尿病视网膜病变的发生。另外，mfERG 可定位定量视网膜功能下降的范围。

由于 mfERG 可在相对较短的时间内测量测试野中多部位的视网膜电图，对于 DR 早期是否存在视网膜功能损伤的发现具有非常重要的作用，是研究糖尿病、糖尿病视网膜病变和糖尿病黄斑水肿视网膜功能的重要工具。研究表明，即使在没有糖尿病视网膜病变眼底表现的眼中，mfERG 也可能表现出异常。在一项临床研究中，对糖尿病未发现视网膜病变的患者进行多焦视网膜电图一阶反应、二阶反应检查，并与同期门诊检查的正常人做对照。研究发现，与正常对照组相比，在亚临床期的糖尿病视网膜病变中，视网膜一阶反应（first order kernel，FOK）和视网膜二阶反应（second order kernel，SOK）均有统计学意义的改变，主要以 b 波的波幅变化为主。一阶反应以双极细胞为主，二阶反应以视网膜内层细胞的反应为主。因此对于早期 DR，FOK 的 N1、P1 波的潜伏期可能是更为敏感的反映视网膜功能异常的指标。另外，当将 mfERG 的隐式时间用于包含其他风险因素的定量模型时，可以高度准确地预测糖尿病视网膜病变以及黄斑水肿。

除 mfERG 在 DR 的早期预警以及分期方面的作用外，其在糖尿病视网膜病变的治疗反应以及随访中也具有重要的临床价值。

二、中心视野及对比敏感度

静态视野检查是一种测量视觉敏感度的检查方法，可以检测出视野某点上视觉功能损害的程度，可以准确呈现视网膜病变的发展变化，可作为早期糖尿病视网膜病变重要的辅助检查指标之一。Cambell 与 Robson 于 1968 年引入对比敏感度（contrast sensitivity，CS）的概念。对比敏感度用于评估视觉系统在平均亮度下能辨别出不同空间频率物体或区域最小亮度差的能力，即患者在低对比度情况下的视觉质量，通过正弦波条纹检查人眼的分辨能力，CS 可全面准确地反映人眼的视觉功能。

糖尿病患者在早期没有可见的视网膜病变表现时（即糖尿病视网膜病变临床前期）即可出现中心视野的异常，具有高灵敏度和 DR 的早期预警作用。对于荧光素过敏或有严重心脑血管病变不能行荧光素眼底血管造影检查的患者来说，中心视野检查具有可发挥更大的临床作用，有助于发现其毛细血管无灌注区域等，指导眼底视网膜光凝治疗。另外，对于治疗前、后视网膜功能的变化也可以使用静态视野进行评估。

对比敏感度在糖尿病视网膜病变的病程进展中对于视网膜病变程度的评估、糖尿病视网膜病变行全视网膜光凝前后视网膜功能的改变等提供有临床价值的指征和参考依据，在糖尿病视网膜病变的亚临床期，CS 联合视觉电生理检查可对疾病预后的评估以及监测病情方面起到重要作用。

三、微　视　野

微视野是在评估视网膜敏感度的同时也能直接检查眼底的一种快速、安全、无创的心理物理学检查方法。微视野计可以将视网膜形态与功能结合分析，并且其眼位追踪系统可提高偏心固视及固视不稳定患者的测量稳定性，是视力、视野等其他视功能指标的良好补充。

微视野是近年发展的将视网膜形态和功能相结合的方法，一次检查包含了扫描激光眼底照相（scanning laser ophthalmoscopy，SLO）、视敏度地图以及固视分析，它可对定位位置的视功能及稳定性予以精确评估，而且具有眼球运动补偿功能以及重复性好等优点，目前已广泛用于多种视网膜疾病病理改变的筛查、描述、随访[11-13]。即使没有视力改变，微视野检查也可以检测到视网膜功能的早期变化[14]（图 4-4-2）。

微视野常用于描述 DR 解剖和功能改变的关系，比如药物、手术、激光等治疗前后视敏度的改善[15-19]，特别是在糖尿病黄斑水肿的情况下，水肿囊腔的光学密度与中心凹视敏度呈负相关，可能与长期黄斑水肿引起细胞间桥丢失有关[20]。

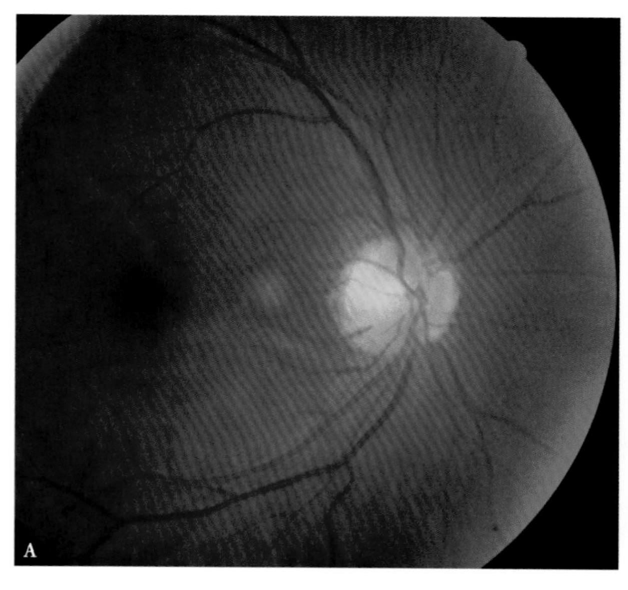
A

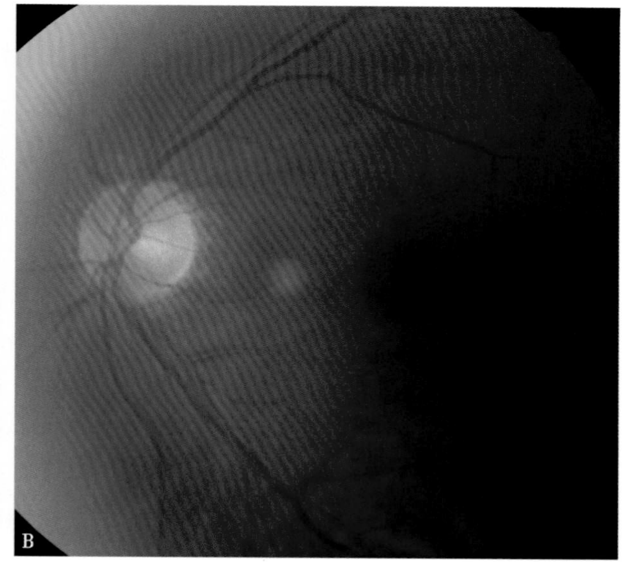
B

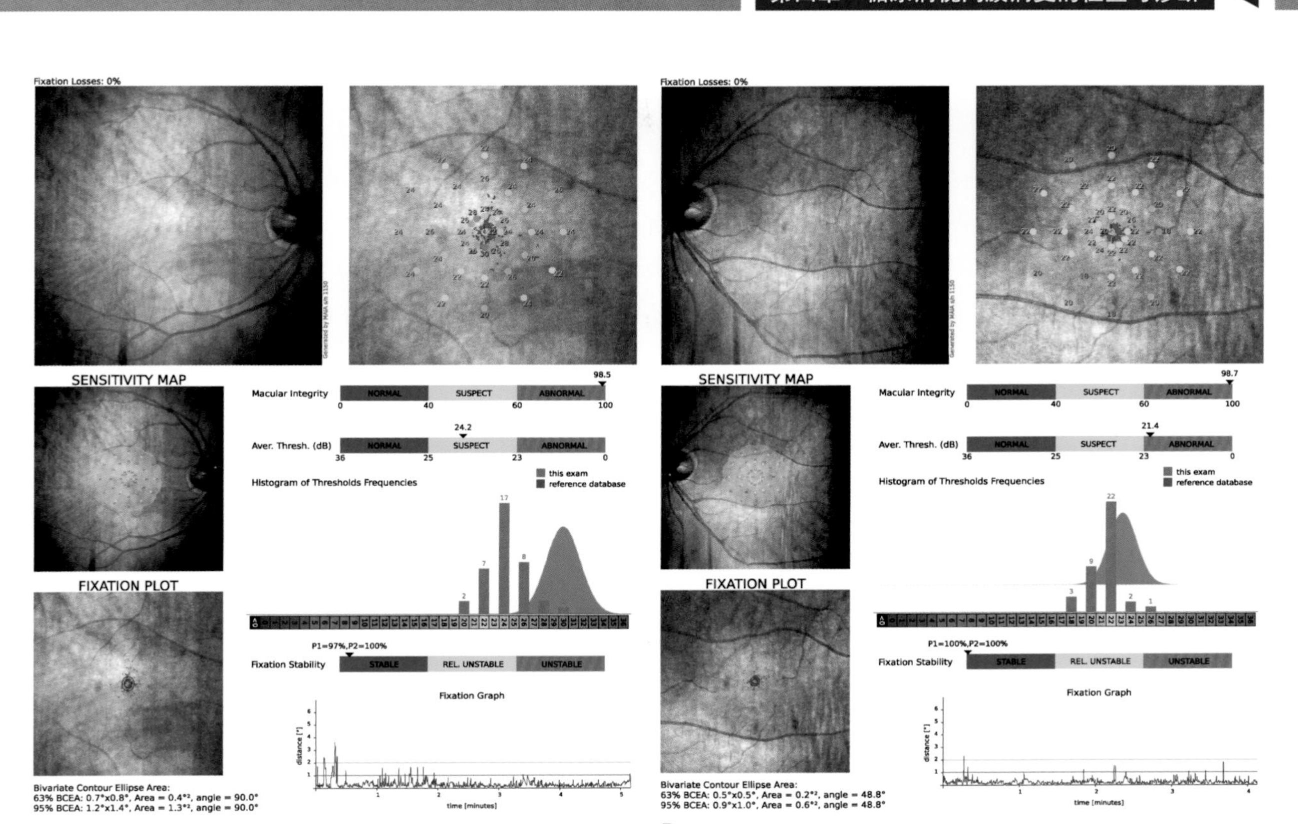

图 4-4-2　一例 68 岁男性患者，糖尿病病史 10 年

双眼底检查（A. 右眼；B. 左眼）以及 OCT、OCTA 未发现明显异常，但右眼微视野 Aver Thresh 可疑异常（C），左眼黄斑功能的完整性检测（macular intergrity）以及平均阈值（average threshold，Aver Thresh）均发现异常（D）。

图点评：在患者未出现视力改变以及眼底表现正常的情况下，微视野可以早期发现黄斑区视锥细胞功能的异常，因此，微视野在糖尿病视网膜病变的亚临床期可以起到预警作用。

四、超 声 检 查

超声探查应用于医疗领域仅仅半个多世纪，但在眼科发展迅速。超声探查因其简便易行、无创、患者无痛苦，且价格低廉已成为眼科常用的辅助检查。原理是利用声能的反射特性形成图像，以观察活体眼球的解剖结构和病理状态的一种诊断方法。眼科常用 A 型、B 型和 D 型三种超声仪。

A 型超声是利用 8～12MHz 超声波显示探测组织每个声学界面的回声（反射曲线），以波峰形式，按回声返回探头的时间顺序依次排列在基线上，构成与探测方向一致的一维图像，可对眼球进行生物学测量。B 型超声主要观察探头将超声波发送到眼球，通过扇形设置扫描，将眼球内部的界面回声转为不同亮度的回声光点，由无数回声光点组成的二维声学切面图像。D 型超声又称多普勒超声（CDFI），主要用于血管以及血流等方面的检查。此外，超声造影（CEUS）也在眼部疾病的辅助性诊断中起到重要作用。

在糖尿病患者屈光间质混浊对眼底观察不清的情况下，B 型超声检查是一项重要的辅助性检查方法。特别是增生性糖尿病视网膜病变存在玻璃体积血的情况下，B 超可以评估视网膜是否存在牵拉性视网膜脱离等。B 超扫描技术通过将声波以高频从换能器传输到目标组织，后在不同的时间和振幅返回到换能器，对这些信号进行解释和总结，形成二维图像。

B超检查对玻璃体积血或其他屈光间质混浊的患者最有临床价值，这些患者在眼科检查中无法直接看到视网膜。B超检查可以显示是否存在视网膜脱离，也可以显示其他视网膜病变，如玻璃体视网膜粘连，是否存在玻璃体后脱离，纤维膜形成、牵拉等，观察各种病理改变的位置、形态、程度、范围和活动度等，在玻璃体视网膜手术前对眼部后节的评估具有重要的参考价值（图4-4-3）。

眼部的彩色多普勒超声（D超）在二维超声的基础上增加血流和频谱功能，可显示眼的形态学信息，同时增加彩色血流显像显示眼部的血流特征，对病变提供更加精确的定性诊断，在临床诊断中被誉为“非创伤性血管造影”。观察糖尿病视网膜病变时，可获得眼动脉、视网膜中央动脉和睫状后动脉等血流参数，探讨这些参数与全身的生化定量参与视网膜病变之间的关系。

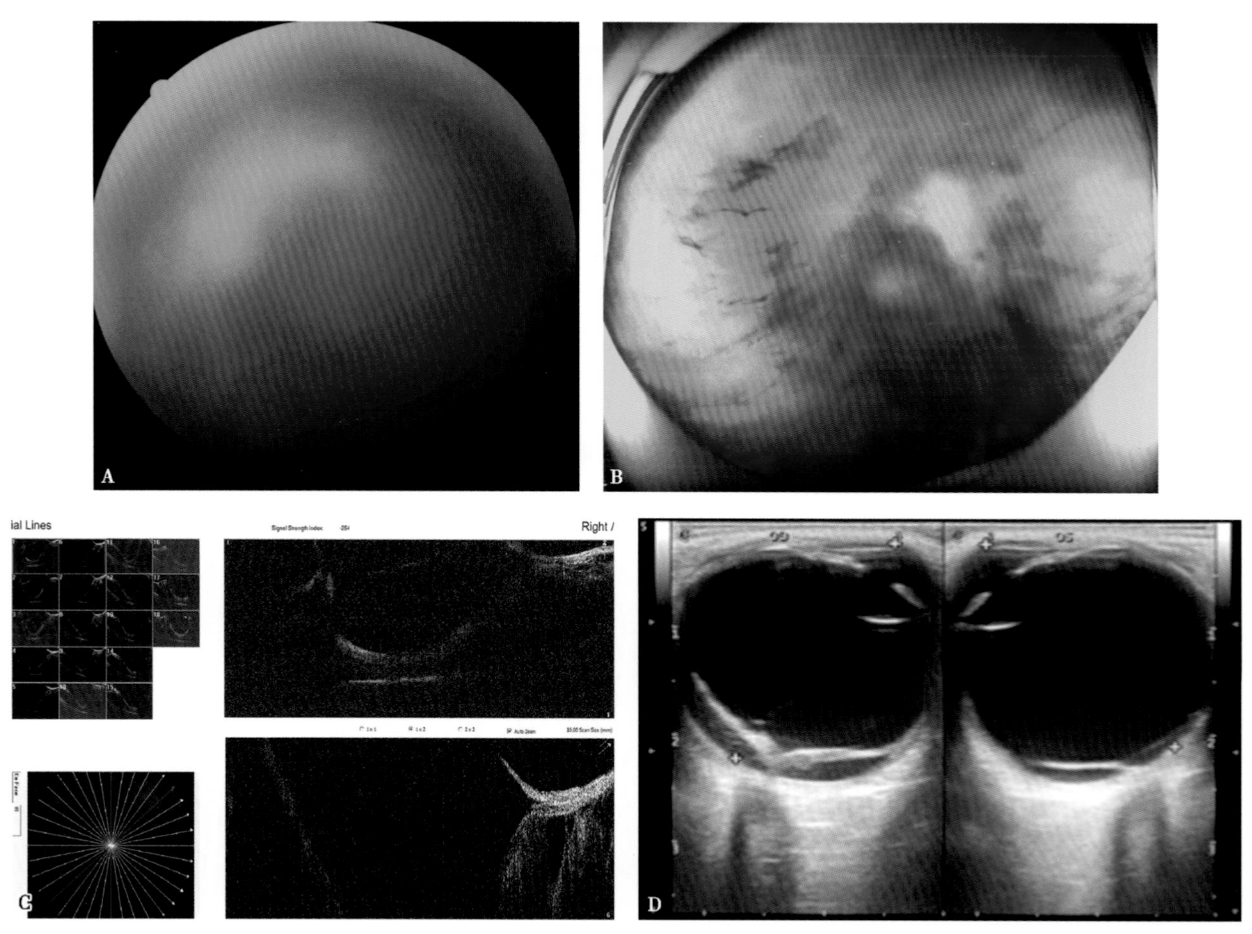

图4-4-3 一名46岁女性患者，临床诊断双眼增殖性糖尿病视网膜病变，右眼玻璃体积血并发牵拉性视网膜脱离，左眼诊断为PDR并发局部牵拉性视网膜脱离

A. 右眼眼底彩色照相可见玻璃体浓厚积血，眼底结构不可见；B. 右眼眼底的欧堡超广角眼底照相，亦可见玻璃体浓厚积血及增殖膜，周边部分眼底可见；C. OCT B扫描可见屈光间质混浊以及由于牵拉性视网膜脱离导致的不完整的视网膜高反射条带；D. 双眼B型超声可见右眼玻璃体腔内形状不规则、云团样回声，该回声强弱不一、边界不清，玻璃体内、后壁出现不规则的连续带状回声，脱离的视网膜呈V状，带状回声一端与球壁视盘相连，另两端黏附于锯齿缘；左眼亦可见玻璃体腔内点片样回声，玻璃体腔内、后壁出现一字形牵拉性视网膜脱离。

图点评：B超在屈光间质混浊的情况下，对于PDR术前评估、了解视网膜情况（如是否存在牵拉性视网膜脱离等）是非常有用的辅助检查手段。

（张新媛　曾依云　闫玮玉）

参 考 文 献

1. KONDO M，MIYAKE Y，HORIGUCHI M，et al. Clinical evaluation of multifocal electroretinogram. Invest Ophthalmol Vis Sci.1995，36（10）：2146-2150.
2. BEARSE M A JR，SUTTER E E. Imaging localized retinal dysfunction with the multifocal electroretinogram. J Opt Soc Am A Opt Image Sci Vis，1996，13（3）：634-640.
3. SUTTER E E，BEARSE M A JR. The optic nerve head component of the human ERG. Vision Res，1999，39（3）：419-436.
4. BEARSE JR M A S Y，SUTTER E E. Distribution of oscillatory components in the central retina. Doc Ophthalmol，2000，100（2-3）：185-205.
5. HOOD D C，BEARSE M A JR，SUTTER E E，et al. The optic nerve head component of the monkey's（Macaca mulatta）multifocal electroretinogram（mERG）. Vis Res，2001，41（16）：2029-2041.
6. HOOD DC，SASZIK S，VISWANATHAN S. Retinal origins of the primate multifocal ERG：Implications for the human response. Invest Ophthalmol Vis Sci，2002，43（5）：1673-1685.
7. HARE W A，TON H. Effects of APB，PDA，and TTX on ERG responses recorded using both multifocal and conventional methods in monkey. Effects of APB，PDA，and TTX on monkey ERG responses. Doc Ophthalmol，2002，105（2）：189-222.
8. BEARSE M A JR，HAN Y，SCHNECK M E，et al. Local multifocal oscillatory potential abnormalities in diabetes and early diabetic retinopathy. Invest Ophthalmol Vis Sci，2004，45（9）：3259-3265.
9. SHIMADA Y，BEARSE M A JR，SUTTER E E. Multifocal electroretinograms combined with periodic flashes：Direct responses and induced components. Graefes Arch Clin Exp Ophthalmol，2005，243（2）：132-141.
10. BRONSON-CASTAIN K W，BEARSE M A JR，HAN Y，et al. Association between multifocal ERG implicit time delays and adaptation in patients with diabetes. Invest Ophthalmol Vis Sci，2007，48（11）：5250-5256.
11. PFAU M，LINDNER M，FLECKENSTEIN M，et al. Test-retest reliability of scotopic and mesopic fundus-controlled perimetry using a modified MAIA（macular integrity assessment）in normal eyes. Ophthalmologica，2017，237（1）：42-54.
12. SIMUNOVIC M P，XUE K，JOLLY J K，et al. Structural and functional recovery following limited iatrogenic macular detachment for retinal gene therapy. JAMA Ophthalmol，2017，135（3）：234-241.
13. VINGOLO E M，DE ROSA V，RIGONI E. Clinical correlation between retinal sensitivity and foveal thickness in retinitis pigmentosa patients. Eur J Ophthalmol，2017，27（3）：352-356.
14. LIU H，BITTENCOURT M G，WANG J，et al. Retinal sensitivity is a valuable complementary measurement to visual acuity — a microperimetry study in patients with maculopathies. Graefes Arch Clin Exp Ophthalmol，2015，253（12）：2137-2142.
15. VUJOSEVIC S，F MARTINI，LONGHIN E，et al. Subthreshold micropulse yellow laser versus subthreshold micropulse infrared laser in center-involving diabetic macular edema：Morphologic and functional safety. Retina，2015，35（8）：1594.
16. CENNAMO G，VECCHIO E C，FINELLI M，et al. Evaluation of ischemic diabetic maculopathy with Fourier-domain optical coherence tomography and microperimetry. Can J Ophthalmol，2015，50（1）：44-48.
17. RAMAN R，NITTALA M G，GELLA L，et al. Retinal sensitivity over hard exudates in diabetic retinopathy.Journal of Ophthalmic & Vision Research，2015，10（2）：160.
18. SOLIMAN W，HASLER P，SANDER B，et al. Local retinal sensitivity in relation to specific retinopathy lesions in diabetic macular oedema. Acta Ophthalmol，2012，90（3）：248-253.
19. SUBASH M，COMYN O，SAMY A，et al. The effect of multispot laser panretinal photocoagulation on retinal sensitivity and driving eligibility in patients with diabetic retinopathy. JAMA Ophthalmol，2016，134（6）：666-672.
20. VELAGA S B，NITTALA M G，PARINITHA B，et al. Correlation between retinal sensitivity and cystoid space characteristics in diabetic macular edema. Indian J Ophthalmol，2016，64（6）：452-458.

第五章

糖尿病视网膜病变的分期与临床表现

第一节　糖尿病视网膜病变分期标准

糖尿病视网膜病变的核心病理生理机制，是由于慢性高血糖导致视网膜血管内皮细胞及视网膜神经血管单元中其他细胞（如周细胞）的功能损伤，进而引发小血管阻塞、渗漏、新生血管形成以及神经元损伤。依疾病严重程度，曾有不同分期标准；为求简化分级，美国糖尿病学会（ADA）于 2002 年组织 16 个国家共 31 位眼科与内科医师一起制定了 International Clinical Diabetic Retinopathy Disease Severity Scale [1]，并于 2017 年更新指南时，沿用了 2002 年的分期标准，为目前临床所使用的糖尿病视网膜病变分期的金标准。根据此分期，糖尿病视网膜病变依严重程度可分成非增殖性（NPDR：轻度、中度、重度）与增殖性视网膜病变（PDR 两大类别。NPDR 与 PDR 的区别在于视网膜是否出现异常的新生血管。糖尿病性黄斑水肿，可发生在糖尿病视网膜病变任一期，将于本章末节讨论。

此外，EDTRS[2]及中华医学会眼科学会眼底病学组（糖尿病视网膜病变临床诊疗指南 2023 年）皆提出了高危增殖性视网膜病变的分期，强调若不迅速治疗，患者将有极高丧失视力的风险，EDTRS 定义标准如下：视乳头新生血管（NVD）> 1/3 视神经盘大小、或 NVD 合并玻璃体积血，或视网膜新生血管（NVE）> 1/2 视神经盘大小合并玻璃体积血（具备以上三者之一）。

中华医学会眼科学会眼底病学组于 2023 年更新了其于 2014 年制定的 DR 指南，根据 2023 年指南 DR 的分期如下：Ⅰ～Ⅵ期，其中Ⅰ～Ⅲ期 NPDR 期，分别对应 ADA 分期中的 mild（Ⅰ期），moderate（Ⅱ期），severe NPDR（Ⅲ期）；而Ⅳ～Ⅵ期为 PDR 期，分别为增生早期 PDR（Ⅳ期，出现 NVD 或 NVE）、纤维增生期 PDR（Ⅴ期，出现纤维膜，可伴视网膜前出血或玻璃体积血）及增生晚期 PDR（Ⅵ期，出现牵拉性视网膜脱离，合并纤维血管膜）。

（一）非增殖性糖尿病视网膜病变（nonproliferative diabetic retinopathy，NPDR）

在 NPDR 期，病变仍局限在视网膜内（未突破内界膜），且没有异常的新生血管滋生。NPDR 阶段，患者的视网膜上可能会出现各种临床表现（图 5-1-1、图 5-1-2），包括：微血管瘤（microaneurysm）、视网膜内出血（包含点渍状出血 dot and blot hemorrhage 及火焰状出血 flame-shaped hemorrhage）、棉絮状斑点（cotton wool spots）、串珠状静脉改变（venous beading），以及视网膜内微血管异常（intraretinal microvascular abnormalities，IRMAs）。International Clinical Diabetic Retinopathy Disease Severity scale 依其中的三个临床表征发展出 4-2-1 规则，作为 NPDR 的分级依据（表 5-1-1）。

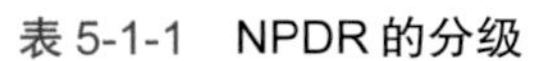

表 5-1-1 NPDR 的分级

NPDR 分级	视网膜体征
轻度 NPDR	仅有小动脉瘤
中度 NPDR	除了小动脉瘤外有其他表征，但不符合 4-2-1 规则
重度 NPDR	符合 4-2-1 原则中的任一项： * 视网膜上 4 个象限均有广泛的（>20 个）小动脉瘤或视网膜内出血 * 视网膜上大于或等于 2 个象限有串珠样静脉改变 * 视网膜上大于或等于 1 个象限有视网膜内微血管异常

图点评：微血管瘤因管壁脆弱，容易破裂造成视网膜内出血，出血会沿细胞间隙散布开来。视网膜神经纤维层的细胞走向为平行视网膜表面，因此浅层的出血会呈现片状或火焰状散布；视网膜神经纤维层以外的细胞走向为垂直视网膜表面，因此较深的出血会垂直视网膜表面散布，外观上呈现点渍状。所以虽然点渍状出血和火焰状出血都属于视网膜内出血，但代表不同深度的出血。

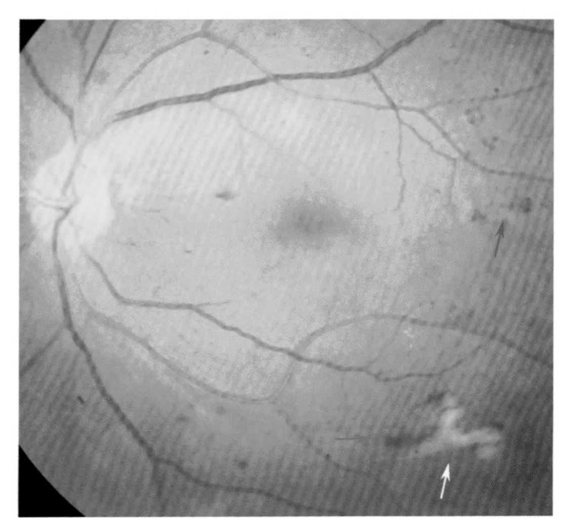

图 5-1-1 患者左眼彩色眼底照相

可见点渍状出血（蓝箭头），火焰状出血（绿箭头），棉絮状斑点（白箭头）。

视网膜小血管阻塞，造成视网膜神经纤维层的神经轴突缺血，导致轴突水肿，眼底表现为淡黄色病灶，与周围正常组织界限不明，呈现如同棉絮斑样的改变，即为棉絮状斑点。

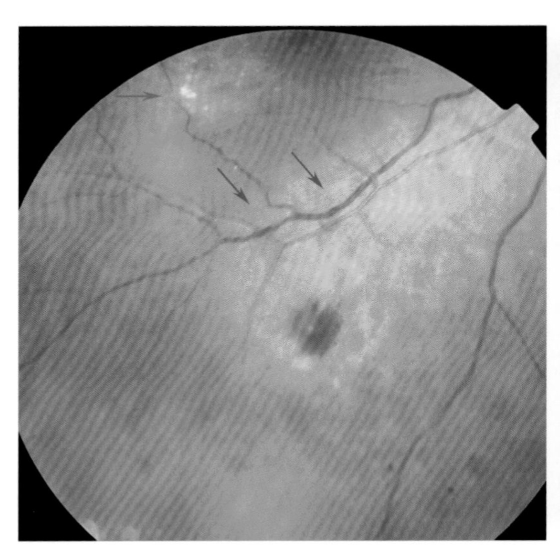

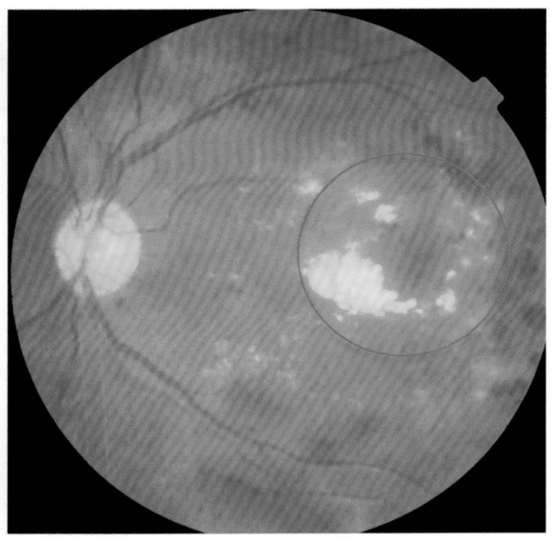

图 5-1-2 患者右眼彩色眼底照相

可见念珠状静脉（蓝箭头），硬渗出物（hard exudate）（绿箭头）

图点评：视网膜的小血管阻塞后，局部血流不顺，会造成小静脉局部扩张，呈现念珠状结构，称为念珠状静脉。糖尿病造成小血管渗漏，漏出的脂质和蛋白质会结合在一起沉积在组织间隙，称为硬渗出物。右图：患者左眼彩色眼底照相可见环形硬渗出物（circinate hard exudate）（红色圆圈）。微血管瘤渗漏严重，会形成环绕在微血管瘤周围一圈的环形硬渗出物。

（二）增殖性糖尿病视网膜病变（proliferative diabetic retinopathy，PDR）

随着视网膜小血管功能破坏加重，广泛无灌注区域的形成，血管内皮生长因子（VEGF）大量释放；视网膜除了 NPDR 的体征外，还会出现新生血管（neovascularization，NV），此时便进入了 PDR 期（图 5-1-3、图 5-1-4）。

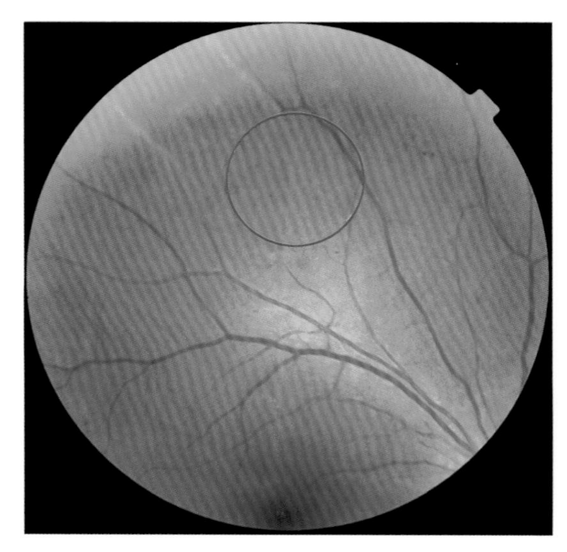
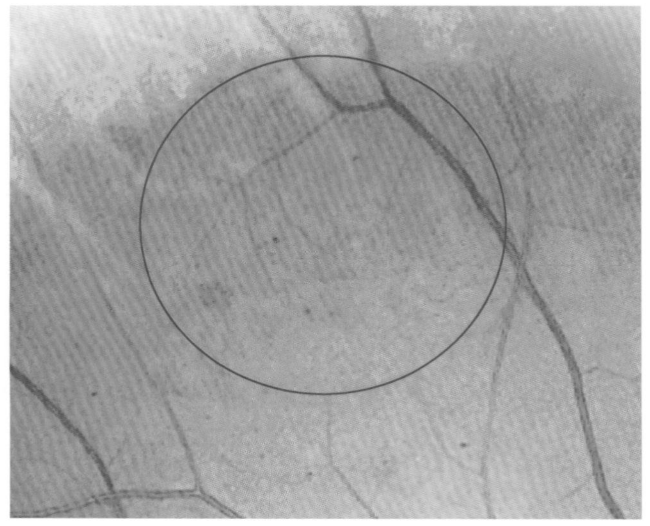

图 5-1-3　患者右眼彩色眼底照相

可见视网膜内微血管异常（intraretinal microvascular abnormalities，IRMAs）（蓝色圆圈），右图为左图局部放大并调高亮度。

图点评：IRMAs 可能是新生血管的前体[3-4]。与 PDR 期的 NV 差别在于 IRMAs 管腔较粗，所占区域较大，且位于内界膜下，未生长至玻璃体腔内，因此不会造成玻璃体积血或视网膜牵拉。IRMA 在 FFA 不会出现渗漏，而 NV 会发生荧光的迅速渗漏。

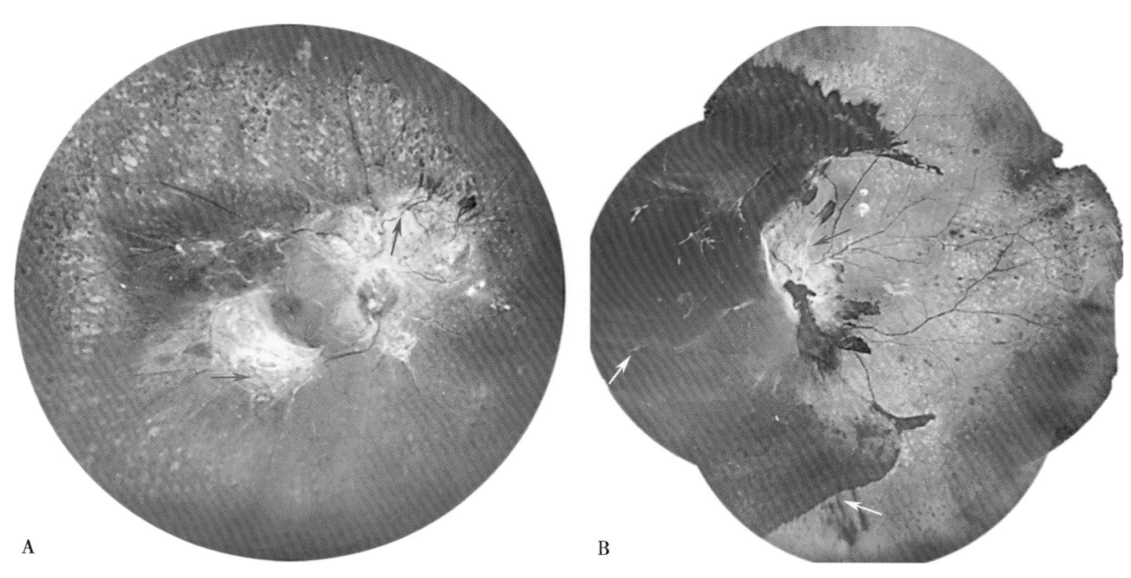

图 5-1-4　患者双眼 cSLO 超广角眼底照相

A. 右眼可见视网膜上新生血管（蓝箭头），纤维血管组织增生（绿箭头）；B. 左眼可见纤维血管组织增生（绿箭头）、视网膜前出血（白箭头），均为 PDR 常见之临床表现。

图点评：NV会突破内界膜，以玻璃体后表面为支架生长，亦可在视盘表面生长。NV生成是增加局部缺氧组织灌注，但因新生的血管结构脆弱且容易渗漏，甚至破裂造成视网膜前出血或者玻璃体积血。也可造成血管纤维组织增生，进而造成牵拉性视网膜脱离。因此，新生血管、玻璃体积血或视网膜前出血，提示已进入PDR期。新生血管、玻璃体积血、视网膜前出血、纤维组织增生及牵拉性视网膜脱离为PDR的特征性表现。

（赖俊廷　谢易庭）

参考文献

1. WILKINSON C P，FERRIS F L 3RD，KLEIN R E，et al. Proposed international clinical diabetic retinopathy and diabetic macular edema disease severity scales. Ophthalmology，2003，110（9）：1677-1682.
2. The Diabetic Retinopathy Study Research Group. Photocoagulation treatment of proliferative diabetic retinopathy. Clinical application of Diabetic Retinopathy Study（DRS）findings，DRS Report Number 8. Ophthalmology，1981，88（7）：583-600.
3. MURAOKA K，SHIMIZU K. Intraretinal neovascularization in diabetic retinopathy. Ophthalmology，1984，91（12）：1440-1446.
4. SHIMOUCHI A，ISHIBAZAWA A，ISHIKO S，et al. A proposed classification of intraretinal microvascular abnormalities in diabetic retinopathy following panretinal photocoagulation. Invest Ophthalmol Vis Sci，2020，61（3）：34.

第二节　非增殖性糖尿病视网膜病变

非增殖性糖尿病视网膜病变（NPDR）的微小血管病变局限在内界膜（internal limiting membrane）下，常见的眼底表现包括小血管瘤（microaneurysm，直径约25～100μm）、视网膜内点状及斑片状出血、毛细血管扩张及闭塞、视网膜水肿及硬性渗出（hard exudate）、视网膜静脉扩张及串珠状改变（beading）、神经纤维梗死及视网膜内微血管异常（IRMA）。一旦病变恶化形成突破内界膜向上增长的新生血管，则进入增殖性糖尿病视网膜病变期。

临床上根据病变的严重程度可分为轻度、中度及重度NPDR。轻度NPDR眼底仅可见小血管瘤及少量视网膜出血。随病情加剧，视网膜出血显著增多或加重、或出现可辨识的神经纤维梗死、视网膜静脉扩张或IRMA，则标志着进入中度NPDR。根据4∶2∶1原则：以视盘为中心的4个象限均有弥漫性的视网膜内出血或小血管瘤，或2个象限有静脉串珠状样改变，或1个象限可见显著的IRMA，当病程进展出现上述任一表征则归入重度NPDR。根据ETDRS，若患者未接受PRP治疗，5年内进展到高危PDR在轻度到重度NPDR中的比例分别为15.5%、26.5%及56%。若重度NPDR患者符合4∶2∶1原则的2项以上，则有45%的患者在1年内会快速进展到高危PDR[1-4]（图5-2-1～图5-2-6）。

荧光素眼底血管造影（fluorescein angiography，FA）是传统诊断糖尿病视网膜病变的标准，而相干光断层扫描（optical coherent tomography，OCT）及OCT血流成像技术可量化视网膜厚度及分层观察视网膜血管的微细变化，与FFA的检查结果相互补充。

研究证实，严格有效的血糖控制可有效减缓NPDR的进展，而严格控制血压与血脂也证实有益。提早进行全视网膜光凝（PRP）治疗对轻度与中度NPDR并无显著效果，而对重度NPDR，相较于推迟的激光治疗，尽早PRP治疗可略降低5年内严重视力丧失（小于5/200）的风险（3.7%与2.6%）[4]。

NPDR造成视力下降的两个主要原因是：①黄斑部缺血（macular ischemia）；②累及中心凹的黄斑水

肿（central-involving macular edema）。治疗包括球内抗 VEGF 治疗，玻璃体内植入长效抗炎因子，以及黄斑部局灶或格栅样激光治疗[5-6]。

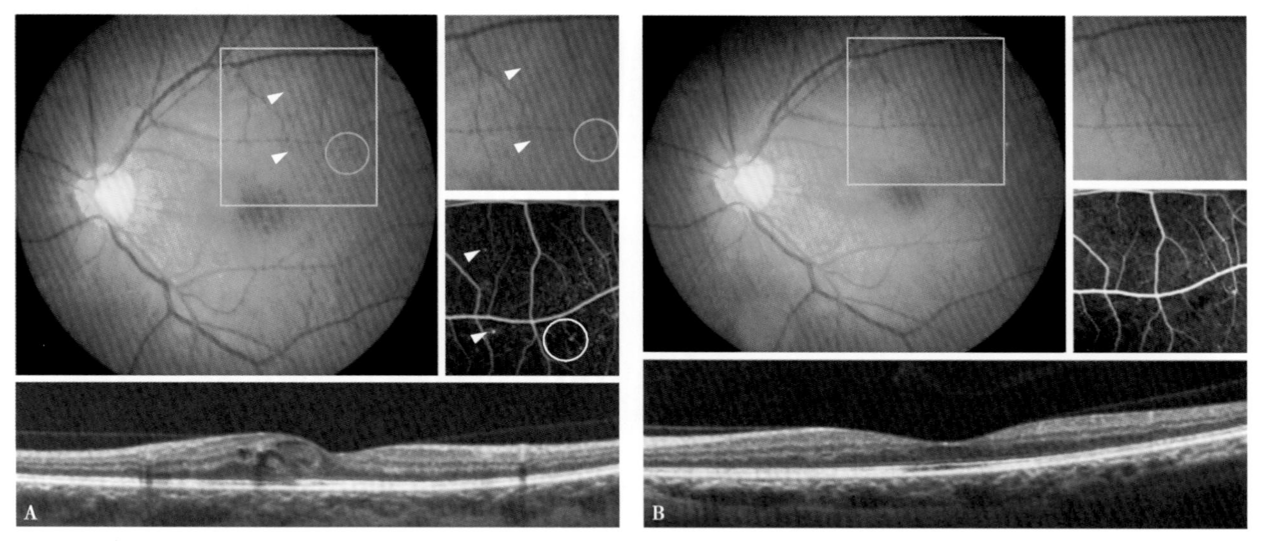

图 5-2-1 诊断为轻度非增殖性糖尿病视网膜病变眼底彩色摄影

A. 可见小动脉瘤（白色三角）及点状出血（圆圈区域），FFA 可见尚未阻塞之小动脉瘤呈现高反射信号（白色三角），点状出血呈现低反射信号（圆圈区域），OCT 可见黄斑囊样水肿；B. 为同眼接受五针阿柏西普玻璃体内注射后之眼底，左眼眼底彩色摄影可见消退之小动脉瘤及点状出血，FFA 可见相对应改善之微小血管瘤及点状出血，OCT 可见黄斑水肿显著改善。

图点评：该 45 岁男性患者因 DME 接受五针抗 VEGF 注射，黄斑中心凹视网膜厚度（CRT）由 306μm 改善至 253μm，最佳矫正视力（BCVA）由 0.4 提高至 1.0。即使轻度 NPDR，也有可能并发影响视力的黄斑水肿。

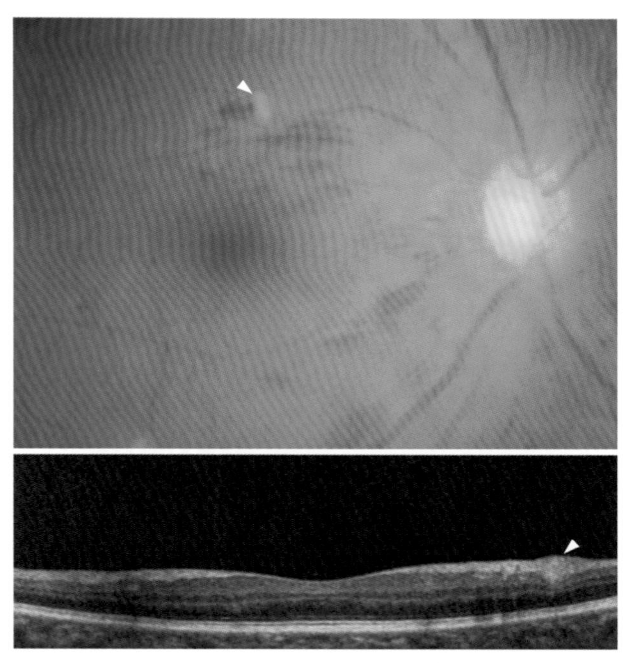

图 5-2-2 右眼中度非增殖性糖尿病视网膜病变

右眼眼底彩色摄影可见小动脉瘤（microaneurysm），出血及神经纤维梗死形成的棉絮状斑（cotton wool spot）（白色三角）；OCT 显示神经纤维层棉絮状斑之表现为高反射信号（白色三角）。

图点评：OCT 剖面图可见棉絮状斑位于神经纤维层，有别于硬性渗出多位于外丛状层。

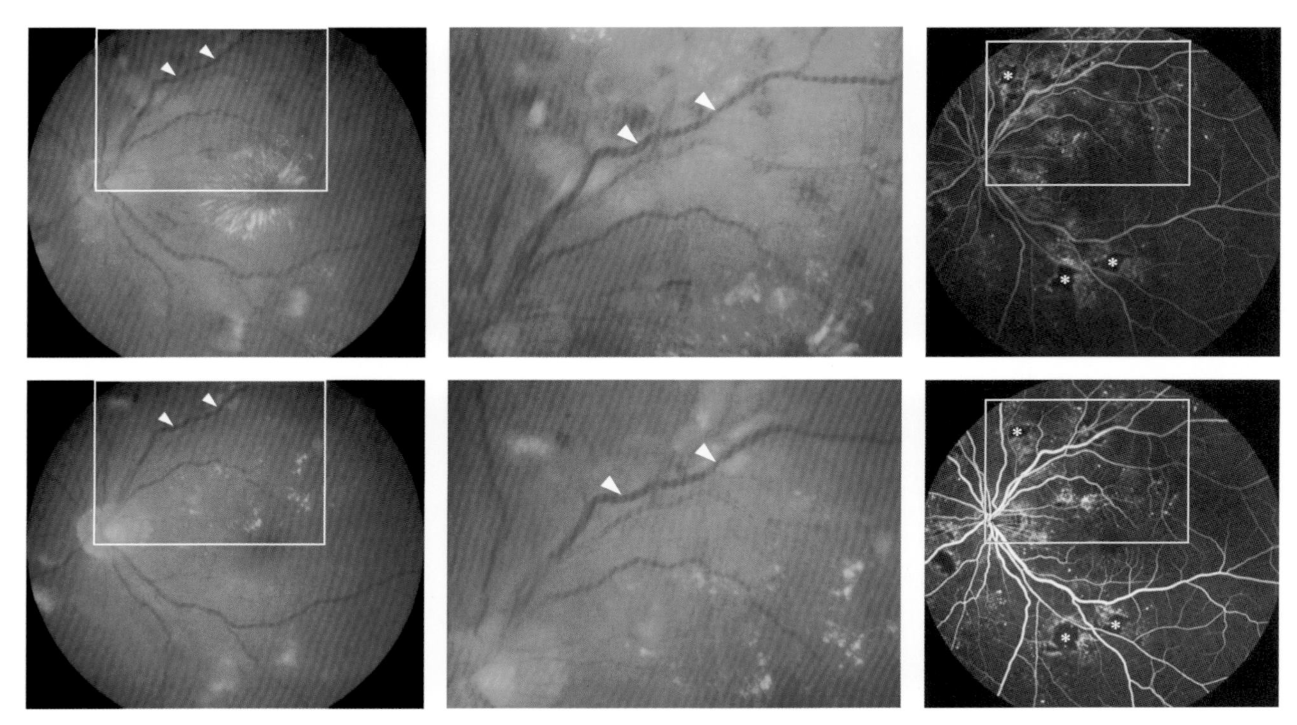

图 5-2-3　重度非增殖性糖尿病视网膜病变

上一排为左眼接受 ranibizumab 玻璃体内注射前之重度 NPDR 的眼底表现，左眼眼底彩色照片可见出血、棉絮状斑、渗出物及视网膜静脉扩张（三角），FA 显示出血、视网膜静脉扩张及视网膜微血管无灌注区（白色星号）；下排为左眼接受五针 ranibizumab 玻璃体内注射后之中度非增殖性糖尿病视网膜病变，左眼眼底彩色摄影可见出血、棉絮状斑、渗出物的严重程度均改善，FA 显示相对应改善之出血及渗出物，但视网膜静脉扩张（三角）及视网膜微血管无灌注区（白色星号）并无明显改善。

图点评：本图可见抗 VEGF 注射虽可大幅降低视网膜影像显示的病变严重程度，但与 FFA 相较，注射前后的视网膜组织缺氧并无明显再灌注（reperfusion）现象。

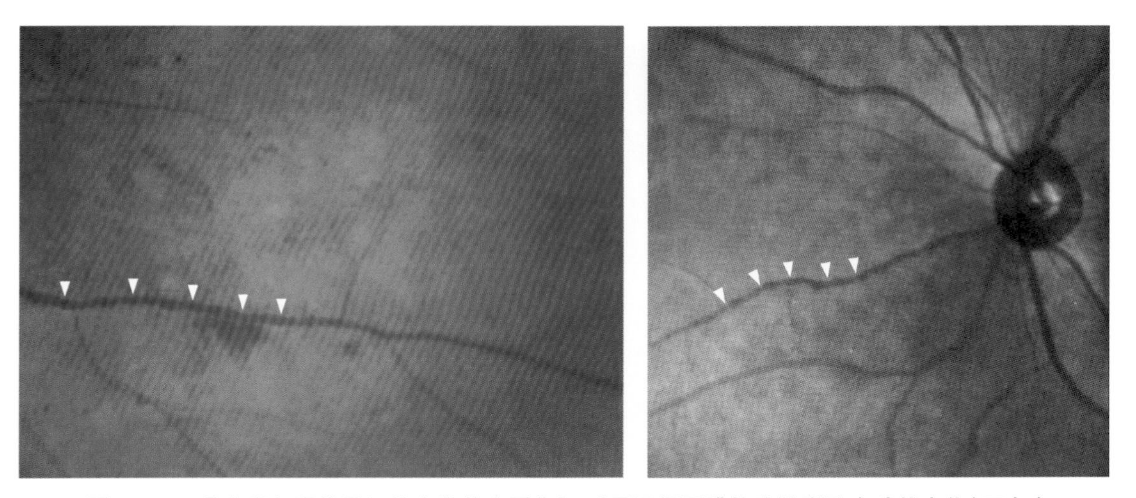

图 5-2-4　眼底彩色照片及红外自发荧光图像（IR）显示视网膜静脉扩张及串珠状变化（三角）

图点评：视网膜静脉串珠状变化常伴随大范围的视网膜缺血，也是病程快速进展至增殖性糖尿病视网膜病变的重要预测因子。

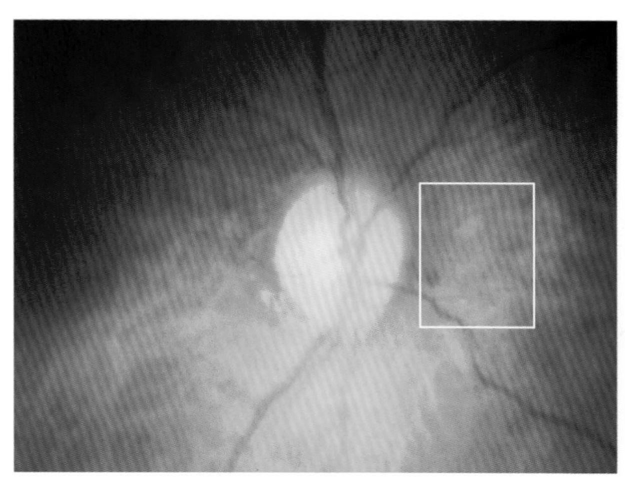
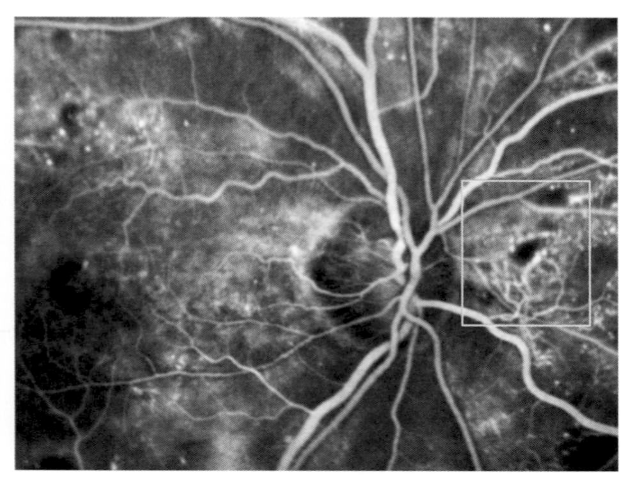

图 5-2-5　右眼重度非增殖性糖尿病视网膜病变

右眼眼底彩色照片显示视神经盘鼻侧有纤细、不规则状之视网膜内微血管异常（intraretinal microvascular abnormalities，IRMA）；FFA 显示局部强荧光表现伴随邻近区域微血管丧失，但无明显荧光渗漏。

图点评：IRMA 因局限在内界膜之下，在 FFA 不会有明显的玻璃体腔荧光素染色，而 PDR 新生血管则会有显著的玻璃体腔荧光素渗漏。

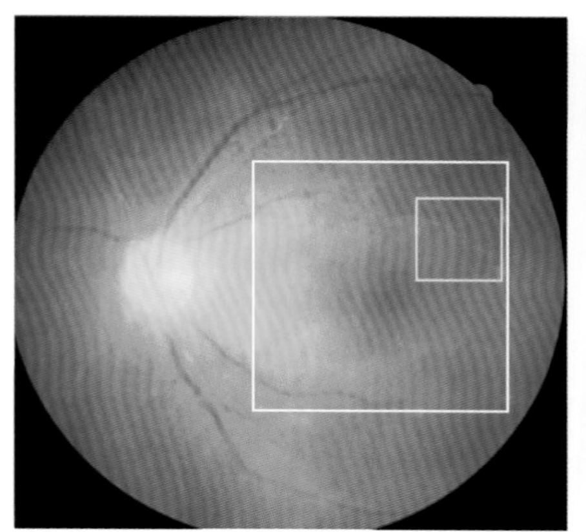
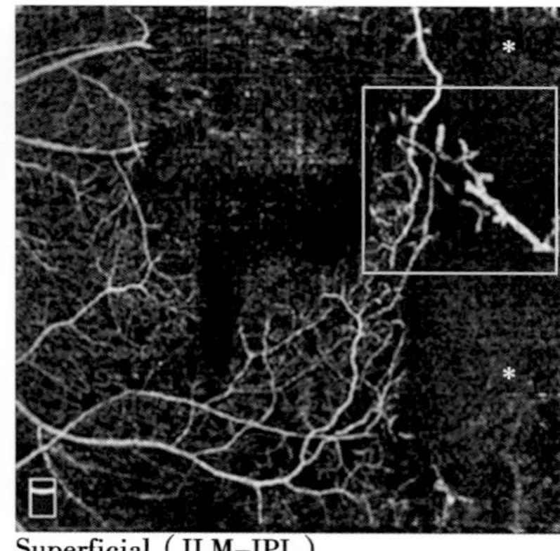

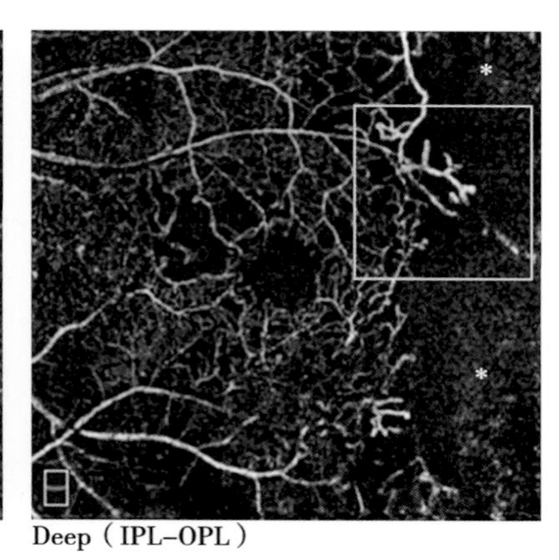

图 5-2-6　左眼眼底彩色照片显示视网膜小动脉狭窄及视网膜内微血管异常（IRMA，黄色方框）；左眼对应 OCT 血管成像图显示浅层及深层微血管视网膜内微血管异常（黄色方框），伴随邻近微血管无灌注区（白色星号）（扫描范围 6mm×6mm）

图点评：IRMA 是重度 NPDR 的主要表现之一，常伴随大范围的毛细血管无灌注区形成，一旦 IRMA 向视网膜表面增长并突破内界膜，则病程进入 PDR 阶段。

（彭义杰　谢易庭）

参 考 文 献

1. Early Treatment Diabetic Retinopathy Study Research Group. Grading diabetic retinopathy from stereoscopic color fundus photographs--an extension of the modified Airlie House classification. ETDRS report number 10. Ophthalmology，1991，98（5 suppl）：786-806.
2. Early Treatment Diabetic Retinopathy Study Research Group. Fundus photographic risk factors for progression of diabetic retinopathy. ETDRS report number 12. Ophthalmology，1991，98（5 suppl）：823-833.
3. MURPHY R P. Management of diabetic retinopathy. Am Fam Physician，1995，51（4）：785-796.

4. Early Treatment Diabetic Retinopathy Study Research Group. Early photocoagulation for diabetic retinopathy. ETDRS report number 9.Ophthalmology，1991，98（5 suppl）：766-785.
5. Diabetic Retinopathy Clinical Research Network. Aflibercept，bevacizumab，or ranibizumab for diabetic macular edema. N Engl J Med，2015，372（13）：1193-1203.
6. BOYER D S，YOON Y H，BELFORT R Jr，et al. Three-year，randomized，sham-controlled trial of dexamethasone intravitreal implant in patients with diabetic macular edema.Ophthalmology，2014，121（10）：1904-1914.

第三节 增殖性糖尿病视网膜病变

增殖性糖尿病视网膜病变（proliferative diabetic retinopathy，PDR）与非增殖性糖尿病视网膜病变的区别在于视网膜出现新生血管，这些新生血管可发生在视网膜或视神经乳头。其病理生理机制为视网膜缺血缺氧释放大量血管内皮细胞生长因子（vascular endothelial growth factor，VEGF），从而导致血管通透性增加以及新生血管形成[1]。

裂隙灯显微镜检查时，散瞳前需要注意虹膜是否存在新生血管（rubeosis or NVI）、糖尿病性白内障、玻璃体细胞增加（出血或因为视网膜脱离而释放出的色素细胞）。散瞳检查时需特别注意是否存在玻璃体积血、视神经乳头新生血管（NVD）或视网膜新生血管（NVE）。荧光素眼底血管造影（fluorescein angiography，FFA）可根据微血管的血流中断及无灌注区域的情况判断视网膜缺血的范围，新生血管则会因渗漏而显影（图 5-3-1～图 5-3-6）。

图点评：糖尿病视网膜病变继发新生血管性青光眼（NVG），需按 NVG 的处理原则，以最大限度挽救患者视功能、控制眼压、控制病情进展。

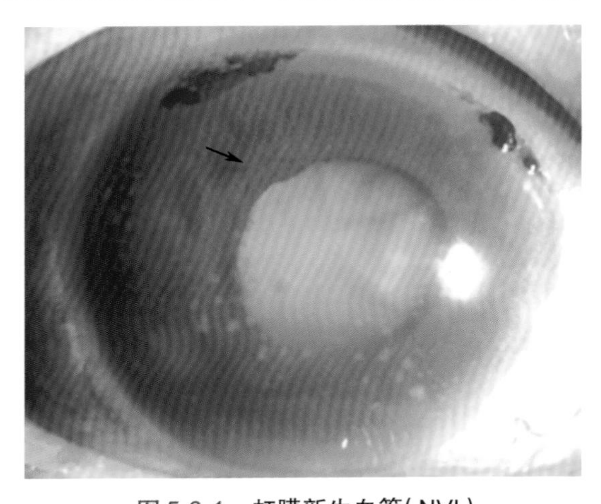

图 5-3-1 虹膜新生血管（NVI）

70 岁男性，糖尿病病史 20 年，右眼突发胀痛 1 天，眼科检查发现虹膜新生血管（NVI）（如箭头示）合并前房积血，以及角膜后沉着物（keratic precipitates），该眼眼压高达 50mmHg，视力仅为光感，预后差。

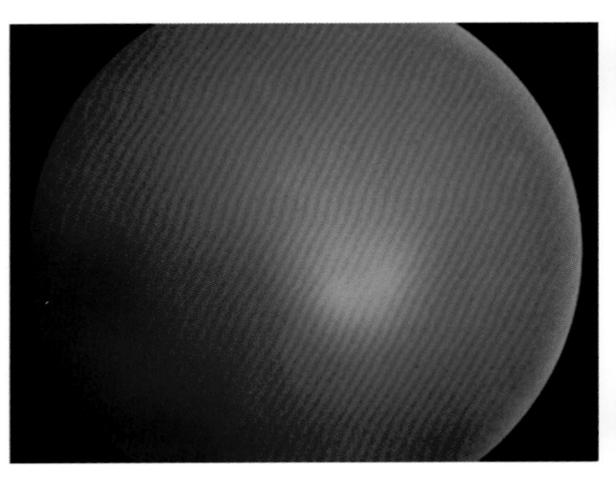

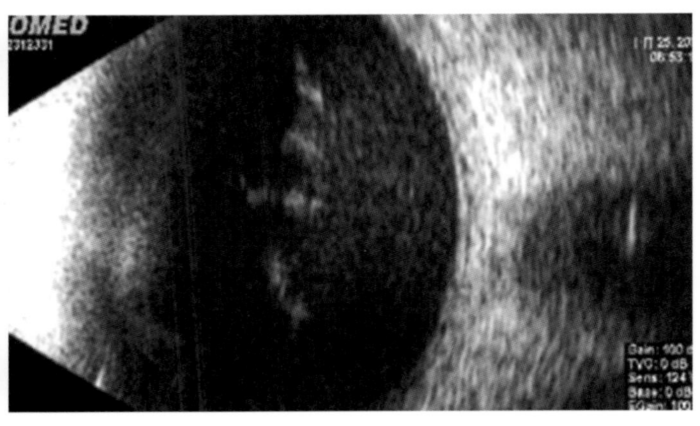

图 5-3-2 玻璃体积血（VH）

38 岁女性，诊断为妊娠期糖尿病（确诊为 2 型糖尿病），右眼突发无痛性视力下降数天，眼底检查可以发现玻璃体积血，隐约可见视神经，余视网膜结构不可见；B 超可见玻璃体积血但未合并视网膜脱离。

图点评：导致玻璃体积血的原因多，有时视网膜裂孔牵血管破裂也可导致严重的玻璃体积血，眼底检查无法确认病因时需行B超检查以排除牵拉性视网膜脱离。

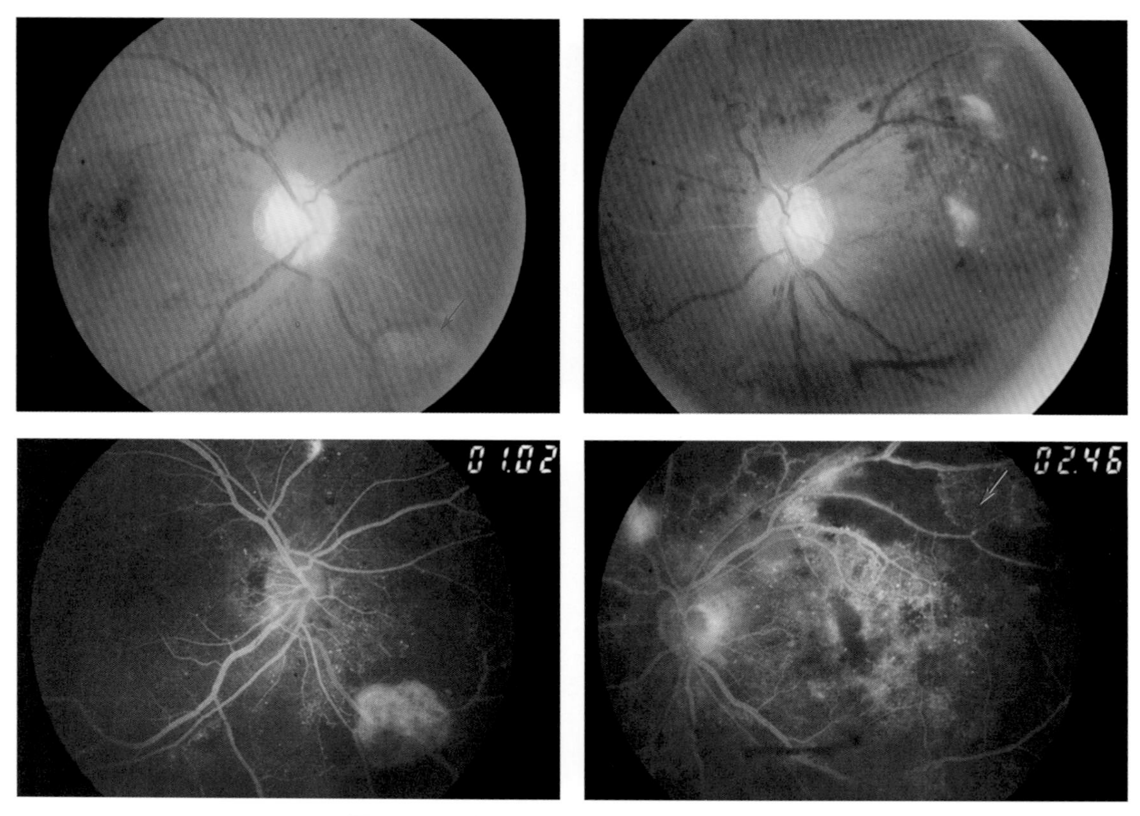

图 5-3-3 增殖性糖尿病视网膜病变(PDR)

40岁男性，2型糖尿病患者，右眼可见右下角(蓝色箭头)处视网膜新生血管(NVE)，同一患者的左眼可见NVE合并玻璃体积血，FFA显示视网膜无灌注区域以及显著新生血管渗漏(蓝色箭头)。

图点评：FFA能敏感地发现新生血管及无灌注区，然而FFA检查需注射造影剂，肾功能不佳的患者需谨慎。

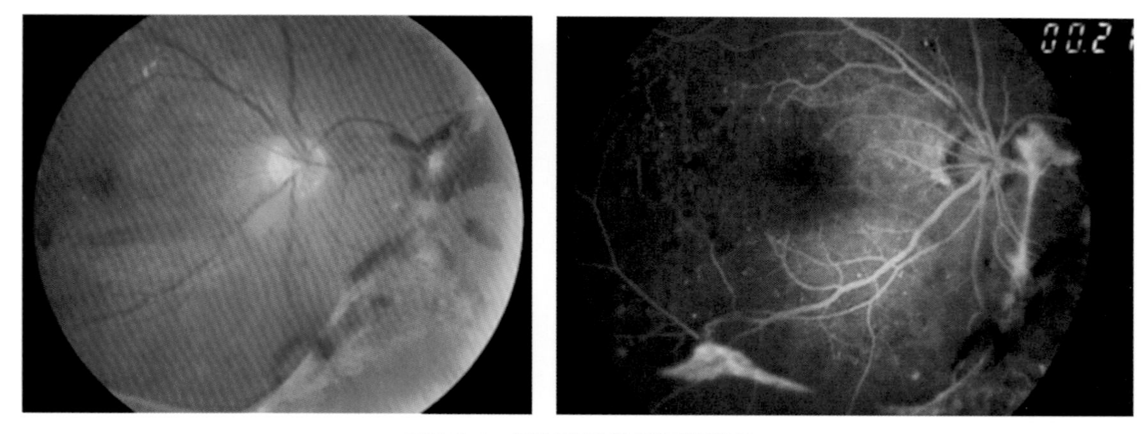

图 5-3-4 局部牵拉性视网膜脱离

47岁2型糖尿病男性主诉右眼部分视野缺损，散瞳检查发现右眼右下角局部牵拉性视网膜脱离。

图点评：糖尿病患者牵引性视网膜脱离有时会同时合并裂孔性视网膜脱离。

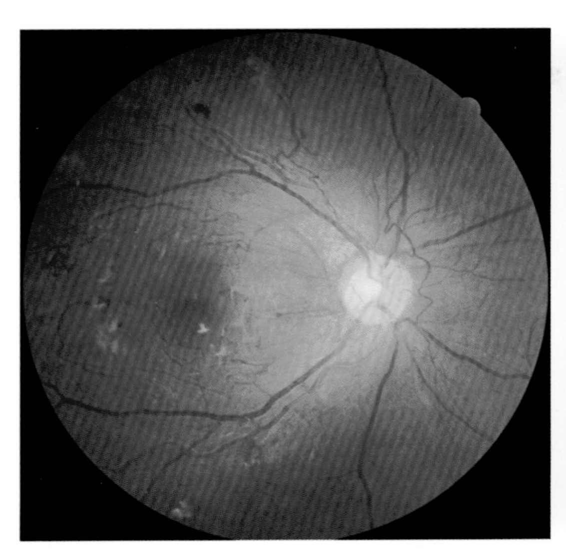
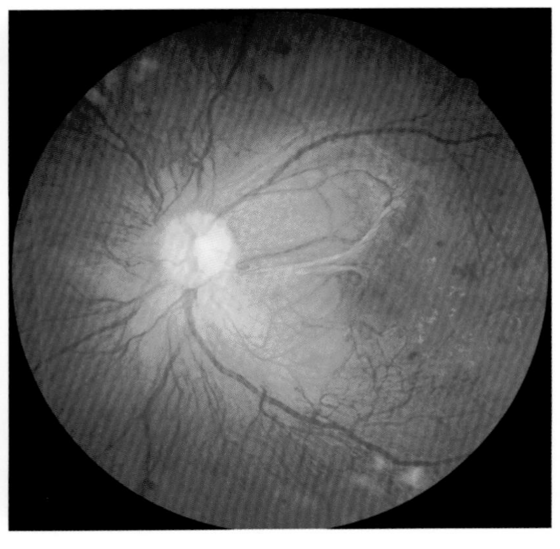

图 5-3-5　增殖性糖尿病视网膜病变伴广泛视网膜新生血管形成

图点评：患者双眼虽发现有广泛的新生血管形成，但若未造成玻璃体积血及视网膜出血，患者还可维持良好视力。若未接受眼底检查，医生和患者均未意识到已经发生 PDR，由此会错过治疗的最佳时机。

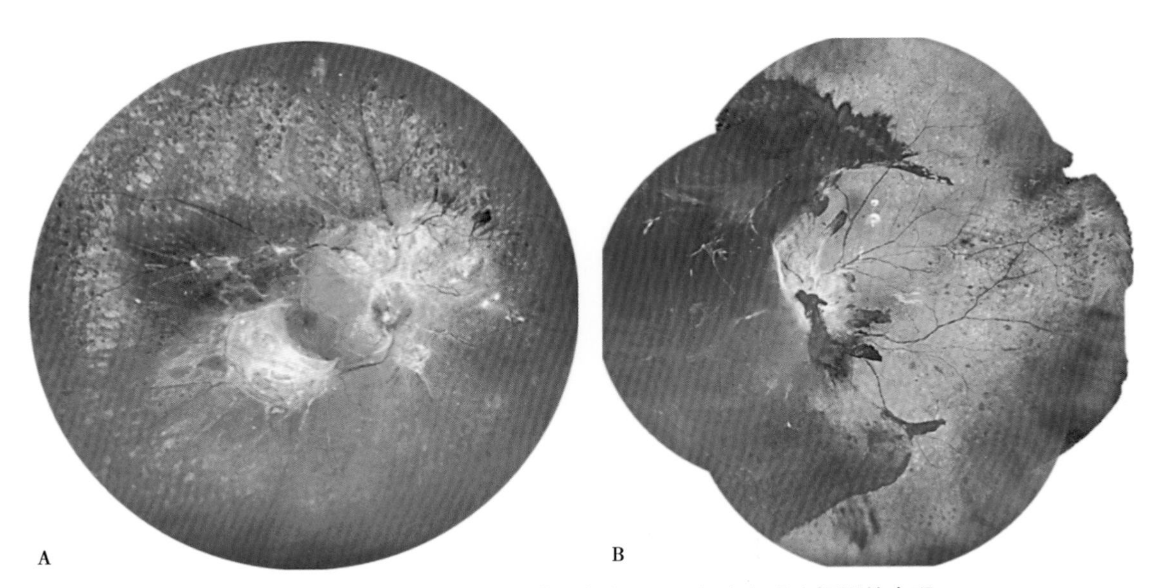

图 5-3-6　增殖性糖尿病视网膜病变在 cSLO 超广角眼底摄影的表现

A. 右眼；B. 左眼。

图点评：在 cSLO 的成像图中，视网膜脱离的部位呈现墨绿色，可凸显脱离的范围。

（萧家杰　谢易庭）

参考文献

1. HSIAO C C，HSU H M，YANG C H. Correlation of retinal vascular perfusion density with dark adaptation in diabetic retinopathy. Graefes Arch Clin Exp Ophthalmol，2019，257（7）：1401-1410.

第四节　糖尿病性黄斑水肿

糖尿病性黄斑水肿（diabetic macular edema，DME），从轻度 NPDR 至 PDR 均可发生，是慢性高血糖所导致的全身微血管并发症之一。慢性高血糖导致血视网膜屏障（blood retinal barrier）破坏，血管渗透性增加而使血管内液渗漏至组织间隙中。DME 的发生与发展与糖尿病病程长、血糖控制不良，合并内科疾病，如高血压、高血脂以及慢性肾病变等有关（图 5-4-1～图 5-4-3）。

糖尿病性黄斑水肿的病理机制复杂[1]。长期高血糖产生的氧化压力与抗炎因子破坏视网膜微血管壁外的周细胞（pericyte）与血管内皮细胞（endothelial cell），导致微血管瘤（microaneurysm）形成、微血管闭锁以及视网膜灌流异常。另外，血管内皮生长因子（vascular endothelial growth factor，VEGF）与炎症因子导致血管通透性增加，而 starling 原则（starling's rule）调控血管内与组织间液的移动，在视网膜水肿的形成中起重要作用。

除上述视网膜微血管壁细胞与血管内皮细胞外，Müller 细胞在维持血 - 视网膜屏障的完整性、视网膜间质与血管之间的水运输平衡方面也发挥重要作用。慢性高血糖与血液灌注异常导致 Müller 细胞产生神经胶质反应（gliotic reaction），同时伴随众多炎症因子（inflammatory cytokines）与血管内皮生长因子的表达增加；同时血液灌注异常抑制 Müller 细胞钾离子通道蛋白（Kir4.1）表达，导致钾离子在细胞内积聚，水分进入 Müller 细胞产生胞内水肿（intracellular edema），从而导致 Müller 细胞功能异常[2-4]。

DME 的诊断可结合彩色眼底照相、FFA 和 OCT 检查。ETDRS（early treatment diabetic retinopathy study）定义临床有意义黄斑水肿（clinically significant macular edema，CSME）：视网膜水肿增厚在距离黄斑部中央 500μm 以内、硬性视网膜渗出物出现在黄斑部中央 500μm 以内且并有邻近网膜增厚、视网膜水肿增厚范围至少一个视盘直径大小（1 disc diameter，DD）且其病变范围累及距黄斑中央凹 1DD 以内（图 5-4-4～图 5-4-6）。

OCT 为诊断与随诊黄斑水肿重要的检查之一。观察中央视网膜厚度（黄斑部中央凹 1mm 直径范围内测量的平均厚度）为最简单且可量化水肿的方法，不同文献有不同的厚度诊断标准，一般诊断标准为黄斑区视网膜厚度大于 250μm。

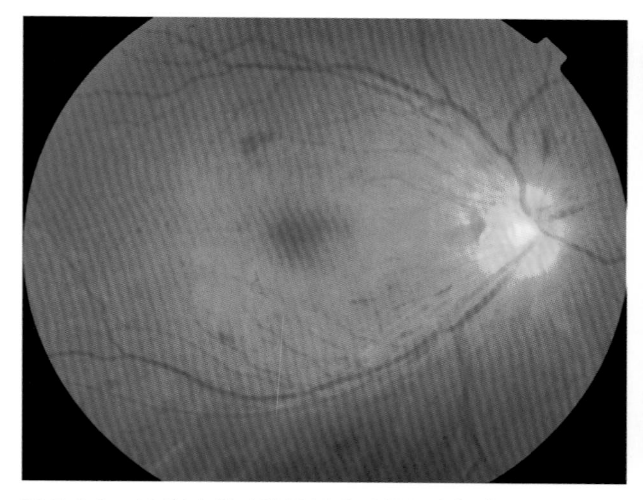
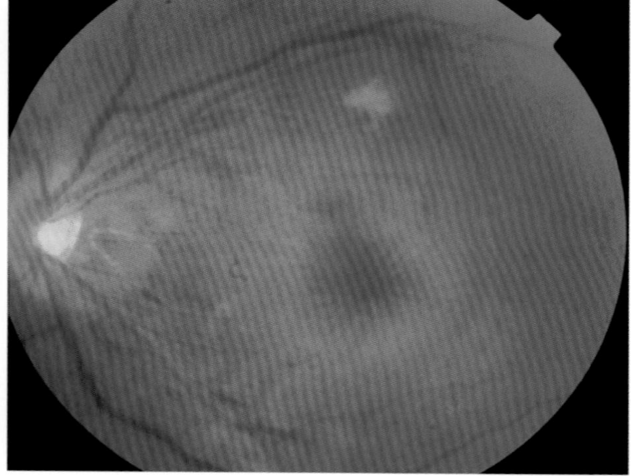

图 5-4-1　42 岁女性确诊糖尿病后服用降糖药物后出现视力模糊数天后就诊，眼底检查可见散在出血之外，双眼黄斑部亦可见水肿呈放射状或花瓣样

图点评：在黄斑水肿早期，眼底可不出现黄白色硬性视网膜渗出物（hard exudate）形成。

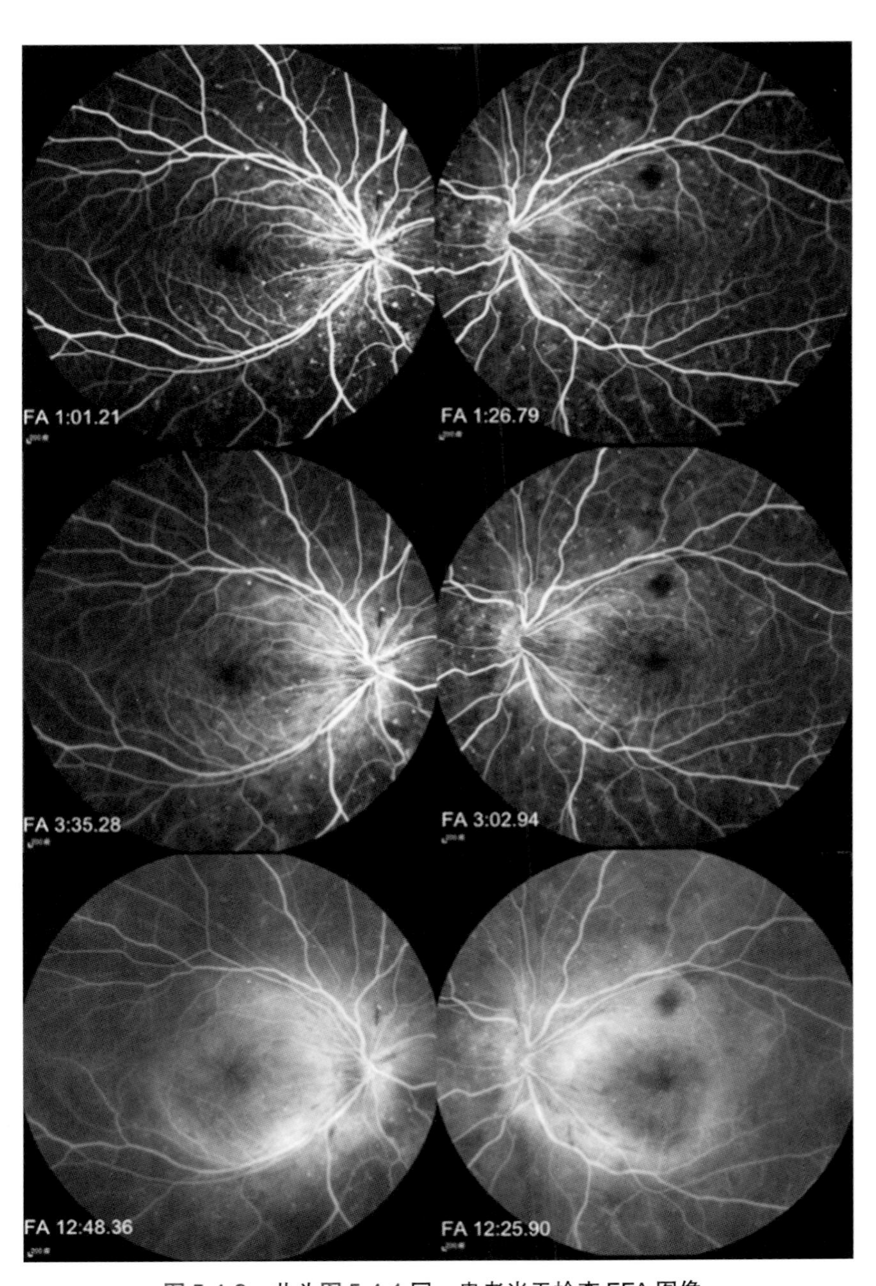

图 5-4-2　此为图 5-4-1 同一患者当天检查 FFA 图像。

图点评：DME 典型的囊样水肿，在 FFA 表现为花瓣样外观，尤其在 FFA 晚期明显。

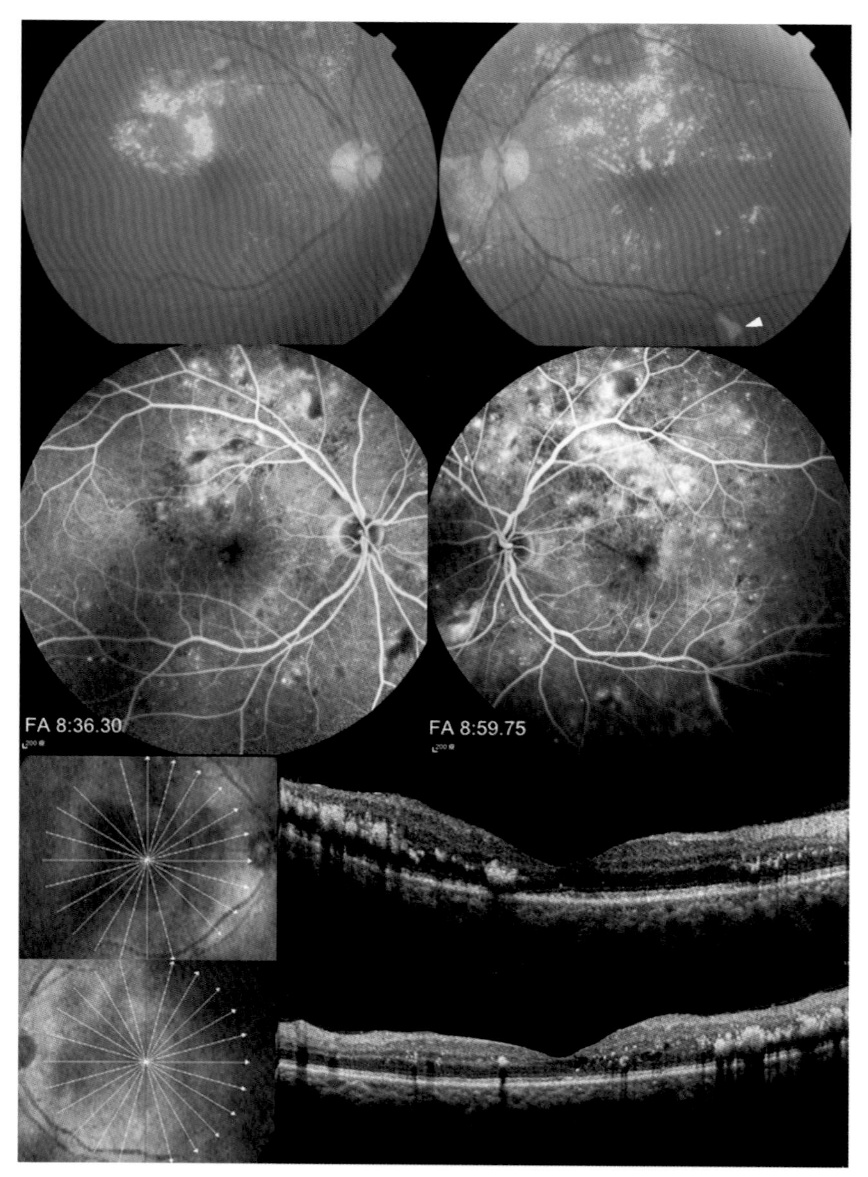

图 5-4-3 当黄斑水肿逐渐消退，黄斑区类脂质沉积物堆积形成黄白色油亮硬性视网膜渗出物（hard exudate），在 FFA 下呈现斑驳状遮蔽荧光（blocked fluorescence）

图点评：水分吸收比类脂质渗出物快，因此可观察到视网膜黄白色的沉积物。与 OCT 断层扫描图对应，沉积物位于外丛状层，可解释此患者左眼硬性渗出物以黄斑中心凹向外辐射状分布。类脂质沉积物与棉絮状的灰白色病灶（cotton wool spot）不同（白色三角），棉絮状病灶非真正渗出物，是神经纤维层缺氧的表现。

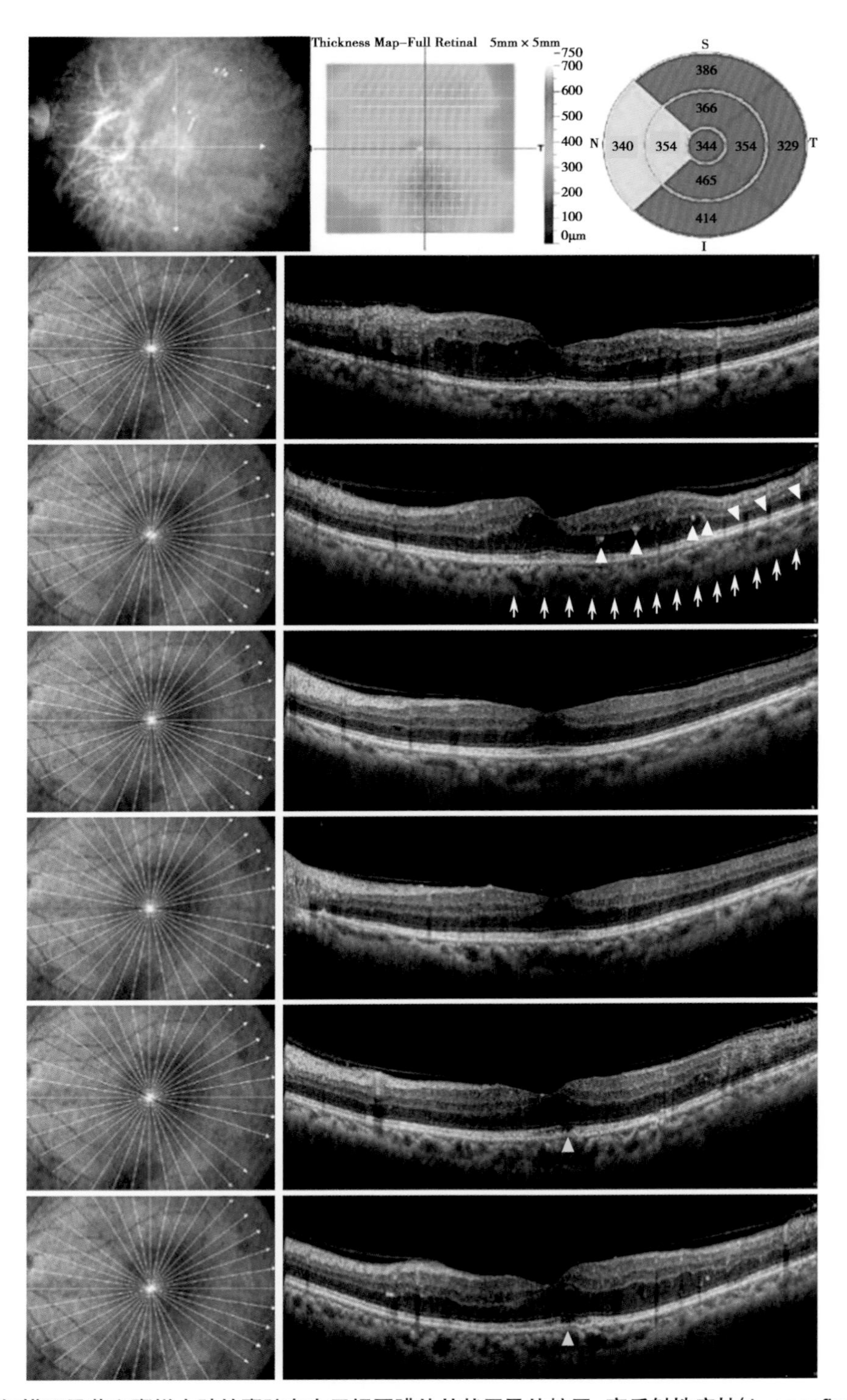

图 5-4-4　OCT B 扫描可见黄斑囊样水肿的囊腔存在于视网膜外丛状层及外核层，高反射性病灶（hyperreflective foci，HRF）散在于外丛状层、外核层或整个神经纤维层（neurosensory retina）（白色三角箭头），这些 HRF 可能是类脂质渗出物、炎症细胞或色素细胞的聚集沉积，OCT 亦清楚可见囊样水肿位置对应的脉络膜血管管腔明显扩大，厚度明显增加（白色三角）、提示脉络膜在黄斑水肿的发生与发展中起重要作用，OCT 也可发现视网膜玻璃体界面（vitreoretinal interface）异常，此患者尚未出现 PVD

图点评：OCT 放射性 B 扫描除可对 DME 进行全面描述，此图下方的两个切面（4：00 至 10：00 位及 5：00 至 11：00 位）可观察到此患者的感光细胞层（ellipsoid zone）缺损（黄色三角），通常出现在视网膜无灌注区的区域内（non-perfusion area）[5]，并与视力预后相关。

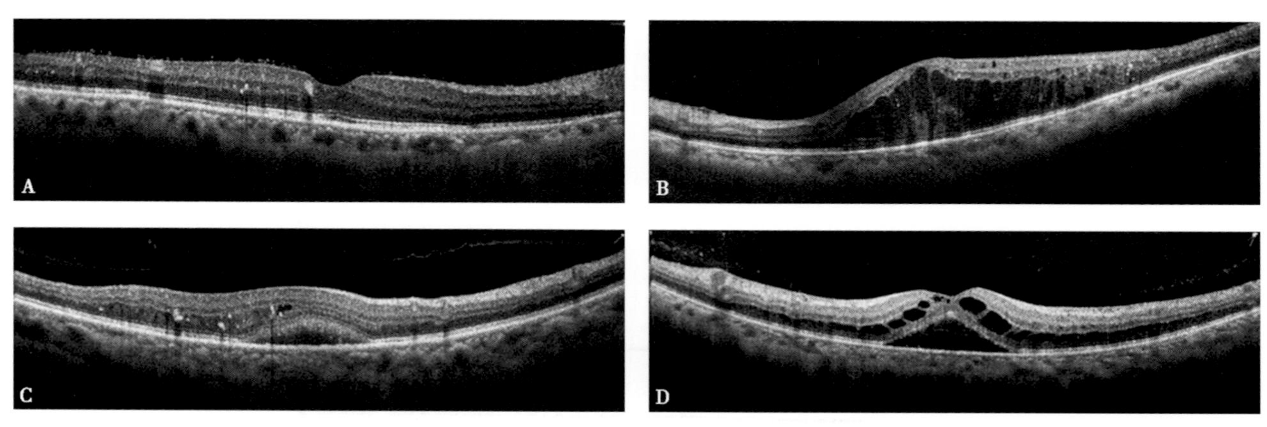

图 5-4-5　OCT 对黄斑水肿的分型

A. 一型表现为视网膜弥漫性增厚（diffuse retinal thickening），中心凹下未见明显囊腔；B. 二型表现为黄斑囊样水肿（cystoid macular edema），在黄斑部视网膜外丛状层（outer plexiform layer）或外核层（outer nuclear layer）可见明显囊腔形成；C. 三型表现为视网膜下积液（subretinal fluid）：渗出液积存于视网膜神经上皮层与色素上皮层之间；D. 四型为混合型。

图点评：OCT 形态学分类相较于基于眼底彩照进行分类的 CSME 更直观，并具有重要临床价值，大量研究已发现视网膜下积液的第三类型的 DME 对抗 VEGF 应答良好。

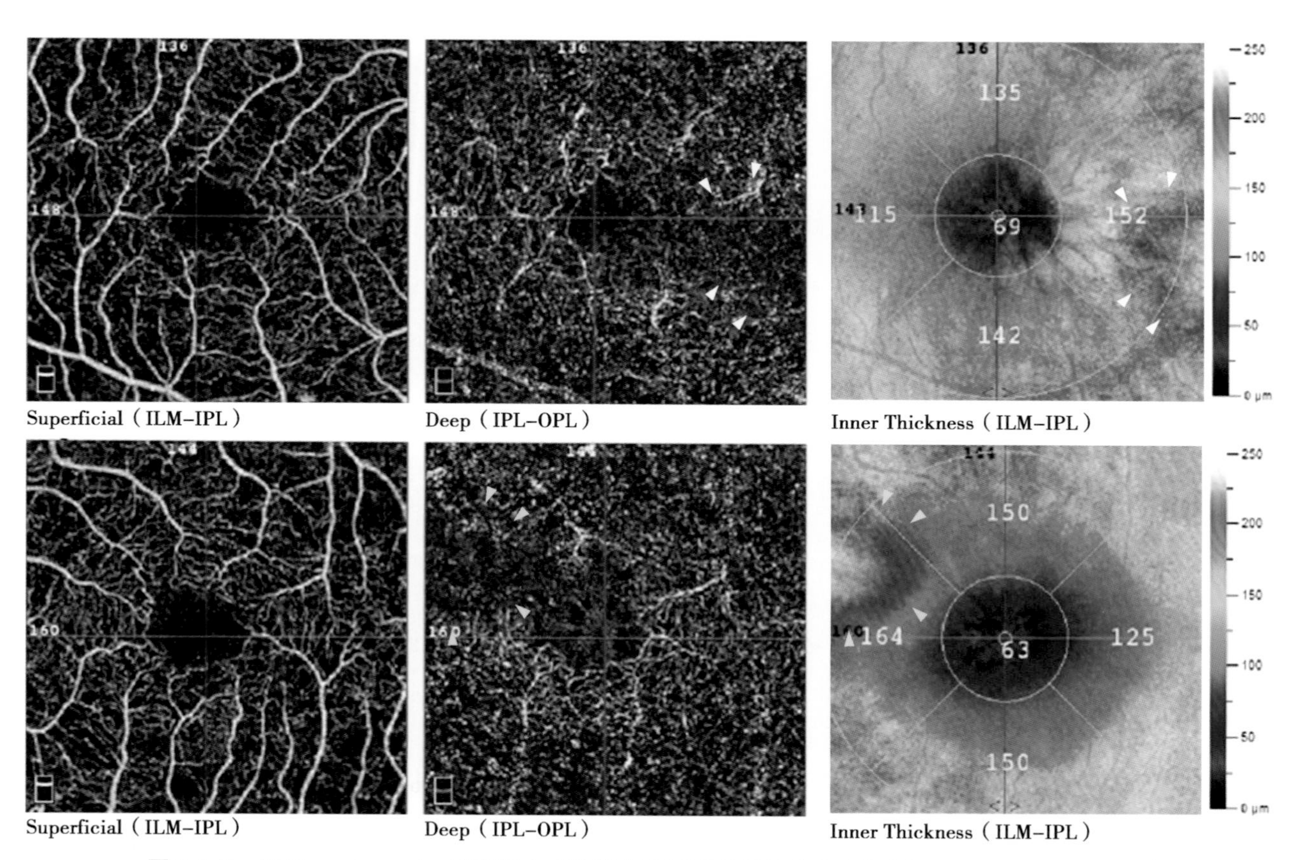

图 5-4-6　OCT-angiography 可见微小动脉瘤存在视网膜深层毛细血管丛（deep capillary plexus）

上下排右图所示囊样水肿（白色与黄色箭头所围区域）遮蔽深层毛细血管丛而使中间图标部分血管信号呈现减弱状态。

图点评：相较于 FFA，OCTA 可清晰显示水肿存在于内丛状层及外丛状层间的深层位置。

硬性视网膜渗出或高反射性灶常发生于慢性 DME，即使水肿治疗消退后病灶仍可存在。如果同时存在玻璃体黄斑部牵拉征（vitreomacular traction，VMT），黄斑水肿更严重且不易消退，视力预后差（图 5-4-7）。

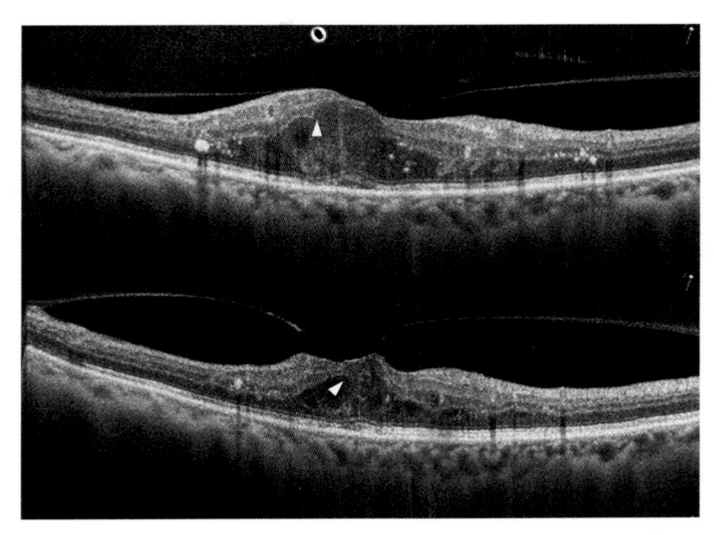

图 5-4-7　OCT 扫描除可见囊样水肿、视网膜下积液，还可见视网膜内层组织破坏（disorganization of retinal inner layers，DRIL）（白色三角）。患者经抗 VEGF 药物治疗 6 个月后，可见玻璃体黄斑部牵拉综合征（vitreomacular traction，VMT），持续以抗 VEGF 治疗三次后黄斑水肿与 VMT 消退，但黄斑中心凹下视网膜仍可见视网膜内囊腔，提示视网膜内层结构退化，视力预后差。此患者视力治疗前后均为 0.2

图点评：DRIL 为视网膜神经节细胞层（ganglion cell layer）至外丛状层（outer plexiform layer）间的组织不连续性。VMT 和 DRIL 是造成黄斑水肿疗效不佳的原因之一，OCT 具有重要的诊断价值。

（蔡孟儒　谢易庭）

参考文献

1. BHAGAT N，GRIGORIAN R A，TUTELA A，et al. Diabetic macular edema：pathogenesis and treatment. Surv Ophthalmol，2009，54（1）：1-32.
2. COUGHLIN B A，FEENSTRA D J，MOHR S. Müller cells and diabetic retinopathy. Vision research，2017，139：93-100.
3. BRINGMANN A，REICHENBACH A，WIEDEMANN P. Pathomechanisms of cystoid macular edema. Ophthalmic Res，2004，36（5）：241-249.
4. KLAASSEN I，VAN NOORDEN C J，SCHLINGEMANN R O. Molecular basis of the inner blood-retinal barrier and its breakdown in diabetic macular edema and other pathological conditions. Prog Retin Eye Res，2013，34：19-48.
5. SCARINCI F，JAMPOL L M，LINSENMEIER R A，et al. Association of diabetic macular nonperfusion with outer retinal disruption on optical coherence tomography. JAMA Ophthalmol，2015，133（9）：1036-1044.

第六章

糖尿病视网膜病变的筛查及人工智能在筛查中的应用

第一节　糖尿病视网膜病变筛查

一、糖尿病视网膜病变筛查的重要性

糖尿病视网膜病变（DR）是工作人群最严重的致盲性眼病，其发病隐匿，可能在数年的时间内都没有症状，发现时可能已至晚期，因此早期发现以进行及时干预至关重要。

来自瑞典的数据显示，斯德哥尔摩市的 DR 综合筛查项目取得了令人瞩目的成效，在 15 年间使 DR 致盲率从 3/10 万下降至 0.2/10 万。英国纽卡斯尔地区的数据也表明了综合筛查项目使 DR 致盲率明显下降[1]。2017 年美国糖尿病协会指出：对于糖尿病患者，定期随访、早期发现和治疗威胁视力的视网膜病变，可预防高达 98% 由 DR 造成的视力丧失[2]。

二、糖尿病视网膜病变筛查时机及频率

筛查时机：澳大利亚和加拿大指南均指出，青春期前诊断的 1 型糖尿病患者应在青春期后开始筛查眼底，而英国指南建议 12 岁开始筛查；美国和加拿大指南推荐，在青春期之后诊断的 1 型糖尿病患者应在诊断 3～5 年后开始筛查眼底。

我国以及美国眼科学会建议的 DR 筛查频率总结如下（表 6-1-1、图 6-1-1）。

表 6-1-1　糖尿病患者眼科筛查时机及频率推荐表

糖尿病类型	筛查起始时间	筛查频率
1 型	确诊 5 年后	每年 1 次
2 型	确诊即刻	每年 1 次
妊娠糖尿病 1 型 /2 型	计划妊娠和妊娠早期	无视网膜病变至轻度或中度 NPDR，每 3～12 个月 1 次； 重度 NPDR 或 PDR，每 1～3 个月 1 次

美国眼科学会年会（American Academy of Ophthalmology，AAO）（2020）DR 诊疗指南[3]中建议糖尿病患者每年进行一次眼科检查。2 型糖尿病患者，应鼓励每年进行一次散瞳眼底检查。无糖尿病视网膜病变的 1 型糖尿病患者应在糖尿病发病 5 年后开始每年进行一次眼部检查。

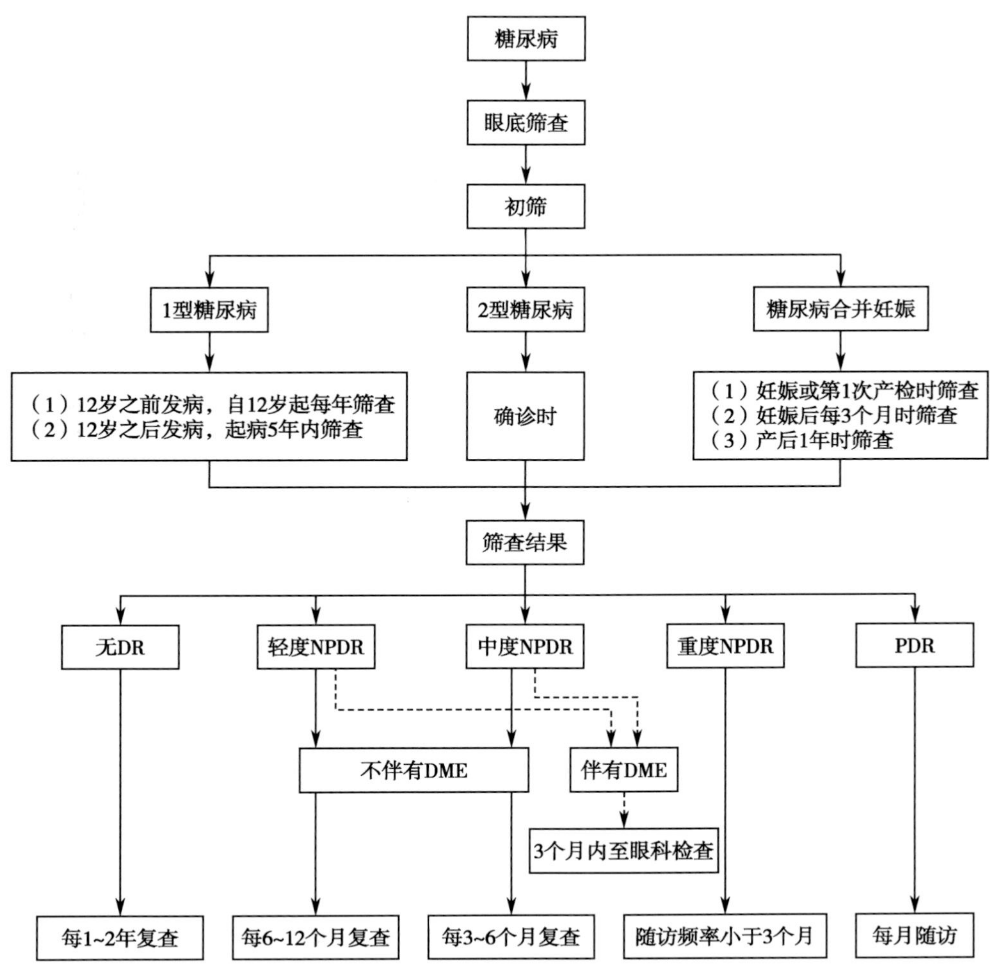

图 6-1-1 我国糖尿病患者视网膜病变筛查推荐

图点评：中华医学会眼科学分会眼底病学组制定的《我国糖尿病视网膜病变临床诊疗指南（2022年）》[4]中指出："1 型糖尿病：12 岁之前发病者，自 12 岁起每年筛查；12 岁之后发病者，起病 5 年内筛查，之后应每年随诊 1 次。2 型糖尿病：应在确诊时开始筛查眼底病变，每年随诊 1 次。由于妊娠期间的代谢改变会加重糖尿病患者 DR 发展，对于在怀孕前诊断的糖尿病患者（糖尿病合并妊娠），应在妊娠或第 1 次产检时筛查，妊娠后每 3 个月筛查，产后 1 年时筛查。"

三、糖尿病视网膜病变筛查设备及技术要求

DR 诊断依赖于医生对眼底检查情况进行评估，需要使用更大视野的眼底照相，另外，常常借助相干光断层扫描（OCT）技术、OCT 血管成像（OCTA）技术或荧光素眼底血管造影（FFA）技术。DR 筛查的主要目的是早发现、早干预。目前我国 DR 筛查设备主要为眼底照相机，其具有操作简单、费用低廉和检查结果直观、可记录、可对比等特点，适合在基层医疗机构开展 DR 筛查时使用。

眼底照相机可分为需散瞳眼底照相机、免散瞳眼底照相机及超广角视网膜成像系统等。

目前，国内外大多采用免散瞳眼底照相机进行筛查，该技术具有不需要散瞳、简便快捷、客观、安全有效等特点。研究显示，在眼部病变的检查中，免散瞳眼底照相与散瞳眼底检查具有很高的一致性[5]。

四、眼底照相是筛查糖尿病视网膜病变的主要手段

眼底照相方法包括单视野、双视野、3 视野、7 视野等（图 6-1-2），早期的 DR 筛查以散瞳后的 7 视野筛查为主，也被认为是糖尿病视网膜病变筛查的金标准（详见第四章 眼底检查部分）。

黄斑与视盘病变为威胁视力的最重要 2 个区域，为了满足 DR 筛查和随访的准确性及便捷性，建议进行双视野眼底照相，即每只眼拍摄 2 张数码眼底图像，分别以视盘和黄斑为中心，展示视盘、黄斑及其周边 45°～60° 的视网膜范围[1]（图 6-1-2）。

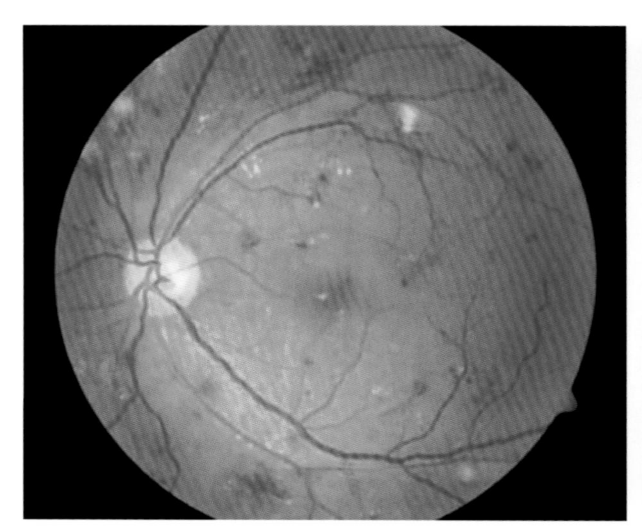
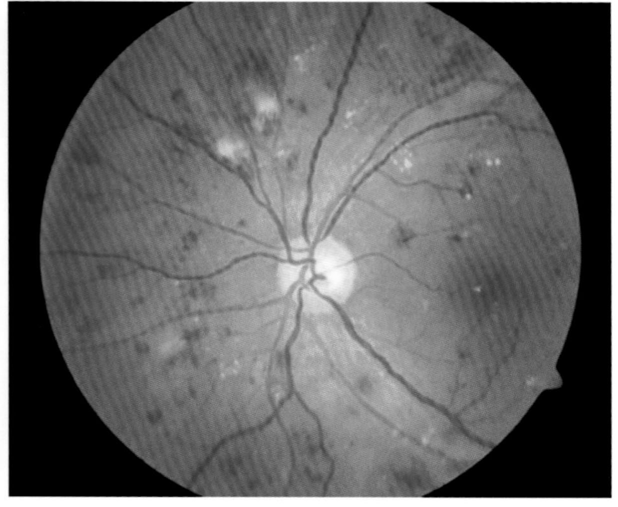

图 6-1-2 眼底拍摄标准片

图点评：双视野眼底照相分别以视盘和黄斑为中心，展示视盘、黄斑及其周边 45°～60° 的视网膜范围。

图片质量（图 6-1-3）要求：①除增殖膜、视网膜前出血及玻璃体积血等 DR 体征外，图中大部的血管能够被识别；②主要眼底结构位置正确，每个视野水平与垂直方向均不小于 45°，黄斑区图像要求黄斑中心凹距离图像中心<1.5 个视盘直径，视盘区图像要求视盘中心距离图像中心<1.5 个视盘直径；③成像范围内无影响判读的暗影或高亮反光区域；④曝光适度，无过曝光、欠曝光；⑤无镜头污渍、眼睑或睫毛等遮挡影，无运动伪影[6]。

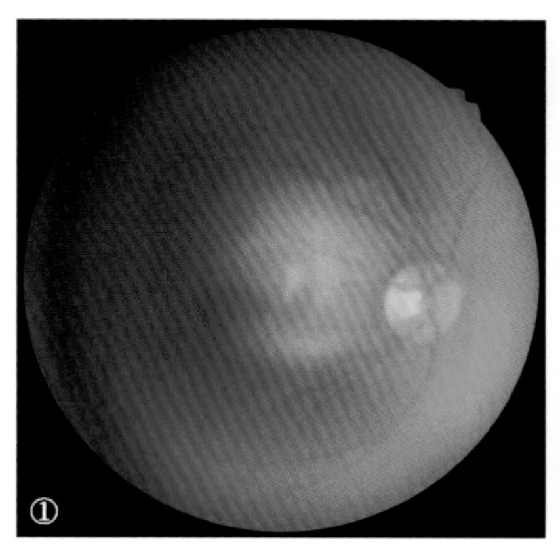

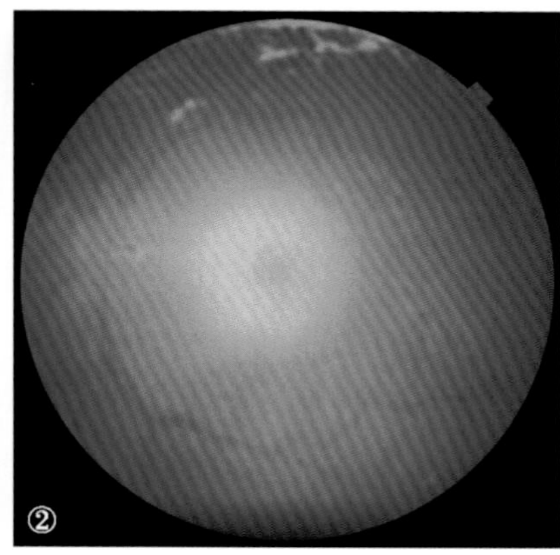

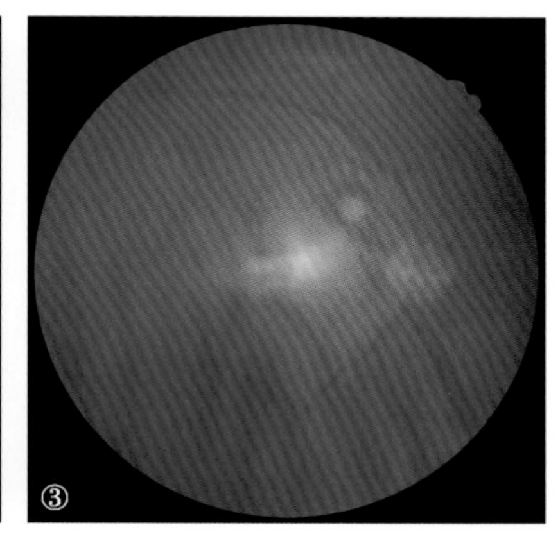

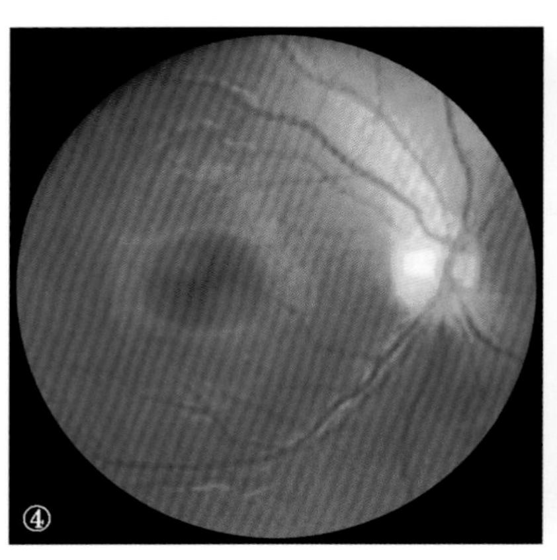

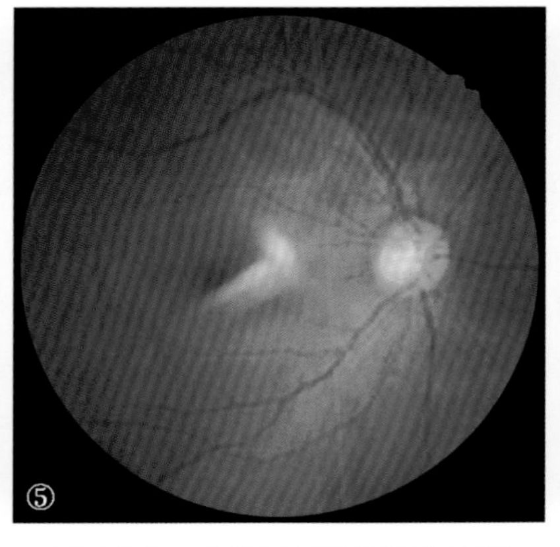

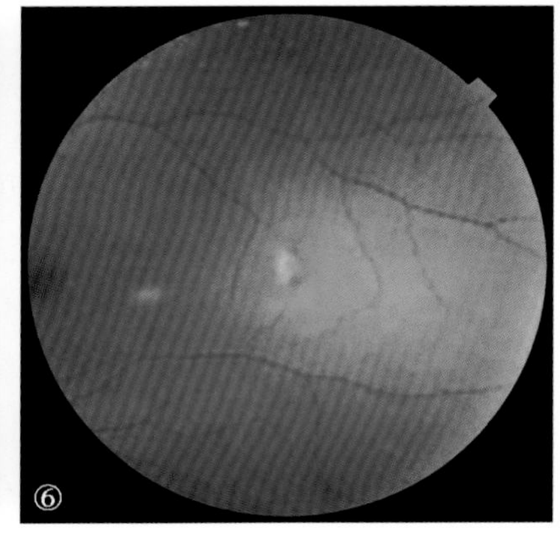

图 6-1-3　成像质量较差图片示例

图点评：在具体筛查工作开展过程中，往往会遇到图片质量不佳等情况，如本图所示：①曝光过弱；②曝光过强；③睫毛遮挡；④虚焦；⑤镜头反光；⑥位置偏移。其会影响 DR 诊断的准确性，建议重新拍照。

五、糖尿病视网膜病变的转诊要求

将进展期糖尿病视网膜病变患者转诊至眼底病科，获得有效、及时的治疗，是预防失明的重要环节（图 6-1-4）。

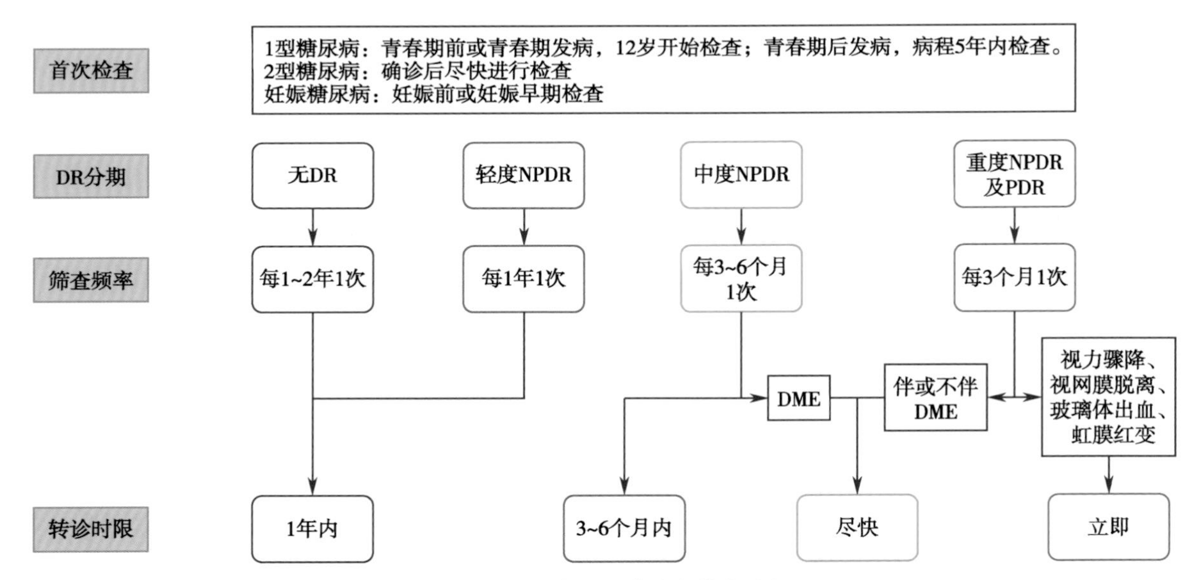

图 6-1-4　糖尿病视网膜病变筛查流程图

图点评：转诊指征及推荐时间节点，①如果存在以下初筛结果，须及时至眼底病科就诊，无 DR、轻度 NPDR 于 1 年内至眼底病科诊查；中度 NPDR、非累及黄斑中心凹的 DME 于 3～6 个月内至眼底病科诊查；重度 NPDR、PDR、累及黄斑中心凹的 DME 须立即至眼底病科诊治。②如果发现以下情况需当天急诊转至眼底病科就诊，突然的视力丧失；视网膜脱离；视网膜前出血或玻璃体积血；虹膜红变[7]。

六、目前我国糖尿病视网膜病变筛查的挑战及进展

由于我国糖尿病发病率较高，DR 筛查工作面临挑战。首先，我国地域广阔，人口众多，不同地区人口分布不同，经济发达程度不同，DM 和 DR 发病率差异很大[8]：成人糖尿病患者约 87% 分布在城镇社区和乡村；医疗资源和水平等也存在很大差异，尤其是眼科专科医生，大部分集中在一二线城市及三级医院，DR 的筛查工作开展困难。其次，来自基层医院诊治的糖尿病患者中 60% 为农村人口，文化程度低，对疾病的认识不足，治疗有很大随意性，依从性差，DM 患者接受健康教育的知识大多限于 DM 的治疗，而对 DM 并发症的预防和治疗，特别是对于 DR 的认知更低。因此，各地区 DM 患者的 DR 筛查率普遍偏低。

针对这些困难，我国也出台了很多措施。比如，倡导和实施了远程医疗及分级诊疗体系，以建立医联体或者专科联盟的形式开展工作，三级医院与一二级医院结合，使优质医疗资源下沉，从一定程度上缓解了基层医院眼科医生不足的现状[9]。另外，爱眼日、糖尿病周及基层义诊等多个平台积极宣传糖尿病视网膜病变，提高广大群众的认知水平；再有通过继续教育等方式，对基层医生尤其是糖尿病专科医生进行再培训，提高其对 DR 筛查工作的重视程度，进一步提高 DR 筛查率。

人工智能（AI）目前已广泛应用于医学检查及治疗，在眼科领域展现出了巨大的潜力，尤其对于 DR、青光眼、白内障、年龄相关性黄斑病变的智能诊断已显示出其优越性。研究发现，AI 在 DR 的诊断及病变分级上已显示出良好的效果[10]（图 6-1-5）。

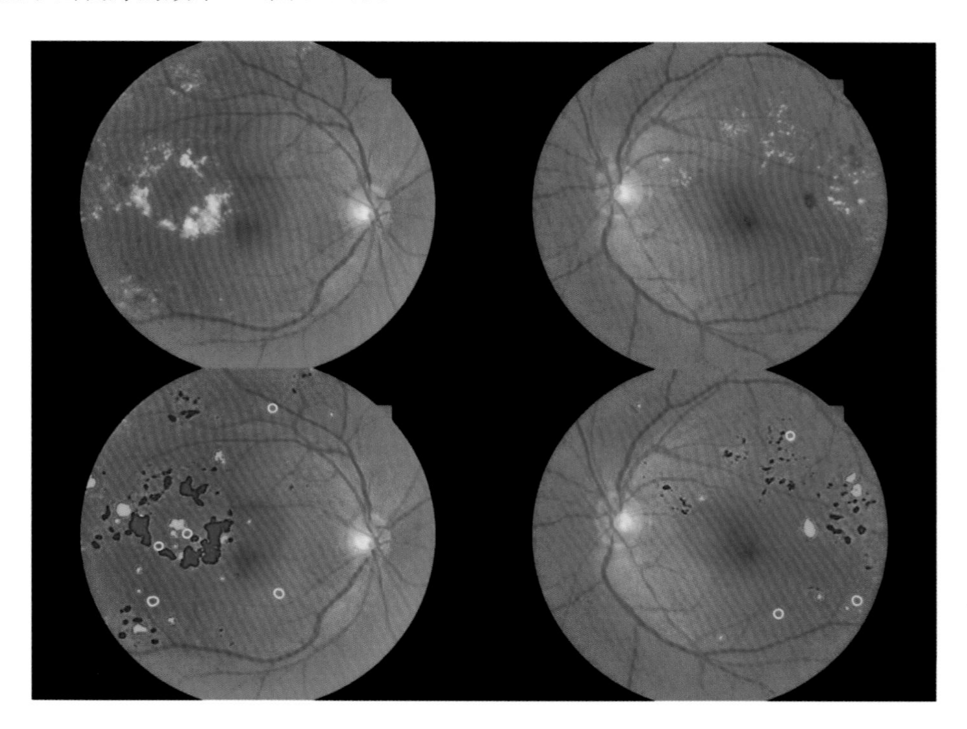

病灶分布图

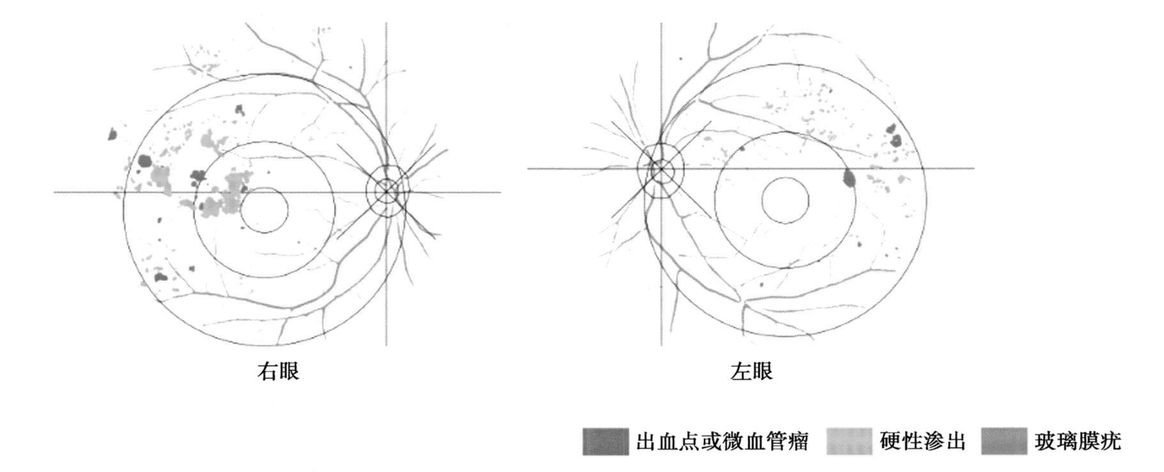

人工智能技术自动提取眼底中的关键结构，包括血管、视盘、视杯、黄斑中心，以及眼底关键病灶，并去掉底色，绘制在以视盘为中心的坐标中，直观地表现出眼底影像中的主要信息。

眼底结构和病灶量化分析结果汇总

内容	右眼				左眼				参考值
眼底病灶分析									
	颞上象限	颞下象限	鼻上象限	鼻下象限	颞上象限	颞下象限	鼻上象限	鼻下象限	
微血管瘤	1↑	0	0	0	0	1↑	0	1↑	0
出血点	0	0	0	0	0	0	0	0	0
硬性渗出	0	1↑	0	0	0	0	0	0	0
软性渗出	0	0	0	0	0	0	0	0	0
玻璃膜疣	0	0	0	0	0	0	0	0	0
出血总面积	0				0				0
最大出血面积	0				0				0
硬渗总面积	0.0112↑				0				0
最大硬渗面积	0.0112↑				0				0
软渗总面积	0				0				0
最大软渗面积	0				0				0
黄斑区病灶分布									
	R600μm	R1800μm	R3600μm	其他	R600μm	R1800μm	R3600μm	其他	
微血管瘤	0	1↑	1↑	0	0	1↑	1↑	1↑	0
出血点	0	0	0	0	0	0	0	0	0
硬性渗出	0	1↑	1↑	0	0	0	0	0	0
软性渗出	0	0	0	0	0	0	0	0	0
玻璃膜疣	0	0	0	0	0	0	0	0	0

图 6-1-5　AI 辅助 DR 诊断及量化分析

图点评：眼底相片在经过机器学习后可以自行标注病变的种类和位置，并进行统计分析，例如各象限微血管瘤、硬性渗出的数量和面积，也可以根据距离黄斑中心凹的距离进行更精准的量化统计。研究显示，基于 AI 的深度学习模式不仅能应用于 DR 的诊断，同时可进行 DR 患病率及危险因素的分析，其评估结果与医生评估的结果类似，但所用时间更短，而且不受工作时长的限制。

AI 诊断系统的不断完善及诊断平台的建立，拓展了优质医疗资源的覆盖范围，为 DR 筛查及诊疗提供了新的策略，为流行病学及临床研究节省大量资源。

（于大为　李志清）

参考文献

1. 中华医学会眼科学分会眼底病学组，中国医师协会眼科医师分会眼底病专业委员会. 我国糖尿病视网膜病变筛查的图像采集及阅片指南(2017年).中华眼科杂志,2017,53(12):890-896.
2. SOLOMON S D, CHEW E, DUH E J, et al. Diabetic retinopathy: A position statement by the American diabetes association. Diabetes Care, 2017, 40(3): 412-418.
3. FLAXEL C J, ADELMAN R A, BAILEY S T, et al. Diabetic retinopathy preferred practice pattern®. Ophthalmology, 2020, 127(1): 66-145.
4. 中华医学会眼科学分会眼底病学组,中国医师协会眼科医师分会眼底病学组.我国糖尿病视网膜病变临床诊疗指南(2022年)——基于循证医学修订.中华眼底病杂志,2023,39(2):99-124.
5. KU J J, LANDERS J, HENDERSON T, et al. The reliability of single-field fundus photography in screening for diabetic retinopathy: The central Australian ocular health study. Med J Aust, 2013, 198(2): 93-96.
6. 基于眼底照相的糖尿病视网膜病变人工智能筛查系统应用指南中国医药教育协会智能医学专委会智能眼科学组,国家重点研发计划“眼科多模态成像及人工智能诊疗系统的研发和应用”项目组.中华实验眼科杂志,2019,37(08):593-598.
7. 中华医学会糖尿病学分会视网膜病变学组.糖尿病视网膜病变防治专家共识.中华糖尿病杂志,2018,10(4):241-247.
8. LIU L, WU X, LIU L, et al. Prevalence of diabetic retinopathy in mainland China: A meta-analysis. PLoS ONE, 2012, 7(9): e45264.
9. 许军,耿燕,薛丽丽.糖尿病视网膜病变防治知识认知度的调查分析.青岛大学医学院学报,2009,45(5):483-484.
10. 宋琳琳,李志清,马文江.远程医疗数字化成像在糖尿病视网膜病变筛查中的应用.国际眼科纵览,2019,43(1):2-7.

第二节 人工智能在糖尿病视网膜病变筛查中的应用

一、人工智能简介

人工智能(AI),是研究、开发用于模拟、延伸和扩展人的智能的理论、方法、技术及应用系统的一门新的技术科学(图6-2-1)。人工智能是计算机科学的一个分支,它试图了解智能的实质,并生产出一种新的能以人类智能相似的方式做出反应的智能机器,该领域的研究包括机器人、语言识别、图像识别、自然语言处理和专家系统等。作为人工智能的核心,机器学习也在人工智能的大步发展中备受瞩目。

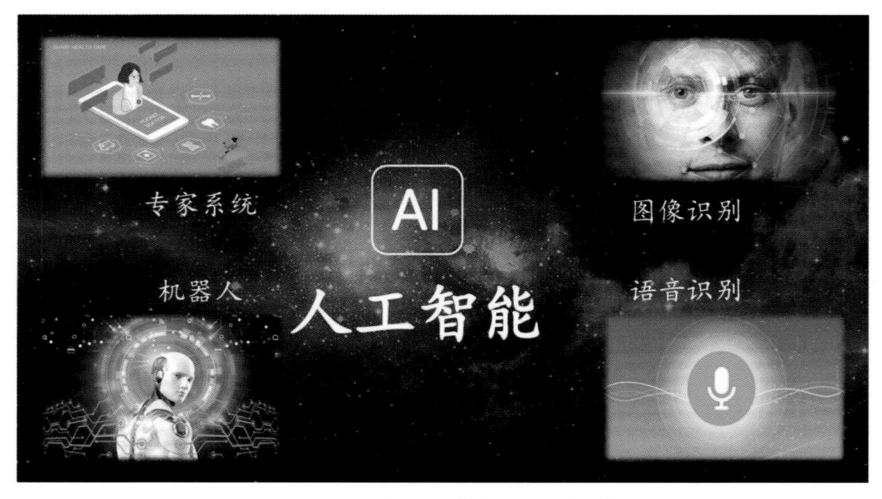

图6-2-1 人工智能主要应用领域

图点评：机器学习的应用已遍及人工智能的各个分支，如专家系统、自动推理、自然语言理解、模式识别、计算机视觉、智能机器人等领域。

深度学习（deep learning）是机器学习的子集并作为机器学习的一种实现方法，其基本原理是构建出模仿人类神经系统的多层人工神经网络（artificial neural networks），并在海量数据集的基础上进行反复多次自我训练，使其具有像人脑一样高效的模式识别能力和学习能力。在深度学习的众多分支当中，卷积神经网络（convolutional neural networks，CNN）广泛用于图像的模式识别，因为它更接近于实际存在的生物神经网络结构，所以在计算机视觉领域中表现出色（图 6-2-2）。

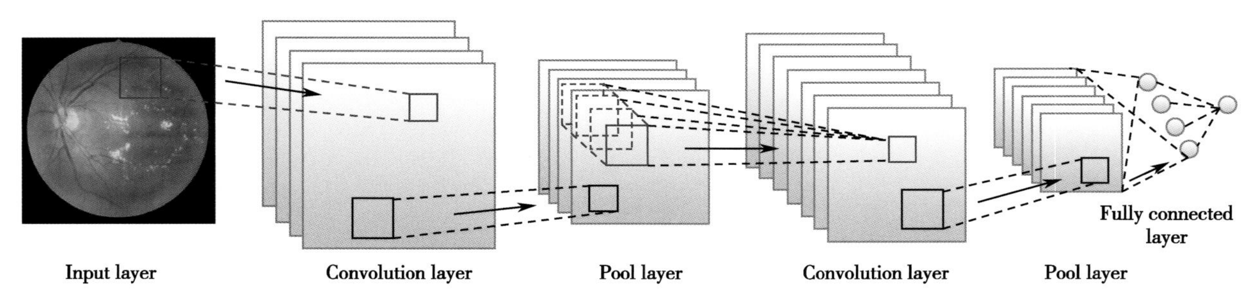

图 6-2-2 神经网络模型示意图

Input layer：输入层，神经网络中的一层，接收外部输入数据并将其传递给下一层进行处理；Convolution layer：卷积层，由若干卷积单元组成，每个卷积单元的参数都是通过反向传播算法最佳化得到的；Pool layer：池化层，主要作用是对输入数据进行下采样，即减小特征图的大小，同时保留重要的特征信息；Fully connected layer：全连接层，是每一个结点都与上一层的所有结点相连，用来把前边提取到的特征综合起来；由于其全相连的特性，一般全连接层的参数也是最多的。

图点评：卷积神经网络是一类包含卷积计算且具有深度结构的前馈神经网络，是深度学习的代表算法之一。卷积神经网络具有表征学习能力，可按其阶层结构对输入信息进行平移不变分类。卷积神经网络仿造生物的视知觉机制构建，可以进行监督学习和非监督学习，其隐含层内的卷积核参数共享和层间连接的稀疏性，使得卷积神经网络能够以较小的计算量对格点化特征，例如像素和音频进行学习，有稳定的效果且对数据没有额外的特征工程要求。

二、人工智能技术在医学中的应用

自人工智能的概念出现，医学就是其重要的应用领域。英国利兹大学研发的 AAP Help 系统是有文献记载的医疗领域最早出现的人工智能系统；美国斯坦福大学研发的 MYCIN 系统，能对感染性疾病患者进行诊断，开出抗生素处方；尤其是支持向量机（SVM）及以 CNN 为代表的深度学习模式的出现，人工智能在医学影像分析等方向发展迅速，2017 年，美国食品药品管理局（FDA）批准了第一款心脏磁共振成像人工智能分析软件 Cardio DL，次年，该机构批准了全球第一款人工智能医疗设备 IDX-DR（图 6-2-3）。

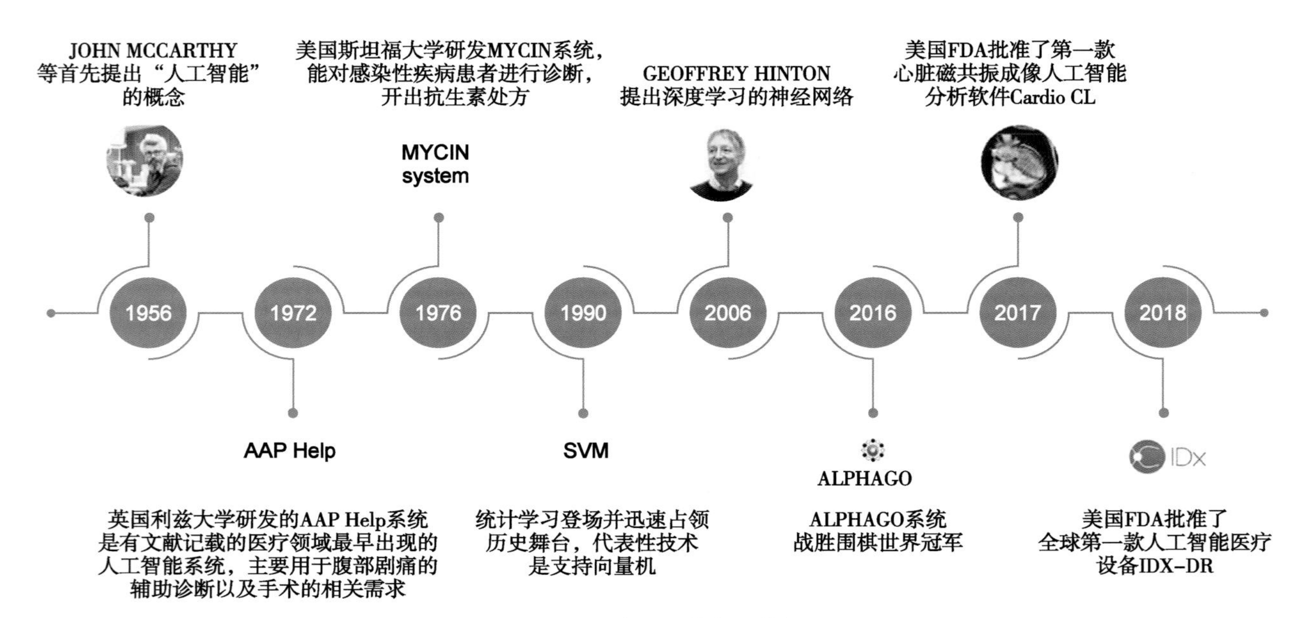

图 6-2-3 人工智能发展简史

图点评：1956 年，John McCarthy 首次提出“人工智能”的概念，但由于当时计算机技术及算法的限制，发展较为缓慢。20 世纪 80 年代，由于计算机技术的快速发展，人工智能的研究再次成为热点，进入 21 世纪初，随着大数据、信息网络的兴起以及算法的优化，人工智能得到长足发展。2016 年，ALPHAGO 击败围棋世界冠军，这一里程碑式的事件，使人工智能逐渐走向人类社会发展的中心。

三、人工智能在糖尿病视网膜病变筛查中的应用举例

基于眼底彩色照相的 DR 人工智能诊断技术的便捷性和高效性，使其在 DR 筛查、诊疗以及随访中表现出巨大的应用前景。目前，国内外涌现出许多优秀的算法及 AI 诊断系统，具有代表性的包括 IDX-DR 系统、Eye Art 系统、Google 等（图 6-2-4～图 6-2-6）。

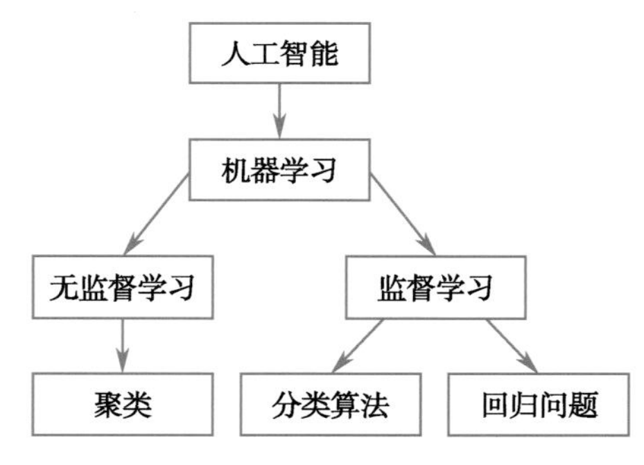

图 6-2-4 机器学习过程

图点评：机器学习过程主要包括训练集和验证集两个部分。这一过程是通过向机器 / 系统提供大量的训练数据来实现的，即数千张不同等级的视网膜图像作为训练集。数据由权威专业人员事先按照特征进行标注。在接触到大量注释过的视网膜图像后，机器建立输入数据之间复杂关系的模型，并归纳出性能标准来自学对 DR 进行评分。使用其他数据验证所建立的算法，为验证集。

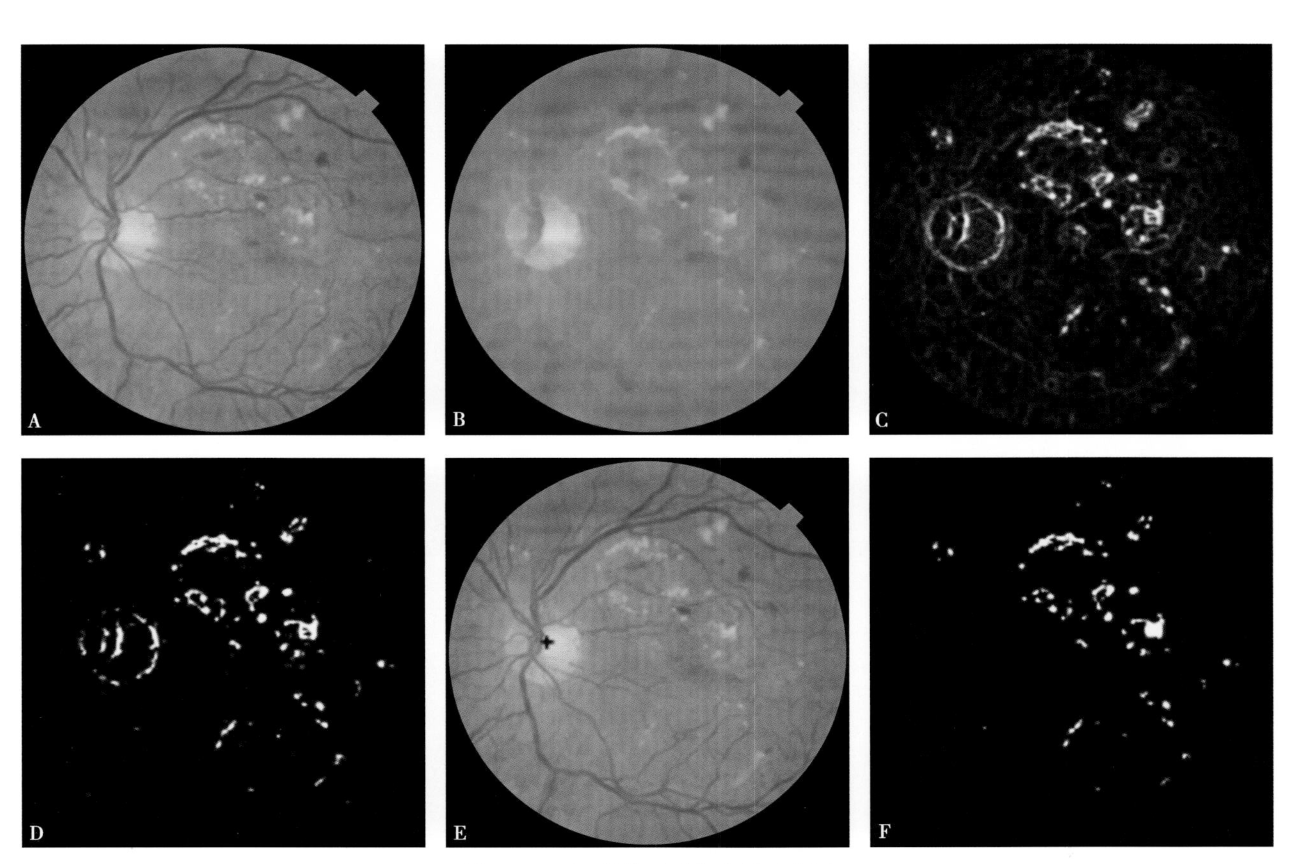

图 6-2-5　机器学习图像分析示意图

A. 原始视网膜图像；B. 采用形态学和对比度增强操作对明亮区域进行增强；C. 滤波器组响应；D. 可能渗出物的二进制图；E. 检测到视盘的视网膜图像；F. 去除视盘像素后的最终候选区域。

以 IDX-DR 为例(图 6-2-6)，该系统使用来自多个生物标志物探测器的结果，其中一些使用了卷积神经网络。

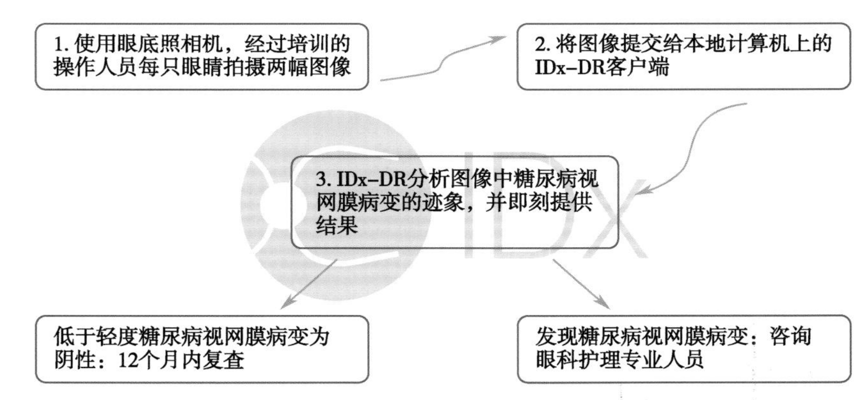

图 6-2-6　IDX-DR 系统工作流程

图点评：早期版本的 IDx-DR 作为爱荷华检测计划(IDP)的一部分进行了研究，包括用于量化图像质量和检测出血、渗出物、棉絮样斑点、新生血管形成和不规则病变[1]的单独算法等。IDP 已通过 Messidor-2 数据集得到验证。检测可参考的糖尿病视网膜病变(referable DR，RDR)的灵敏度为 96.8%，特异度为 59.4%。之后，IDx-DR 系统通过添加 DL 特性对 IDP 进行了改进。在相同的公共数据集(Messidor-2)上进行了验证，以确定 DL 算法的添加是否提供了优势[2]。结果显示，IDP 的灵敏度(96.8%)保持不变，并且其特异度方面有显著改善(87%)，大大减少了假阳性的数量。2018 年 FDA 批准，IDx-DR

成为第一个允许临床应用的全自动人工智能诊断系统[3]。

Eye Art 是由美国相关机构开发的，它能够从患者资料中获取不同数量的视网膜图像，自动排除质量不足的图像。该系统是基于网络云的，并提供了一个应用程序编程接口，以便更容易地实现图像传输与编辑。Eye Art 通过回顾性验证数据库 78 685 名患者的结果，最终 DR 筛查灵敏度为 91.7%，特异度为 91.5%[1]。

2016 年，美国另一研究机构验证了一种新的基于深度学习的 DR 检测算法。与 IDx-DR 类似，系统输出 0 到 1 之间的数字，对应于分析图像中出现可引用 DR 的可能性。因此，可以通过调整预测参考 DR 的阈值来调整系统，使其具有更高的特异度或灵敏度[4]。

随着智能手机的普及，近年来基于移动设备的人工智能系统研发逐渐成为研究热点（图 6-2-7）。

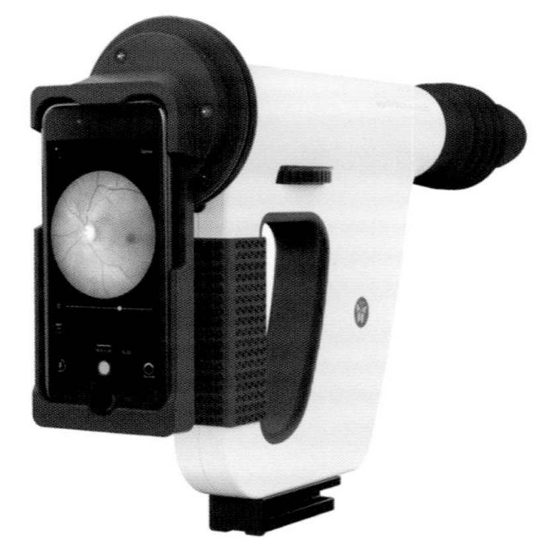

图 6-2-7 Remidio NM fundus-on-phone(FOP)

图点评：该系统采用新加坡某公司开发的 AI 算法，将基于智能手机的眼底相机、FOP 集成在一起用于 DR 筛查[5]。最近的一项研究显示，FOP 对 DR 筛查的总体灵敏度和特异度分别为 83.3% 和 95.5%[6]。可参考 DR（RDR）的灵敏度和特异度分别为 93% 和 92.5%。虽然总体灵敏度不高，但其有突出特点：①便携性，一部智能手机即可成为一台操作终端；②独立性，该系统可不依赖网络进行工作，即在离线状态下仍可凭借智能手机强大的运算功能进行 DR 筛查。这对于基础建设落后、低收入等偏远地区的 DR 筛查提供了帮助。

随着我国健康投入的不断加大，涉足 AI 辅助的糖尿病视网膜病变筛查系统不断涌现（图 6-2-8、图 6-2-9），其中少部分系统已经获得认证，相信在不远的将来，利用远程 +AI 进行眼底病变筛查诊断会获得推广应用。

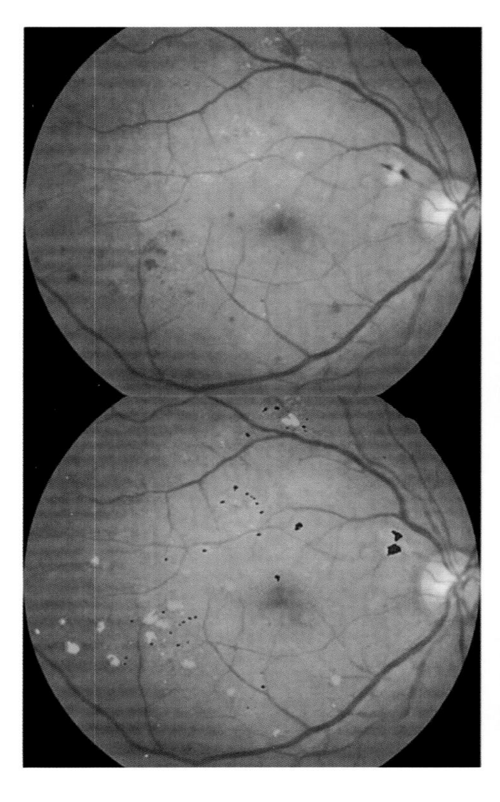

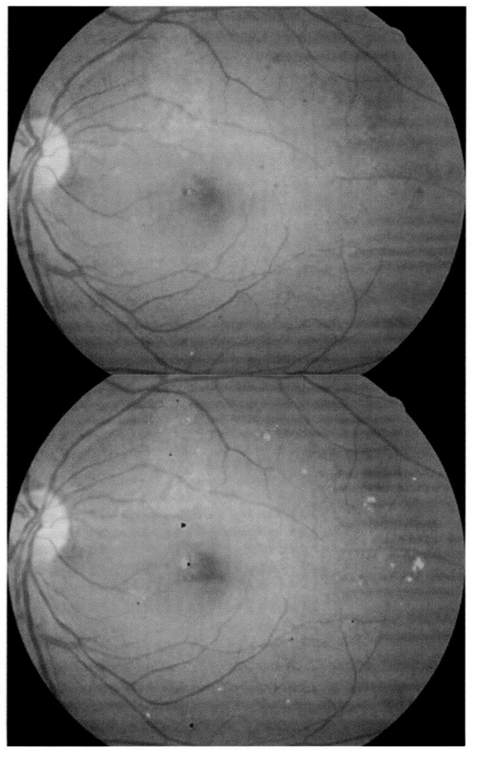

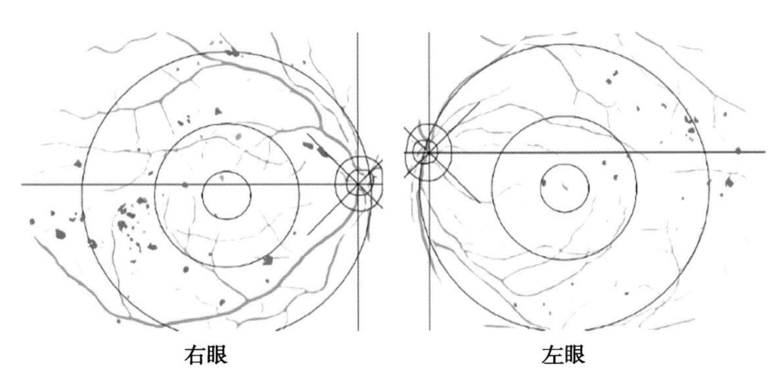

黄斑区病灶分布									
内容	右眼				左眼				参考值
	R600μm	R1 800μm	R3 600μm	其他	R600μm	R1 800μm	R3 600μm	其他	
微血管瘤	0	0	5	3	0	0	4	5	0
出血点	0	2	27	12	0	3	6	12	0
硬性渗出	1	2	13	6	0	0	1	1	0
玻璃膜疣	0	0	0	0	0	0	0	0	0

图 6-2-8　AI 辅助 DR 诊断示例 1

图点评：上述出血、渗出标注及量化数据均由国内某 AI 平台处理所得，该平台可对眼底图像进行分析，实现对出血、渗出等眼底病灶的标注，还可将关键病灶（如微血管瘤、出血点、硬性渗出等）进行分类及量化处理（包括大小及数量），为糖尿病视网膜病变的量化评估及随访观察提供了更多帮助。

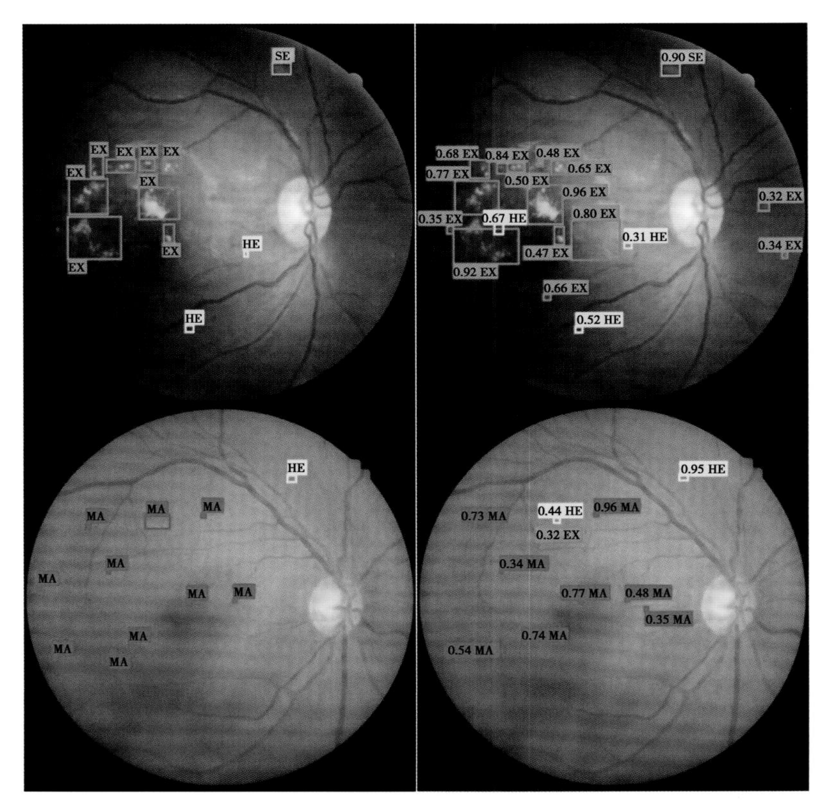

图 6-2-9　AI 辅助 DR 诊断示例 2

点评：侯高峰[8]等提出的基于深度学习级联架构参数优化的眼底病变检测的模型，本图为该模型在测试集上的预测效果。左侧为标注值，右侧为预测结果。EX、HE、MA、SE 分别代表硬性渗出物、出血、微动脉瘤和软性渗出物。方框上的数字代表预测为当前类别的概率值。可以发现，该模型可以预测绝大多数病变区域，甚至是微小病变区域，因此对医生临床诊断有参考意义。

四、目前人工智能在糖尿病视网膜病变筛查应用中的局限性

目前 AI 发展还不十分完善，仍存在不少局限性。在 AI 系统研发的过程中，构建专业化的数据集是极为重要的一环。目前国际上比较有代表性的数据集的数据质量参差不齐、标注不一，其可靠性存疑[7]。早期国内情况亦是如此，近期由于我国政府的大力推动，情况有所改观，有望推出糖尿病视网膜病变的眼底彩照标准数据集。

神经网络本身具有“黑箱模型”的特点，算法内部更具体的机制及每一卷积层的物理含义并不十分明确，需要对 AI 结果设立统一的评估标准。

人工阅片标注存在一定主观性，须对标注人员进行统一的资格认证及异议仲裁。然而，目前并没有相关的统一资格认证组织。

用于 AI 训练、测试的照片集质量过高，有些是散瞳后的图像，其对于真实世界的 DR 图像差别很大，尤其是在混杂了白内障、年龄相关性黄斑病变（AMD）等常见疾患的情况下，AI 诊断的准确性仍需提高，如何优化算法、如何使 AI 训练尽量接近真实世界，始终是研究设计的目标。

随着人工智能技术在医学影像分析等方向的飞速发展，因其具备灵敏度高、特异度高、便携性、独立性等特点，在眼科领域展现出了巨大的潜力。AI 技术的广泛应用在一定意义上可以改善我国目前医疗资源分布不均、基层眼科医生资源相对匮乏等问题，助力相关政策的落地实施。相信在不远的将来人工智能技术可以改善目前在病种诊断方面的局限性，在医疗领域发挥更大的作用，帮助我们解决更多的医疗难题。

（于大为　李志清）

参考文献

1. GRZYBOWSKI A，BRONA P，LIM G，et al. Artificial intelligence for diabetic retinopathy screening：A review. Eye（Lond），2020，34（3）：451-460.
2. ABRÀMOFF M D，LOU Y，ERGINAY A，et al. Improved automated detection of diabetic retinopathy on a publicly available dataset through integration of deep learning. Invest Ophthalmol Vis Sci，2016，57（13）：5200-5206.
3. ABRÀMOFF M D，LAVIN P T，BIRCH M，et al. Pivotal trial of an autonomous AI-based diagnostic system for detection of diabetic retinopathy in primary care offices. NPJ Digit Med，2018，1：39.
4. GULSHAN V，PENG L，CORAM M，et al. Development and validation of a deep learning algorithm for detection of diabetic retinopathy in retinal fundus photographs. JAMA，2016，316（22）：2402-2410.
5. RAJALAKSHMI R，ARULMALAR S，USHA M，et al. Validation of smartphone based retinal photography for diabetic retinopathy screening. PLoS One，2015，10（9）：e0138285.
6. SOSALE B，ARAVIND S R，MURTHY H，et al. Simple，mobile-based artificial intelligence algorithm in the detection of diabetic retinopathy（SMART）study. BMJ Open Diabetes Res Care，2020，8（1）：e000892.
7. 陈有信，张碧磊，张弘哲. 眼科人工智能技术的现状与问题. 中华眼底病杂志，2019，35（2）：119-123.
8. 侯高峰，房丰洲. 基于深度学习的糖尿病眼底病变检测的研究. 激光与光电子学进展，2023，60（02）：0217001.

第七章

糖尿病视网膜病变的治疗

第一节　药 物 治 疗

糖尿病视网膜病变与糖尿病黄斑水肿的药物治疗分为全身治疗与眼局部治疗，本章重点阐述眼部的局部药物治疗，全身药物治疗详见第八章相关内容。

一、抗血管内皮生长因子类药物

1. 不同抗血管内皮生长因子（VEGF）药物的分子结构特点

- 眼局部药物治疗主要针对视网膜新生血管和黄斑水肿，常见药物包括抗血管内皮生长因子药物、糖皮质激素类药物，以及处于临床Ⅱ期、Ⅲ期的各种新型制剂、新型药物。
- 抗 VEGF 药物及治疗原理：在我国目前通过国家药品监督管理局应用于临床的抗 VEGF 药物为雷珠单抗、阿柏西普和康柏西普（图 7-1-1），其作用原理为通过竞争性结合 VEGF 及其下游的受体，阻断 VEGF 的促血管内皮细胞增殖及其促血管渗漏作用。

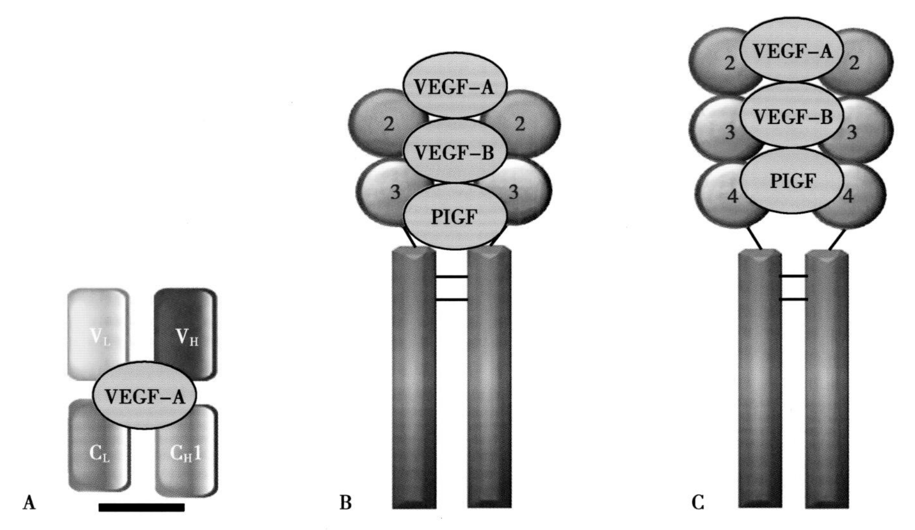

图 7-1-1　雷珠单抗、阿柏西普和康柏西普的分子结构

A. 雷珠单抗（ranibizumab）为重组人源化单克隆抗体片段，与 VEGF-A 所有亚型结合，分子量为 48kD，不含 Fc 片段；B. 阿柏西普（aflibercept）由人 VEGFR1 和 VEGFR2 与人 IgG 的 Fc 段融合而成，可与所有 VEGF-A、VEGF-B 及胎盘生长因子（placenta growth factor，PIGF）结合，分子量为 115kD；C. 康柏西普（conbercept）是我国自主研发的，由人 VEGFR1 的免疫球蛋白样区域 2 和 VEGFR2 的免疫球蛋白样区域 3、4 融合到人 IgG 的 Fc 段所组成的融合蛋白，可与 VEGF-A、VEGF-B 及 PIGF 结合，分子量为 143kD。

图点评：雷珠单抗分子量最小，作用靶点为VEGF-A；阿柏西普为融合蛋白，分子结构稳定且作用时间长，作用靶点为VEGF-A、VEGF-B和PIGF；康柏西普为融合蛋白，含Fc片段，作用靶点为VEGF-A、VEGF-B和PIGF。

2. 抗VEGF药物在临床应用的适应证

- 治疗各分期DR并发的DME（图7-1-2～图7-1-5）。美国眼科学会referral practice pattern（PPP）原则以及美国糖尿病学会（American Academy of Ophthalmology，ADA）《糖尿病视网膜病变立场声明》、国际眼科理事会《糖尿病视网膜病变指南》均指出对于累及黄斑中心凹的DME，抗VEGF治疗为一线选择。对于非累及黄斑中心凹的DME，根据水肿与黄斑中心凹的距离决定治疗方案，可选择微脉冲、577nm黄光格栅样光凝等，也可联合抗VEGF药物。
- 辅助全视网膜光凝（panretinal photocoagulation，PRP）治疗高危PDR[1]。根据美国眼科学会PPP原则，PRP仍是PDR首要的治疗方式。对于高危PDR（符合以下三个标准即可诊断）：①任何部位的新生血管；②视盘新生血管；③严重新生血管化，视盘新生血管大于1/4～1/3视盘面积或其他部位新生血管面积大于1/2视盘面积；④玻璃体积血或视网膜前出血[2]。在存在视盘或视网膜大量新生血管的情况下，先使用抗VEGF疗法抑制新生血管，在药物作用有效期内完成PRP，可以避免因PRP起效慢而导致的病情进展，如尚未完成PRP时发生的玻璃体积血，甚至发生新生血管性青光眼[3]（图7-1-6）。
- 辅助治疗无法完成PRP的患者。对于有PRP指征却无法完成PRP的患者，可先使用抗VEGF疗法，根据眼部的具体情况可重复使用。①玻璃体积血：对于因玻璃体少量积血而无法完成PRP，同时暂不考虑行玻璃体切除手术者，可先采用抗VEGF疗法等待积血吸收或等待时机行手术联合PRP[4]。②屈光间质混浊：屈光间质混浊无法完成PRP者，可先采用抗VEGF疗法进行治疗，作为一种过渡，然后积极治疗屈光间质混浊，为PRP创造时机。③全身情况不佳：全身情况较差无法尽快行PRP者可先采用抗VEGF疗法，待全身情况好转后尽快完成PRP。④其他原因：因其他原因无法完成PRP者，如不具备PRP条件或患者拒绝行PRP等，先采用抗VEGF疗法稳定病情，再等待时机完成PRP。
- 辅助玻璃体切除手术（pars plana vitrectomy，PPV）治疗PDR（图7-1-7）。对于晚期PDR增殖膜较多且新生血管活跃、广泛牵拉性视网膜脱离的患者，PPV术前辅助采用抗VEGF疗法能有效缩短手术时间、减少术中渗血和术后出血，预防再出血、加速玻璃体混浊吸收、减少新生血管形成等，为手术创造条件[5]，但需要严格掌握注射抗VEGF药物的时机。通常选择在注射抗VEGF药物后3～7天之内行PPV。此外，部分术者为了治疗黄斑水肿或预防术后眼底病变加重，在PPV结束时向玻璃体腔注射抗VEGF药物。由于在玻璃体切除手术过程中可以清除玻璃体腔内的VEGF，同时完成PRP，故术毕抗VEGF疗法是否必要，目前仍缺少足够的循证医学证据。
- 辅助治疗DR合并新生血管性青光眼（neovascular glaucoma，NVG）（图7-1-8）。NVG的房角开放期，采用抗VEGF治疗联合PRP，多数患者即可控制眼压及病情。房角关闭期的NVG患者，需要在抗VEGF治疗基础上联合抗青光眼手术（滤过手术或前房内引流手术）及随后的PRP控制眼压及病情。

3. 抗VEGF药物的热点话题

- 抗VEGF药物是否加重糖尿病黄斑缺血（diabetic macular ischemia，DMI）。DMI是患者黄斑区毛细血管及毛细血管前小动脉的狭窄或闭塞，表现为黄斑拱环的破坏或黄斑区毛细血管无血管区（foveal avascular zone，FAZ）增大。荧光素眼底血管造影（fundus fluorescein angiography，FFA）是诊断DMI的金标准，而近年来随着相干光断层扫描血管成像（optical coherence tomography angiography，OCTA）的出现，对于DMI的评估有了更全面、更便捷的方法。此外，阻断VEGF会导致脉络膜毛细血管萎缩，进而影响视网膜的氧供，加重DMI。然而，更多研究结果支持抗VEGF治疗不会增加DMI加重的风险。理由是抗VEGF药物可抑制VEGF升高所引起的白细胞停滞，从而抑制血管闭塞，避免视网膜缺血加重。此外，抗VEGF药物所引起的毛细血管退化是因器官而异，有研究表明，抗VEGF药物治疗后在视网膜中较少出现毛细血管网退化。因此，抗VEGF药物未必是引起DMI加重的元凶，而血脂、糖尿病肾病等一些全身因素也可以影响FAZ，因此个别患者出现DMI迅速加重，或许还应该考虑其他全身因素的影响。综上，DMI加重究竟是抗VEGF药物引起的还是DR自身进展导致的仍需要进一步研究。

- 抗VEGF药物治疗DME策略的选择及优化。根据DRCR. net的多项全球多中心研究结果，“早期强化，连续5针或6针”联合“治疗与延长方案（treat and extension原则，简称T&E原则）”治疗DME，为传统的“3+PRN”治疗注入了新的理念。但在治疗疾病的具体过程中，需要综合考虑我国的国情、患者病情和经济等情况，采取个性化精准策略，选择不同的给药方案。
- DME患者中抗VEGF治疗预后的临床标志物。目前能够提示DME患者中抗VEGF药物治疗预后的影像标志物包括FFA中的缺血指数（ischemia index，ISI，为无灌注区面积与有灌注区视网膜面积的比值）；OCT所检测到的黄斑中心凹视网膜厚度、黄斑区体积、OCT对DME的不同分型；OCTA检测到的浅层视网膜毛细血管丛（SCP）和深层视网膜毛细血管丛（DCP）的FAZ、FAZ周长、较多的微动脉瘤数量和较低的血流密度；SCP以及DCP的血流密度，OCT中出现视网膜内层结构紊乱（disorganization of retinal inner layers，DRIL，指中心凹1mm区域神经节细胞-内丛状层复合体、内核层、外丛状层之间任何无法确定边界的水平范围）、越严重的外界膜和椭圆体带破坏程度、出现视网膜强反射灶（hyperreflective foci，HIF，即大小约20～40nm、离散、边界清楚的点状病变）、出现外核层及较大的视网膜内囊肿、出现视网膜下液。生物标志物包括循环血液中较高的超敏C反应蛋白、中性粒细胞与淋巴细胞比率、抗延胡索酸酶抗体，以及眼内房水中较高的细胞间黏附分子-1、白细胞介素（interleukin，IL）-6、IL-8等。了解这些可能预测和评估抗VEGF药物治疗预后的临床标志物，可以灵活调整治疗方案，更加有效地监测、治疗、管理DME患者。

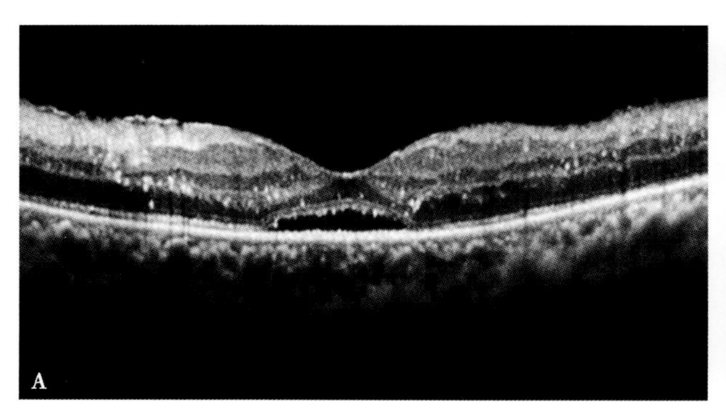

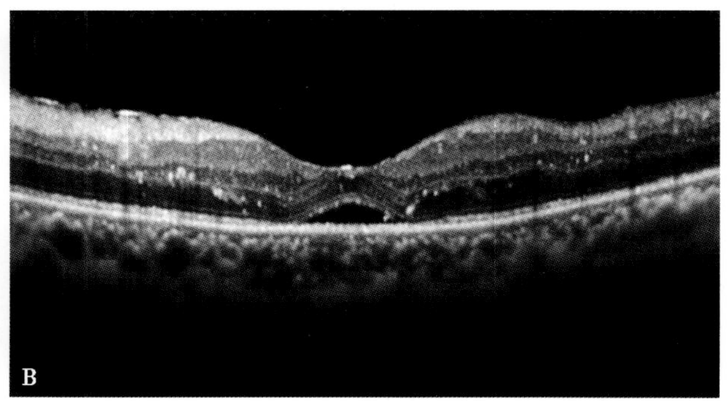

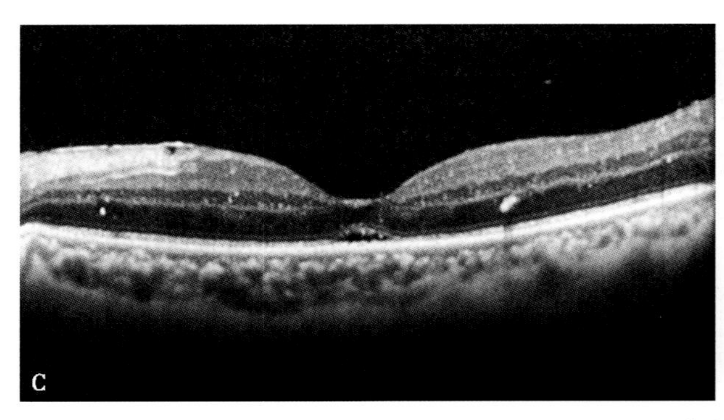

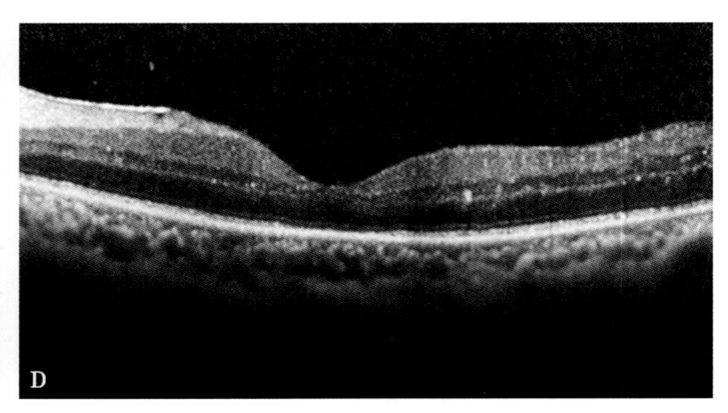

图 7-1-2　雷珠单抗治疗 DME 示例

A. DME 患眼在治疗前的 OCT 图像，可见中心凹下神经上皮层限局性隆起，并与 RPE 之间有清晰的低反射间隙，提示视网膜下液体积聚，为浆液性视网膜脱离型 DME，其黄斑中心凹厚度为 234μm；B～D. 分别为经过每月 1 次玻璃体腔注射第 1 针、第 2 针、第 3 针雷珠单抗药物治疗后的 OCT 图像，黄斑中心凹厚度分别为 229μm、212μm、210μm，此外，视网膜层间的异常高反射信号逐渐减少，提示硬性渗出减少。

图点评：经规范的治疗方案，雷珠单抗由于其分子量小的独特属性，能渗透视网膜多层结构而作用于视网膜下，减少液体继续生成且促进已积聚的液体吸收，最终明显降低黄斑中心凹厚度，恢复视网膜正常结构，有效治疗 DME。

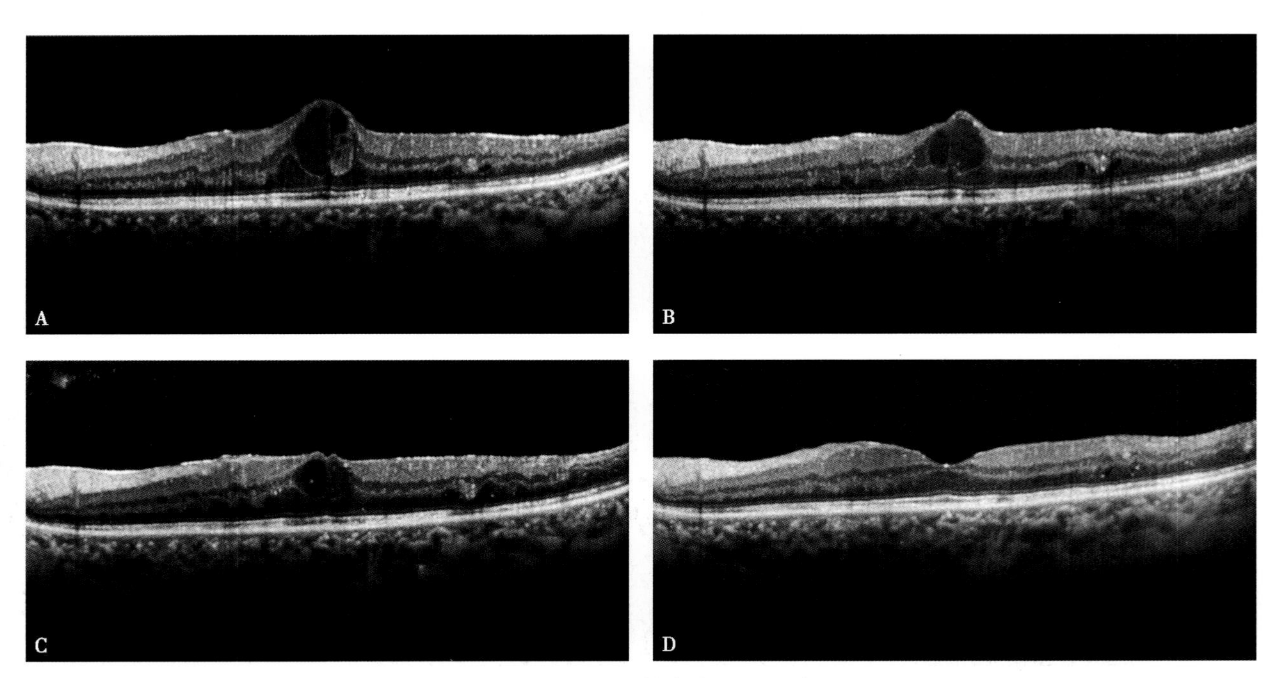

图 7-1-3　阿柏西普治疗 DME 示例

A. DME 患眼在治疗前的 OCT 图像，可见黄斑区域内存在低反射的囊腔，囊腔之间被高反射的间隔分开，提示视网膜间出现囊样水肿，属于囊样水肿型 DME，其黄斑中心凹厚度为 335μm；B～D. 分别为经过每月 1 次玻璃体腔注射第 1 针、第 2 针、第 3 针阿柏西普药物治疗后的 OCT 图像，视网膜间低反射的囊腔逐渐减小，黄斑中心凹厚度逐渐下降，分别为 309μm、289μm、211μm。

图点评：经每月 1 次、连续 3 个月的治疗方案，阿柏西普能降低黄斑中心凹厚度，治疗 DME。

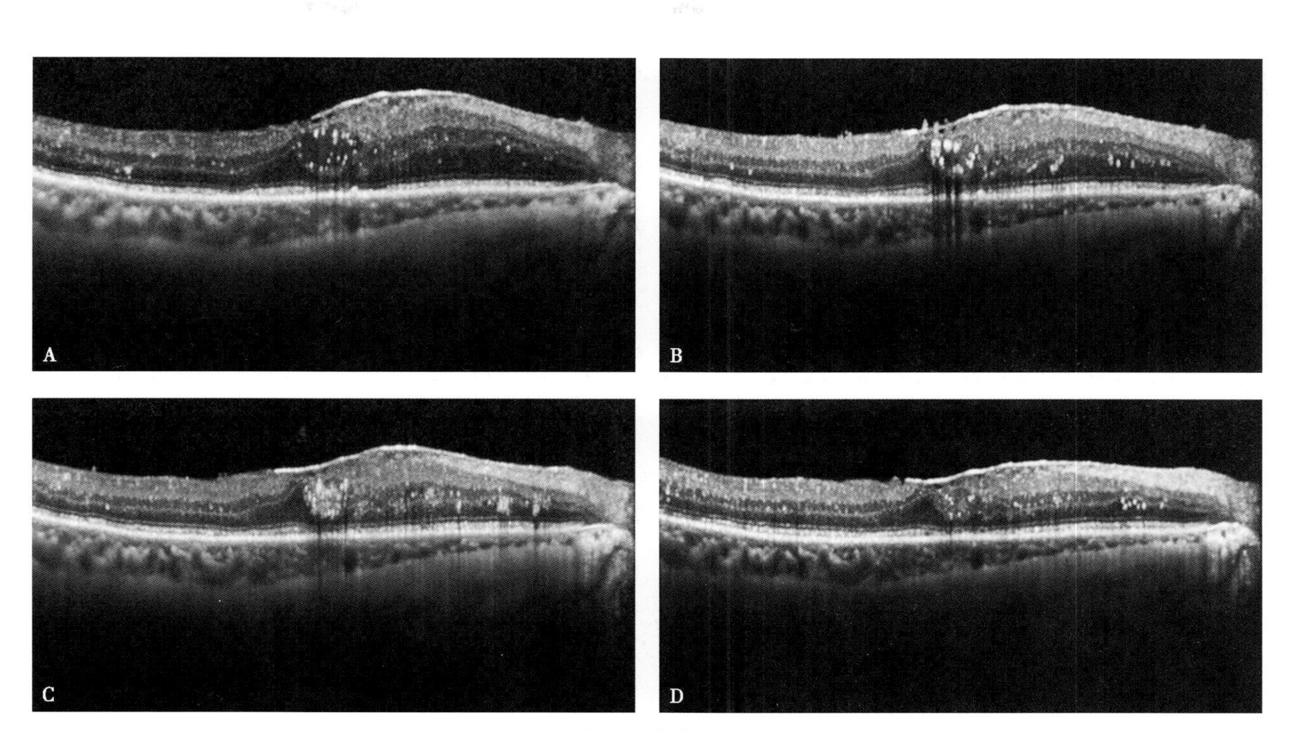

图 7-1-4　康柏西普治疗 DME 示例

A. DME 患眼在治疗前的 OCT 图像，表现为鼻侧视网膜海绵状水肿，视网膜内反射降低，属于弥漫水肿型 DME，其黄斑中心凹厚度为 301μm，该患眼同时并发黄斑前膜；B～D. 分别为经过每月 1 次玻璃体腔注射第 1 针、第 2 针、第 3 针康柏西普药物治疗后的 OCT 图像，弥漫性水肿逐渐消退，黄斑中心凹厚度分别为 291μm、269μm、221μm，黄斑前膜情况无明显改变。

图点评：经过每月 1 次、连续 3 个月的治疗方案，康柏西普能降低黄斑中心凹厚度，减轻视网膜水肿，治疗 DME。但抗 VEGF 药物对于黄斑前膜等非 VEGF 引起血管内皮细胞增殖和血管渗漏的疾病，无明显疗效。

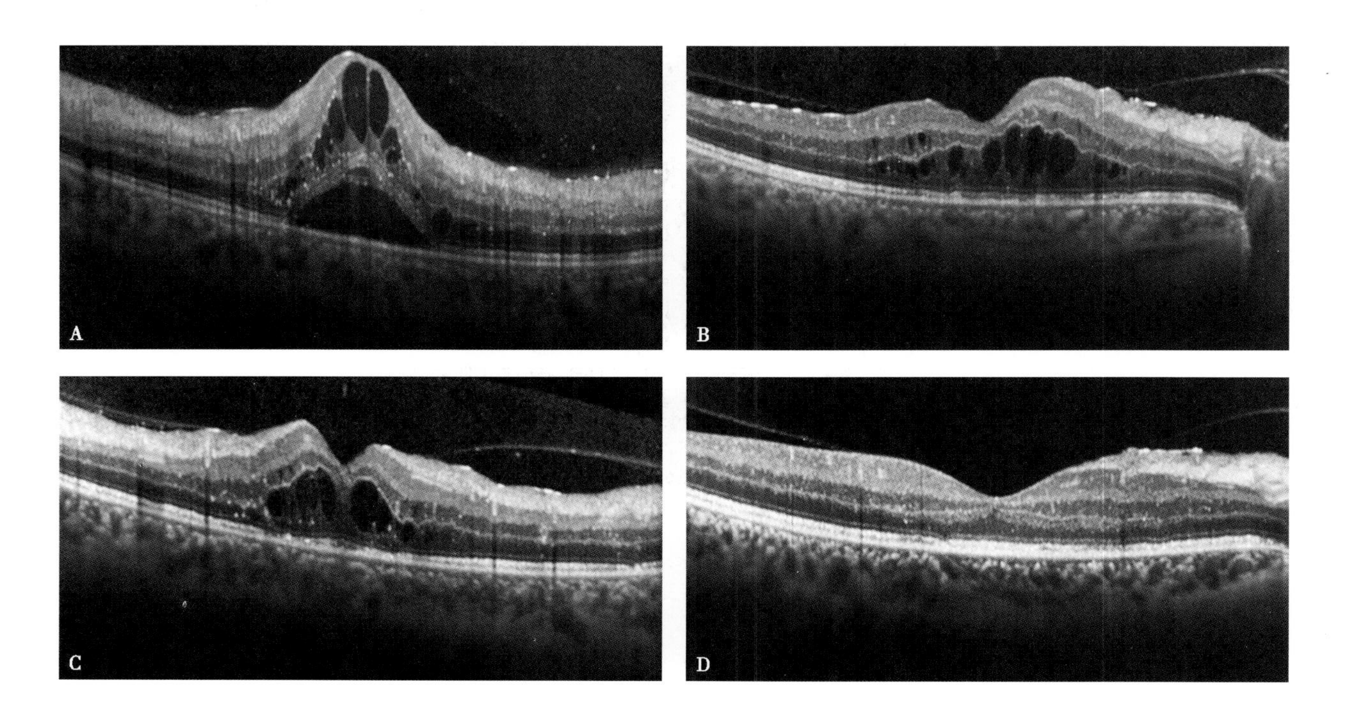

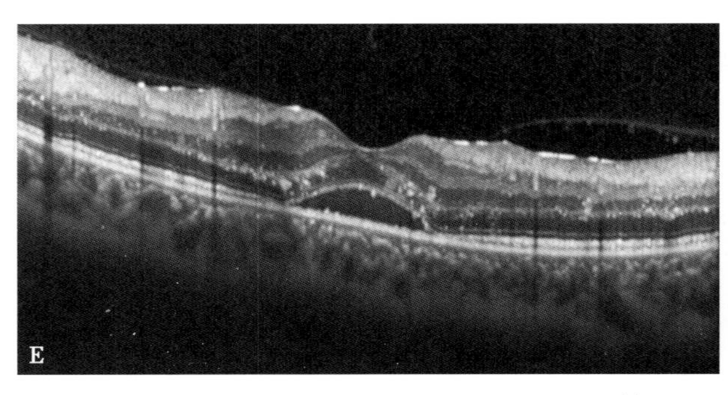

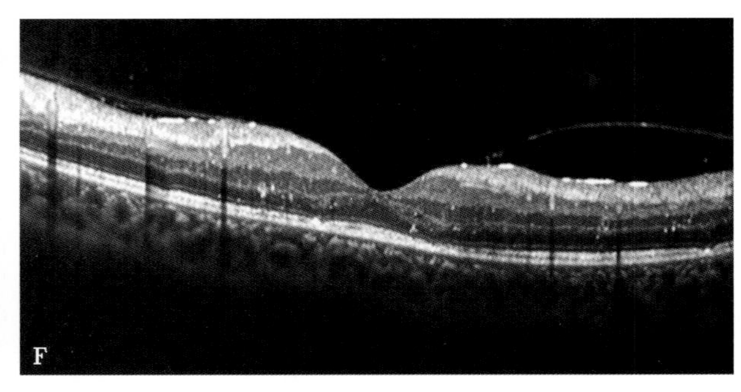

图 7-1-5　不同抗 VEGF 药物联合治疗 DME 示例

A. DME 患眼在抗 VEGF 药物联合治疗前的 OCT 图像，表现为混合型 DME，包括弥漫水肿型、囊样水肿型和浆液性视网膜脱离型，其黄斑中心凹厚度为 409μm；B～D. 分别为经过每月 1 次的第 1 针、第 2 针、第 3 针的康柏西普治疗后的 OCT 图像，DME 消退，视网膜结构恢复正常，黄斑中心凹厚度分别为 315μm、289μm、221μm；E. 经康柏西普规范治疗后第 2 个月，DME 复发，表现为浆液性视网膜脱离型 DME，伴有硬性渗出增多，其黄斑中心凹厚度为 272μm；F. 经继续球内抗 VEGF 治疗一次后，黄斑区视网膜下液消退，视网膜厚度恢复正常。

图点评：经过每月 1 次、连续 3 个月的治疗，康柏西普能降低黄斑中心凹厚度，恢复视网膜正常解剖结构。

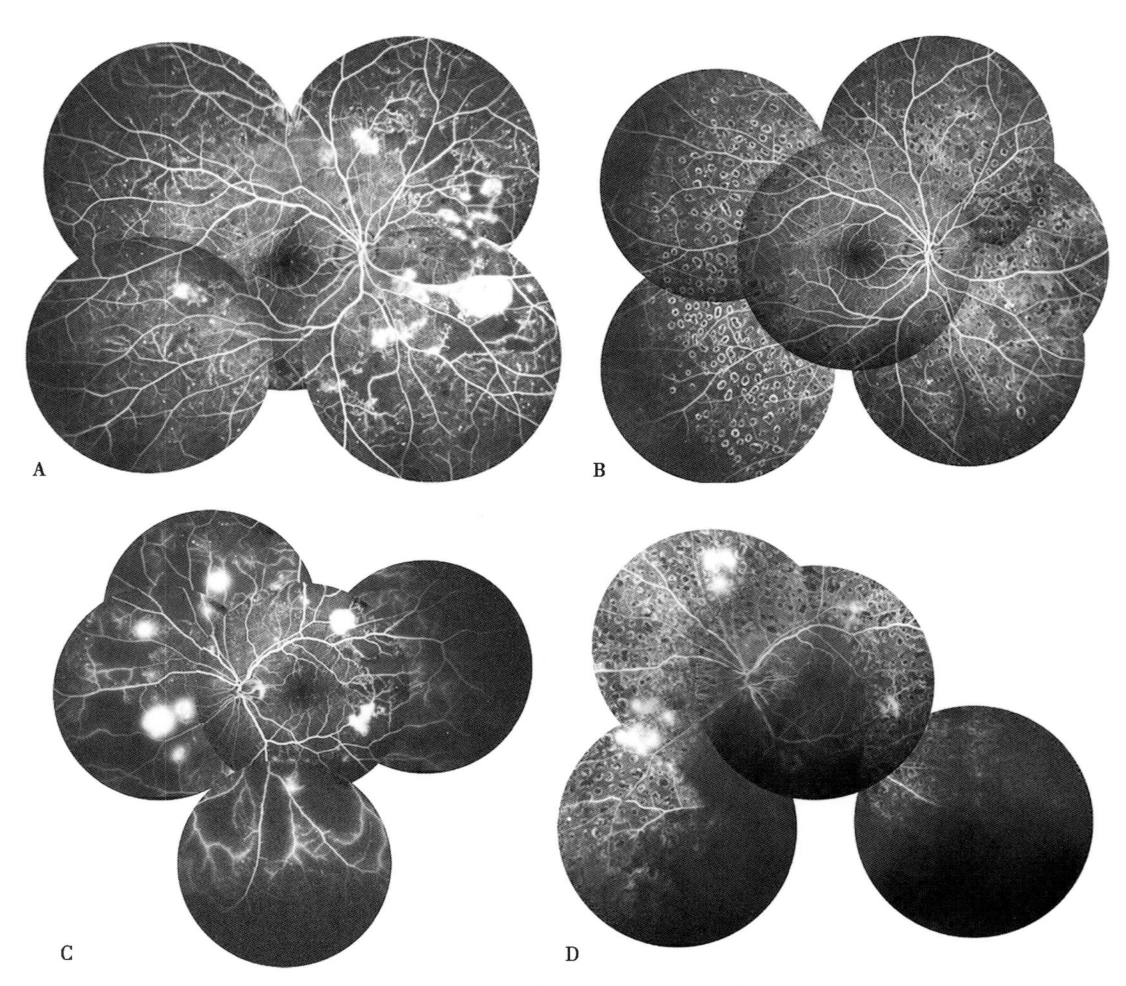

图 7-1-6　抗 VEGF 药物辅助 PRP 治疗高危 PDR

A. 一例高危 PDR 案例治疗前的 FFA 图像；B. 使用抗 VEGF 疗法抑制新生血管，在药物作用有效期内完成 PRP；C. 另一例高危 PDR 案例治疗前的 FFA 图像；D. 未及时行抗 VEGF 治疗，PRP 之后 NV 残留，补充光凝 3 次后仍经历了 1 次玻璃体积血，新生血管仍未完全消退。

图点评：对于存在视盘或视网膜大量新生血管的高危 PDR，抗 VEGF 药物可以抑制新生血管，在药物作用有效期内完成 PRP，从而避免因 PRP 起效慢而导致的病情进展，如玻璃体积血。

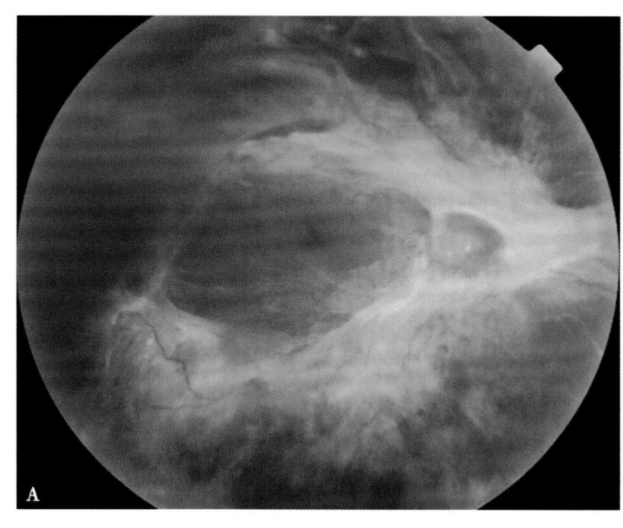
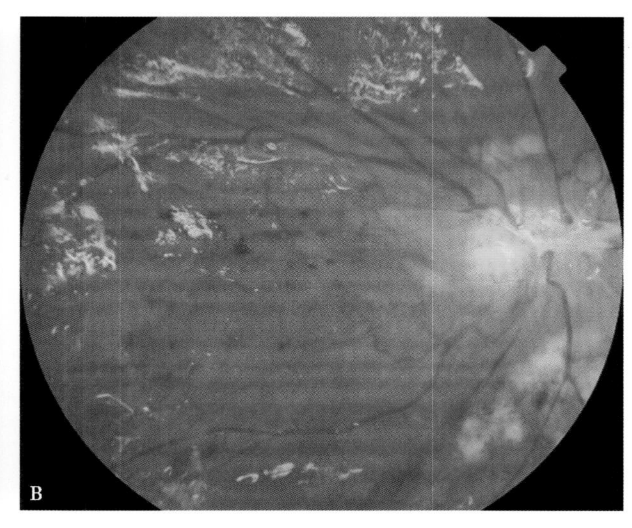

图 7-1-7　抗 VEGF 疗法辅助玻璃体切除手术治疗 PDR

A. 治疗前的 PDR 患眼，可见上下血管弓附近存在大量黄白色增殖膜，并有新生血管附着，遮挡大部分视网膜及视盘边缘；B. 注射抗 VEGF 药物 7 天后行 PPV+ 硅油填充术后，除鼻侧增殖膜尚有少许残留，其余增殖膜及附着的新生血管均被清除，术后可见血管无明显渗漏，玻璃体腔未见明显积血。

图点评：对于增殖膜较多且充血明显的晚期 PDR 患者，PPV 术前使用抗 VEGF 药物能有效减少 PPV 术中渗血和术后出血。

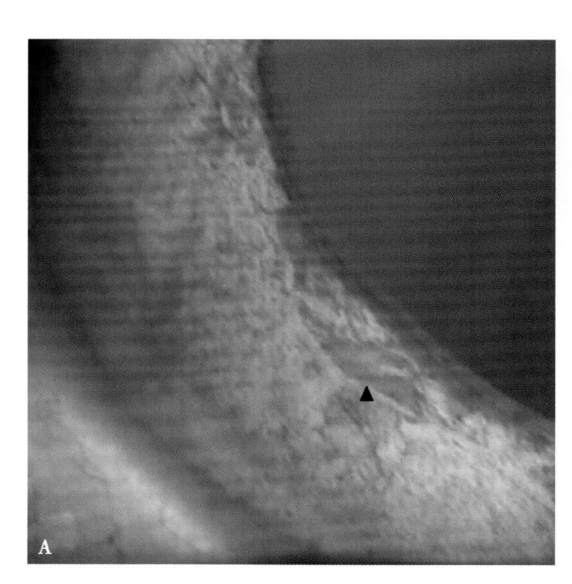
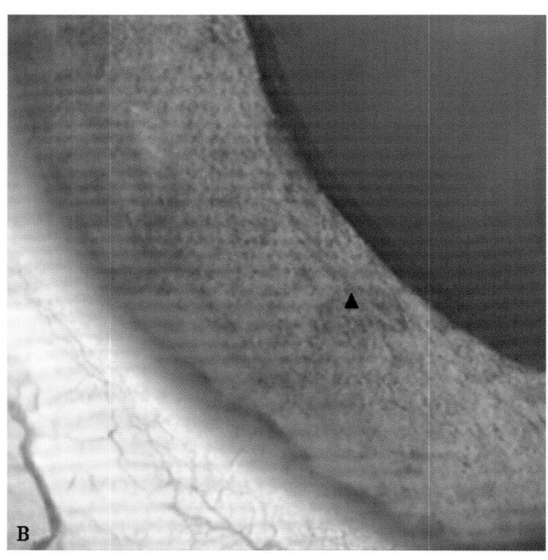

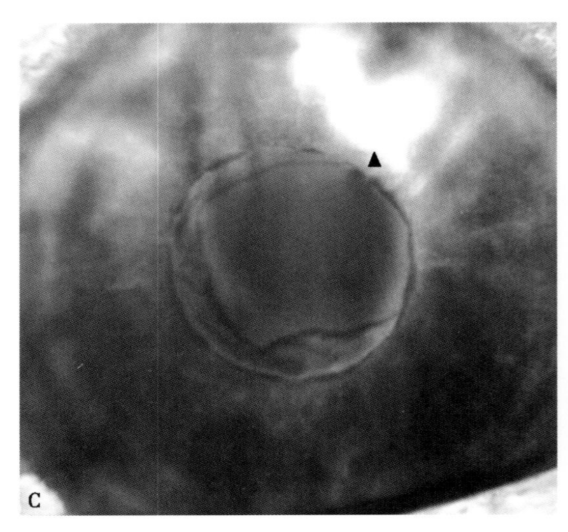

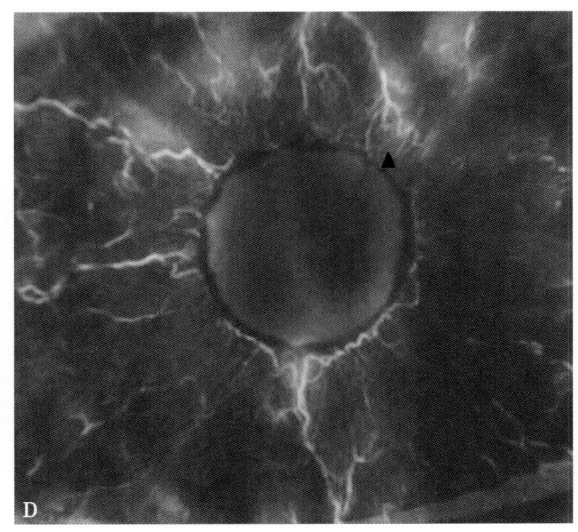

图 7-1-8　抗 VEGF 疗法对 DR 合并 NVG 的应用示例

A. 眼前节照相显示虹膜 7∶00 方向出现新生血管，以靠近瞳孔缘处最为明显；B. 抗 VEGF 药物治疗后 4 周复查示虹膜新生血管明显减少；C. 虹膜荧光素眼底血管造影显示 1∶00 方向虹膜新生血管渗漏；D. 抗 VEGF 药物治疗后 2 周复查虹膜新生血管渗漏明显减少。

图点评：对于合并 NVG 的 DR 患者，抗 VEGF 疗法能促使虹膜和房角新生血管消退。

二、糖皮质激素类药物

糖皮质激素类药物通过多种机制作用于细胞间通路以减轻 DR 并发的黄斑水肿，通过调节细胞表面信号分子表达以及炎症介质和血管源性因子分泌，减少炎症因子以及 VEGF 的表达，发挥其稳定细胞膜、增强血 - 视网膜屏障的功能。目前较为常用的有地塞米松缓释剂以及曲安奈德（triamcinolone acetonide，TA）。0.7mg 地塞米松缓释剂，可在玻璃体内生物降解，无须手术取出，持续释放地塞米松 4～6 个月。2014 年美国 FDA 批准 Ozurdex 用于 DME 的治疗。Ozurdex 治疗后部分患者眼压会升高以及并发白内障，但大多数患者可使用降眼压药物有效控制眼压。2017 年我国批准 Ozurdex 应用于视网膜静脉阻塞继发黄斑水肿的治疗，2021 年获批应用于 DME 的治疗。TA 为混悬液，20 世纪 50 年代用于治疗眼部炎症，在抗 VEGF 药物应用于临床之前，曾应用于眼内或球旁治疗老年性黄斑变性的脉络膜新生血管、各种血管性疾病导致的黄斑水肿，并证实有效。但用药后可能存在眼压升高、假性眼内炎、继发性青光眼、药物性白内障等并发症，目前临床已不推荐使用治疗以上疾病。

糖皮质激素在 DR 与 DME 治疗中的应用：

- Ozurdex 治疗 DME。当规范的抗 VEGF 药物治疗方案无效或效果不佳时，可考虑使用 Ozurdex。因 Ozurdex 的药效可维持 4～6 个月，大大减少患者玻璃体腔注药次数。此外，人工晶状体眼、无晶状体眼以及全身条件差无法满足每月抗 VEGF 治疗的患者可选择 Ozurdex 眼内注射。
- 作为辅助手段应用于 PPV（图 7-1-9）。DR 的 PPV 中用 TA 染色显示人工玻璃体后脱离之后残留的玻璃体皮质，辅助 PPV，以尽可能避免术中和术后的严重并发症。

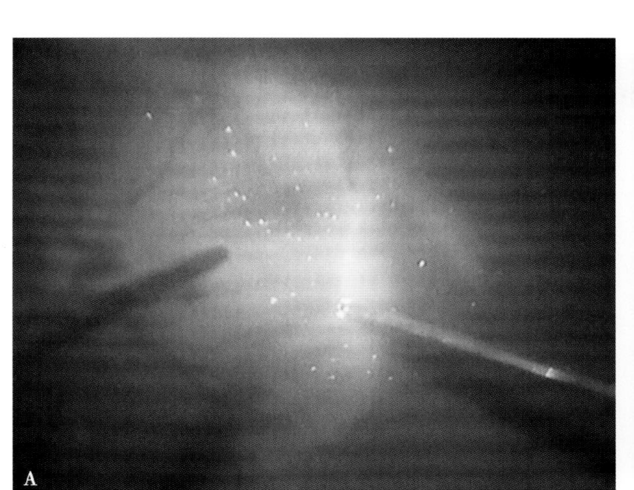

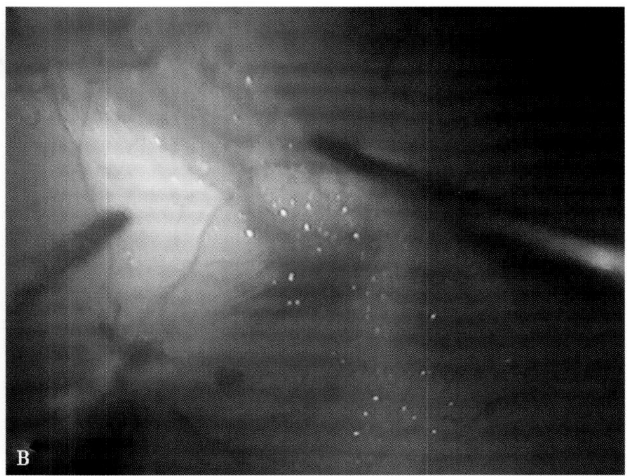

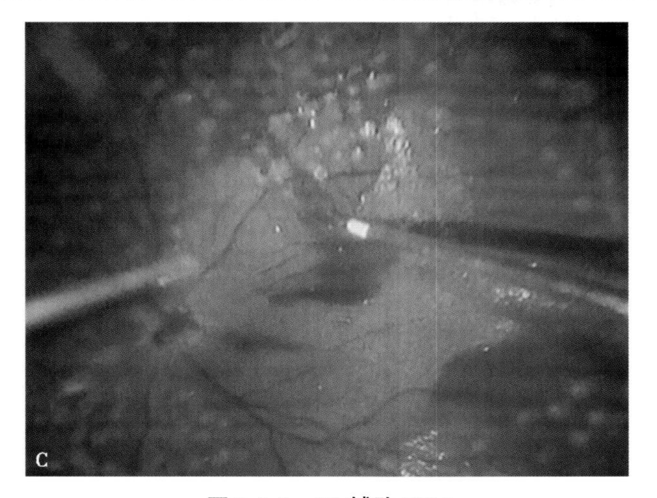

图 7-1-9　TA 辅助 PPV

A. 玻璃体腔内注射 TA 后，弥漫性 TA 白色结晶增加残留的玻璃体皮质可视性；B. 玻切头吸除残余的玻璃体皮质；C. 笛针吸除残余的玻璃体皮质。

图点评：对于须行 PPV 的 DR 患者，借助 TA 白色结晶的附着作用，使得术者可以较清晰地辨别并清除残余的玻璃体皮质，甚至辅助剥除视网膜前膜或内界膜。

三、新型药物及展望

新型药物包括：DARPins，abicipar pegol，brolucizumab，cKSI-301，ranibizumab port-delivery system，vabysmo 等。

- 抗 VEGF 设计的锚蛋白重复序列（designed ankyin repeat protein，DARPins）是具有与 VEGF 结合特异性的锚蛋白重复蛋白。这些蛋白质具有分子量小、高稳定性和高亲和性，为它们克服免疫球蛋白的一些限制提供了可能，同时增加了玻璃体内半衰期，减少了玻璃体内注射的次数。但目前对 DARPins 的研究尚待深入，需要进一步的临床研究来明确疗效。
- abicipar pegol 是一种能结合所有 VEGF-A 亚型的 DARPin，类似于雷珠单抗。而 abicipar pegol 比雷珠单抗具有更高的亲和力和更长的眼内半衰期（>13 天 vs 7.2 天），使其成为一种持续时间更长、所需注射次数更少的潜在抗 VEGF 疗法。

- 布西珠单抗（brolucizumab）是 VEGF-A 所有亚型的人源化单链抗体片段抑制剂。法莫西单抗是单链抗体片段，是抗体中最小的功能亚单位，仍然保持与预期靶点的完全结合能力。与贝伐珠单抗（149kDa）、阿柏西普（115kDa）和雷珠单抗（48kDa）相比，布西珠单抗的分子量最小（26kDa）。动物研究提示，布西珠单抗的小体积可能提供更好的视网膜和脉络膜穿透性和更快的全身清除。
- KSI-301 是由具有惰性免疫效应功能的人源化 IgG1 抗体和通过单位点特异性键共价结合的高分子量磷酸化胆碱聚合物组成。KSI-301 的分子量为 950kDa，已被证明以高亲和力结合 VEGF-A，阻断 VEGF-A 的所有亚型，高于其同源受体 VEGFR1 和 VEGFR2，从而防止信号传导和抑制促血管生成和性能活性。已被证明在视网膜和脉络膜中具有较高的生物利用度。兔眼视网膜半衰期超过 10.5 天，脉络膜半衰期超过 12.5 天。
- 雷珠单抗缓释系统（ranibizumab port-delivery system）是一种可植入的、基于储层的缓释平台。它位于巩膜中，以不同剂量的浓缩溶液输送雷珠单抗。该缓释系统克服了目前频繁玻璃体腔注射抗 VEGF 药物的弊端，有望为拒绝频繁接受玻璃体腔注射的患者提供选择。
- vabysmo 是第一个被批准用于眼部的双特异性抗体。它通过中和血管生成素 -2（Ang-2）和 VEGF-A 来靶向并抑制与许多威胁视力的视网膜疾病相关的两条信号通路。虽然正在进行研究以更好地了解 Ang-2 通路在视网膜疾病中的作用，但 Ang-2 和 VEGF-A 被认为通过破坏血管稳定而导致视力丧失，这可能导致新的渗漏血管形成并加剧炎症。vabysmo 旨在通过阻断涉及 Ang-2 和 VEGF-A 的通路来稳定血管。

（余洪华　刘宝怡　李　涛　张新媛）

参考文献

1. OSAADON P，FAGAN X J，LIFSHITZ T，et al. A review of anti-VEGF agents for proliferative diabetic retinopathy. Eye（Lond），2014，28（5）：510-520.
2. FLAXEL C J，ADELMAN R A，BAILEY S T，et al. Diabetic retinopathy preferred practice pattern®. Ophthalmology，2020，127（1）：P66-P145.
3. FIGUEIRA J，FLETCHER E，MASSIN P，et al. Ranibizumab plus panretinal photocoagulation versus panretinal photocoagulation alone for high-risk proliferative diabetic retinopathy（PROTEUS Study）. Ophthalmology，2018，125（5）：691-700.
4. ZHAO X Y，XIA S，CHEN Y X. Antivascular endothelial growth factor agents pretreatment before vitrectomy for complicated proliferative diabetic retinopathy：A meta-analysis of randomised controlled trials. Br J Ophthalmol，2018，102（8）：1077-1085.
5. LU Q，ZOU C，CAO H，et al. Preoperative intravitreal injection of ranibizumab for patients with severe proliferative diabetic retinopathy contributes to a decreased risk of postoperative neovascular glaucoma. Acta Ophthalmol，2016，94（4）：414-415.

第二节　激光光凝术

视网膜激光光凝术是眼底疾病治疗的一个重要手段，作用原理是通过热凝固效应，导致靶组织坏死。

治疗眼底病的激光器主要有氩离子激光器、氪离子激光器、固体激光器和半导体激光器。其中氩离子激光器产生两种波长激光：氩蓝 - 绿激光和氩绿激光（波长 514nm）。氪离子激光器可以产生氪绿激光（波长 530nm）、氪黄激光（波长 568nm）、氪红激光（波长 647nm）。

目前临床使用比较多的单波长激光机是 532 激光机和 577 激光机。二者比较，577nm 激光波长更长，穿透性更好，对于轻度白内障和玻璃体混浊患者治疗效果更好。其次，577nm 波长对叶黄素不吸收，所以 577 激光对于黄斑区的激光治疗比 532 更加安全。

多波长倍频固体激光选择：不同波长激光特点汇总如下（表 7-2-1）。

表 7-2-1 多波长激光特点

激光特点	532nm（绿光）	561nm（黄光）	659nm（红光）
叶黄素吸收情况	吸收	不吸收	不吸收
含氧血红蛋白吸收情况	吸收较好	吸收最多	不吸收
穿透白内障	不容易	较容易	最容易
穿透混浊玻璃体	不容易	较容易	较容易
疼痛	最轻	较轻	最重
适用	全视网膜光凝	黄斑区光凝	合并晶状体混浊、部分玻璃体积血

视网膜激光光凝术是防止糖尿病视网膜病变进展的有效方法，治疗方式包括全视网膜光凝治疗（panretinal photocoagulation laser）、局灶（focal laser）和黄斑格栅样光凝治疗（grid laser）三种。

（一）全视网膜光凝治疗

1. 全视网膜光凝的作用机制　通过激光的热凝固效应，破坏耗氧量最高的部分即视网膜光感受器及内核层，使其余的内层视网膜组织供氧得到改善，同时通过减少血管生成因子的释放，减少增生性病变形成。外屏障破坏后，营养物质可直接由脉络膜进入视网膜，改善视网膜的营养供给。

2. 全视网膜光凝治疗指征　根据美国最新糖尿病视网膜病变治疗指南（Diabetic Retinopathy Preferred Practice Pattern，2019），重度非增殖期（severe NPDR）和增殖期糖尿病视网膜病变（PDR）是使用全视网膜光凝治疗的适应证。同时，在严重 NPDR 和 PDR，不论是否出现黄斑水肿，也不论黄斑水肿是否累及黄斑中心凹，都可以联合使用抗 VEGF（vascular endothelial growth factor，血管内皮生长因子）药物。因为全视网膜激光光凝会加重黄斑水肿，所以临床上建议先进行抗 VEGF 治疗消退黄斑水肿，再进行全视网膜光凝效果更好（表 7-2-2）[1]。

表 7-2-2 美国糖尿病视网膜病变的治疗指南（2019）

视网膜病变程度	黄斑水肿	随访时间 / 月	全视网膜激光光凝（播散）	局部和 / 或格栅光凝	眼内抗 VEGF 治疗
正常或者极轻度 NPDR	No	12	No	No	No
轻度 NPDR	No	12	No	No	No
	NCI-DME	3～6	No	Sometimes	No
	CI-DME	1*	No	Rarely	Usually
中度 NPDR	No	6～12 #	No	No	No
	NCI-DME	3～6	No	Sometimes	Rarely
	CI-DME	1*	No	Rarely	Usually

续表

视网膜病变程度	黄斑水肿	随访时间 / 月	全视网膜激光光凝（播散）	局部和 / 或格栅光凝	眼内抗 VEGF 治疗
重度 NPDR	No	3～4	Sometimes	No	Sometimes
	NCI-DME	2～4	Sometimes	Sometimes	Sometimes
	CI-DME +	1*	Sometimes	Rarely	Usually
非高危 PDR	No	3～4	Sometimes	No	Sometimes
	NCI-DME	2～4	Sometimes	Sometimes	Sometimes
	CI-DME	1*	Sometimes	Sometimes	Usually
高危 PDR	No	2～4	Recommended	No	Sometimes[2-3]
	NCI-DME	2～4	Recommended	Sometimes	Sometimes
	CI-DME	1*	Recommended	Sometimes	Usually

注：CI-DME（center-involved diabetic edema）：累及黄斑中心凹的黄斑水肿；NCI-DME（non center-involved diabetic edema）：不累及黄斑中心凹的黄斑水肿；NPDR（nonproliferative diabetic retinopathy）：非增殖性糖尿病视网膜病变；PDR（proliferative diabetic retinopathy）：增殖性糖尿病视网膜病变；No：无；Sometimes：有时；Rarely：很少；Usually：通常；Recommended：建议。

*需考虑联合其他治疗，包括眼内注射糖皮质激素或抗 VEGF 药物。2011 年 Diabetic Retinopathy Clinical Research Network 报道，在 2 年的随访过程中，先进行抗 VEGF 注射再立即或者延迟激光治疗会获得更好的视力提升，同时对于人工晶状体眼联合曲安奈德和激光比单纯使用激光会获得更好的视力提升[4]。进行眼内注射抗 VEGF 的患者要在注射后 1 个月的时间随访。

+对于视力较好（20/25 或者更好）合并有黄斑水肿的患者，观察如果出现视力下降使用阿柏西普，激光如果出现视力下降使用阿柏西普，和使用抗 VEGF 治疗三种方法效果相同[5]。一般在视力低于 20/25 时开始治疗。需要排除高血压和会加重黄斑水肿的心衰、肾衰、怀孕和其他原因引起的水潴留。在这些患者，需要考虑延迟一段时间进行激光治疗[6]。对于视力较好（好于 20/32）的 NCI-DME 患者也可以考虑延迟治疗，告知患者风险并密切随访。

#如果出现接近重度 NPDR 的征象需要缩短随访间期。

3. 全视网膜光凝治疗方法　可以使用单点传统激光光凝治疗和 / 或 PASCAL（pattern scan laser）多点激光的方法。两种方法各有利弊，PASCAL 可以减少治疗时间，减少疼痛，但是周边光斑变形，聚焦不良，且曝光时间短，对于重度的增殖性糖尿病视网膜病变，治疗效果没有传统单点激光的治疗方法显著[7-8]。对于出血和渗出较多的情况，PASCAL 多点激光治疗方法不能有效地处理出血和渗出附近的视网膜，此时可以联合两种激光治疗方式。

4. 全视网膜光凝参数　首选绿色激光。对于晶状体混浊严重的患者，可以采用黄色激光，对于玻璃体少许积血的患者可以采用红色激光。光斑的直径从后极部到周边逐渐加大。后极部光斑直径为 200～300μm，赤道部可用 300～500μm。需达到三级光斑反应（光斑呈浓白色，外围有两个淡灰色环）。因个体差异，每个人使用的能量参数有所不同，可以在安全的周边视网膜区域从较低能量试验到三级光斑反应的效果，进而完成激光治疗。屈光间质不清时，适当延长曝光时间比增加功率更安全。要避免小光斑、高能量在短时间造成的爆破效应。

5. 全视网膜光凝范围　后界近于卵圆形，在视盘鼻侧 1PD 以外，视盘上、下距视盘 1PD 以外，上、下血管弓以外，黄斑区颞侧 2PD 外，前界达到赤道部。间隔 1～2 个光斑，光斑总数 1 200～2 000 点（图 7-2-1～图 7-2-3），要避免过于稀疏或者拥挤（图 7-2-4）。PRP 分 2～4 次进行，多为每周一次，时间间隔至少 3 天。顺序多从下方开始，防止后期出血沉积在下方不能完成下方的激光治疗。

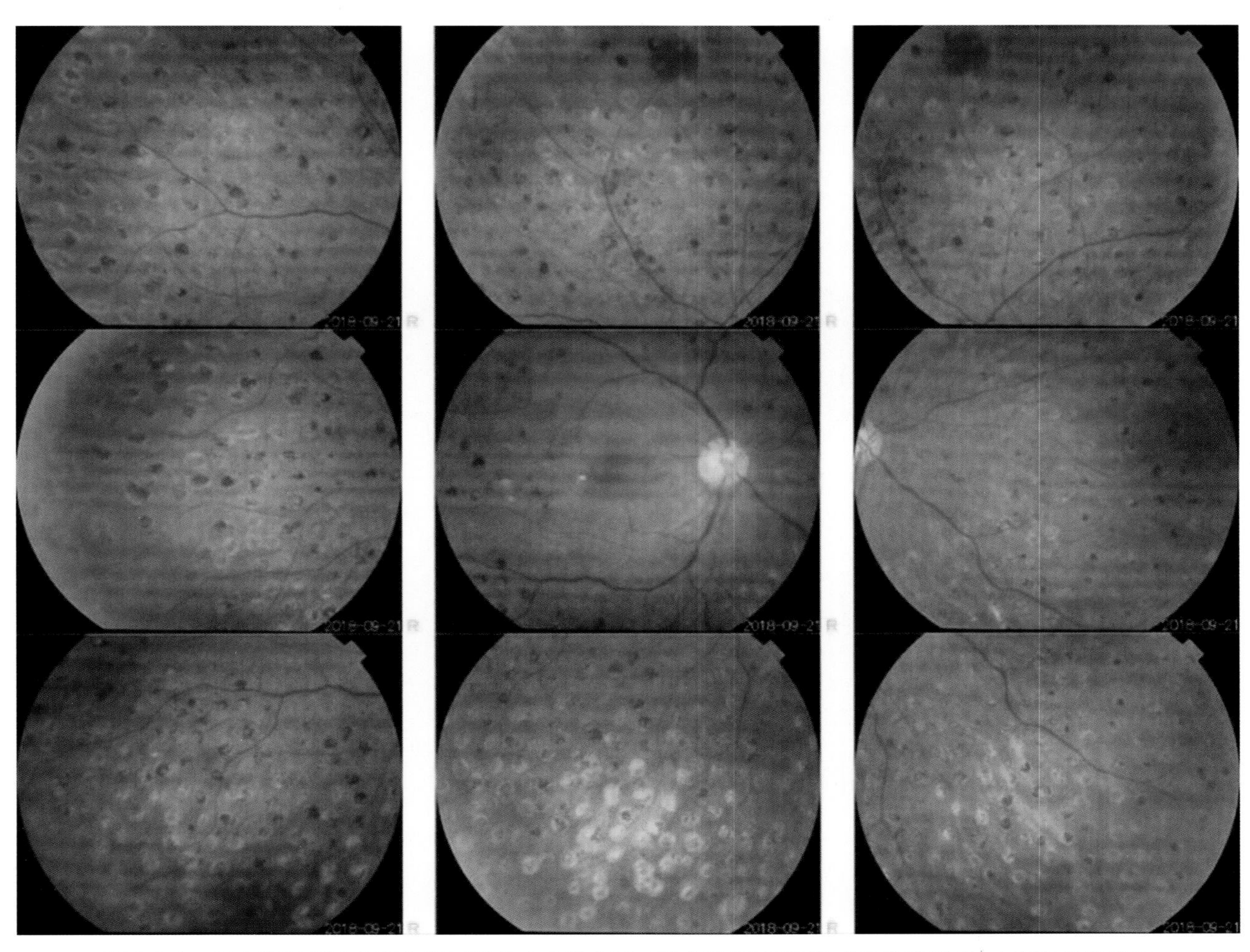

图 7-2-1　眼底照相显示右眼全视网膜激光光凝术后，可以看到陈旧的激光斑为类圆形，中间有色素增殖

图点评：该图片清楚显示了标准 PRP 的范围，光斑大小合适，分布均匀，可有效阻止 DR 病情进展。

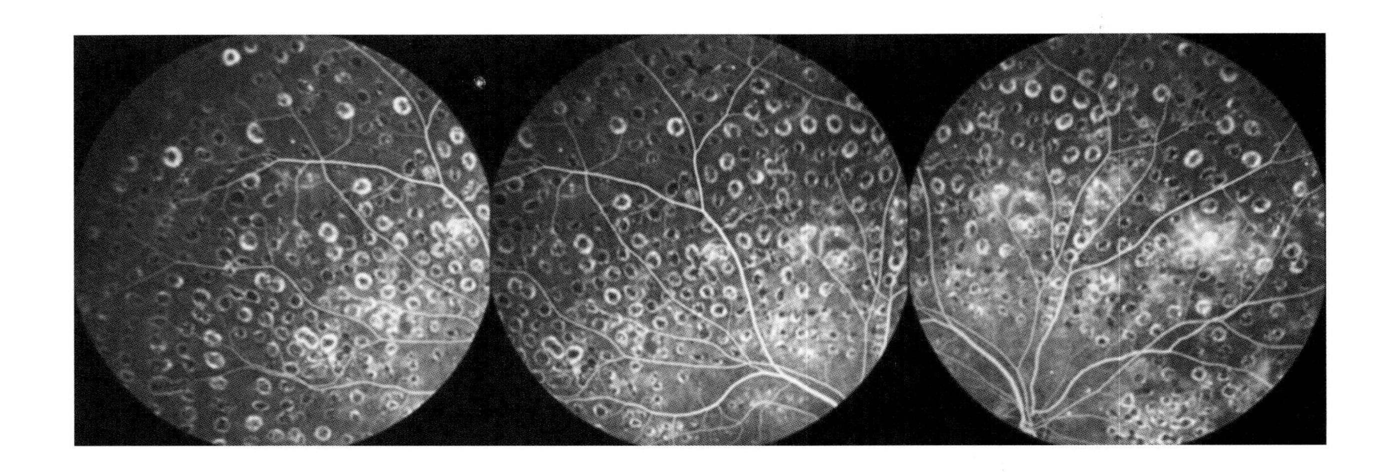

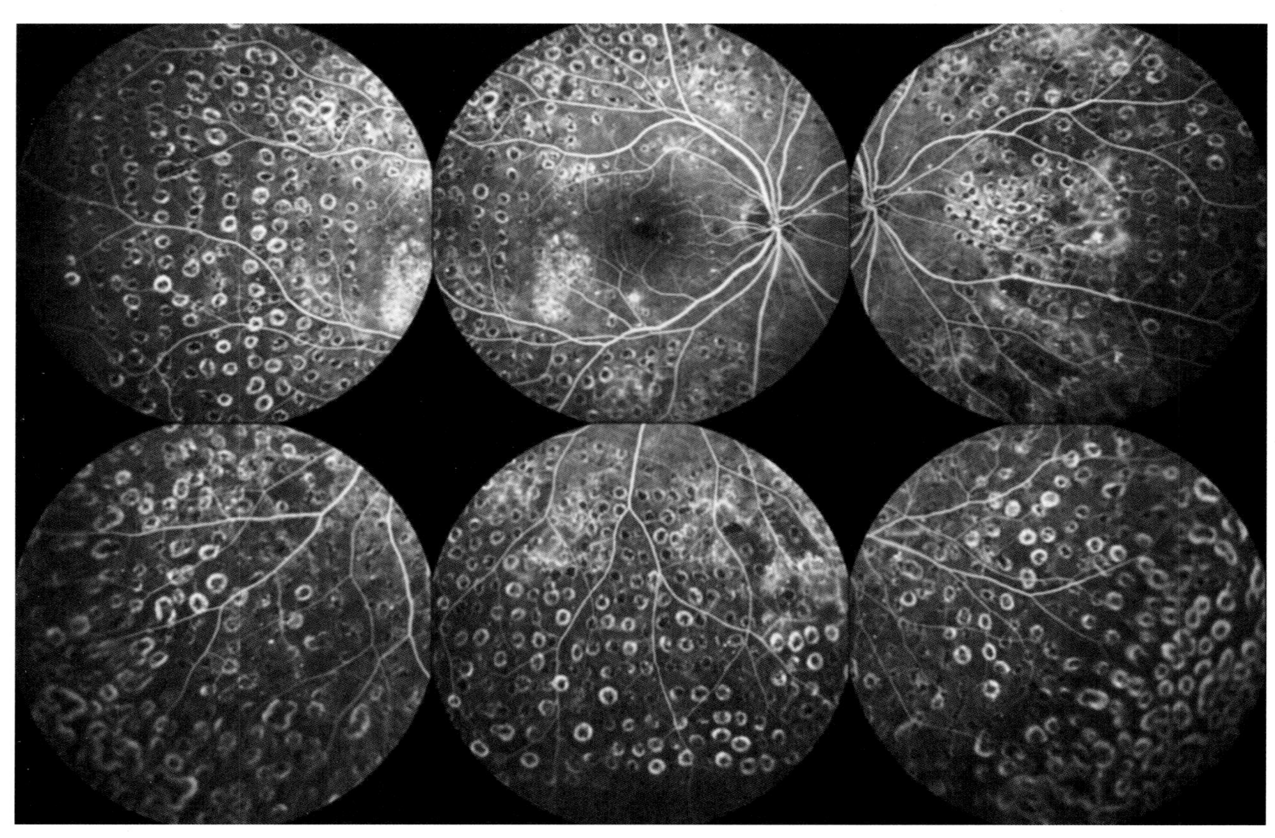

图 7-2-2 右眼全视网膜激光光凝术后，FFA 可以非常清楚地显示激光斑，有效的激光斑为近圆形，中间弱荧光，周围有强荧光环

图点评：PRP 治疗后的 FFA 检查，显示光斑形状、大小标准，强度合适、分布均匀，无明显无灌注区残留，无须补充激光光凝治疗。

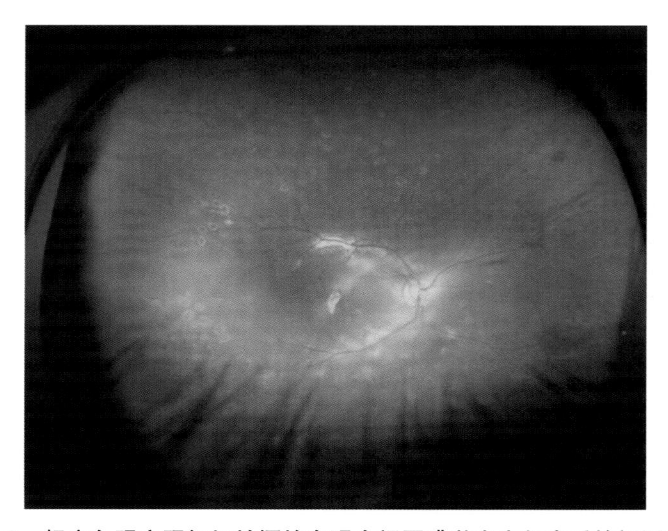

图 7-2-3 超广角眼底照相机拍摄的右眼全视网膜激光光凝术后的视网膜图像

图点评：该图片是 PRP 后超广角眼底彩照，可清楚显示激光斑前界已到达赤道。此外，超广角眼底照相，可清楚显示周边眼底病变情况，有助于 DR 病情变化的全面评估。此例患者颞上、颞侧、颞下、下方、鼻下及鼻侧周边可见遗留的未光凝区域。对于散瞳困难、瞳孔小的部分糖尿病患眼，超广角眼底照相机较传统的、成像范围有限的眼底照相机可以呈现更广的视网膜范围。

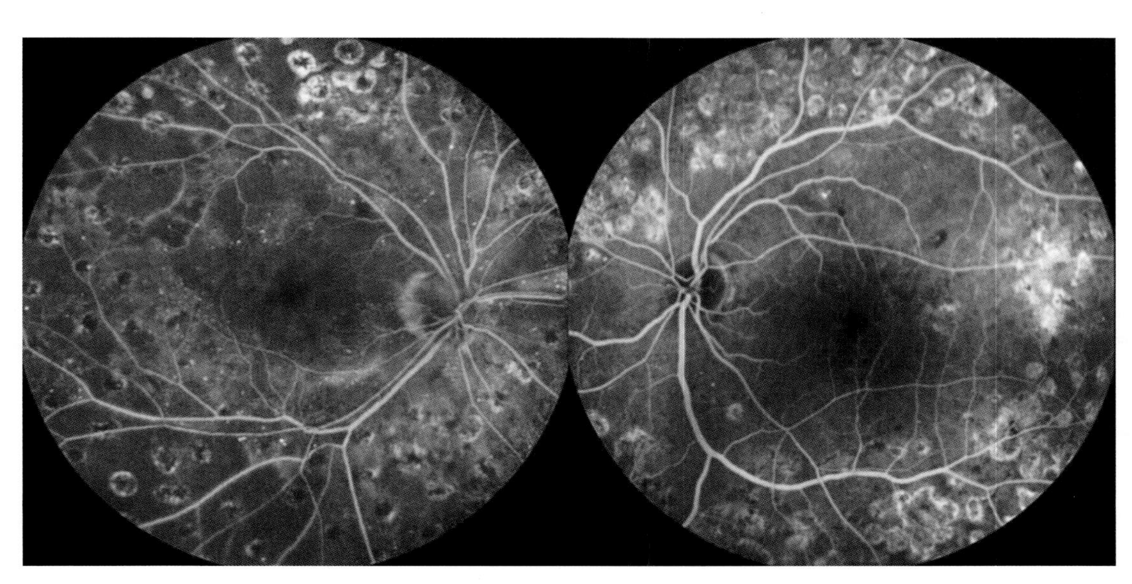

图 7-2-4 激光光凝术后的 FFA 图像

左图 FFA 显示激光斑稀疏，中周部视网膜还存在无灌注区，需要补充激光；右图显示全视网膜激光光凝后融合光斑，激光治疗要控制好激光斑之间的间距。

图点评：PRP 术后行 FFA 检查，可显示光斑强度是否合适、分布是否均匀、无灌注区有无遗漏、有无新生血管产生，是判断病情进展、决定是否补充激光光凝的重要依据。激光斑稀疏，容易导致无灌注区残存，需要补充激光光凝；激光斑过密融合，影响患者视野，应尽量避免。

全视网膜激光治疗后 4～6 周复诊，一般在 3 个月左右需要复查 FFA，可以观察到新生血管的消退（图 7-2-5），对于不充分的区域需要进行补充光凝（图 7-2-6）。

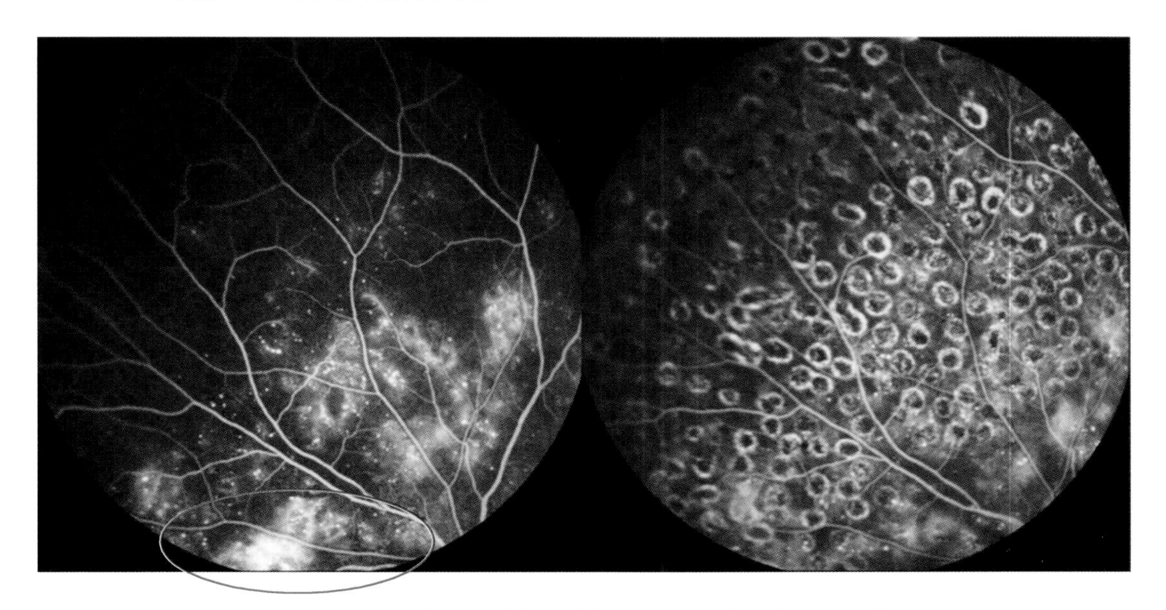

图 7-2-5 眼底新生血管及血管瘤激光光凝术后的 FFA 图像

左图为激光治疗之前，可见新生血管和血管瘤的荧光渗漏；右图显示激光治疗后新生血管膜消退，荧光渗漏减轻。

图点评：有效的 PRP 可促进视网膜新生血管消退，减轻视网膜血管渗漏。

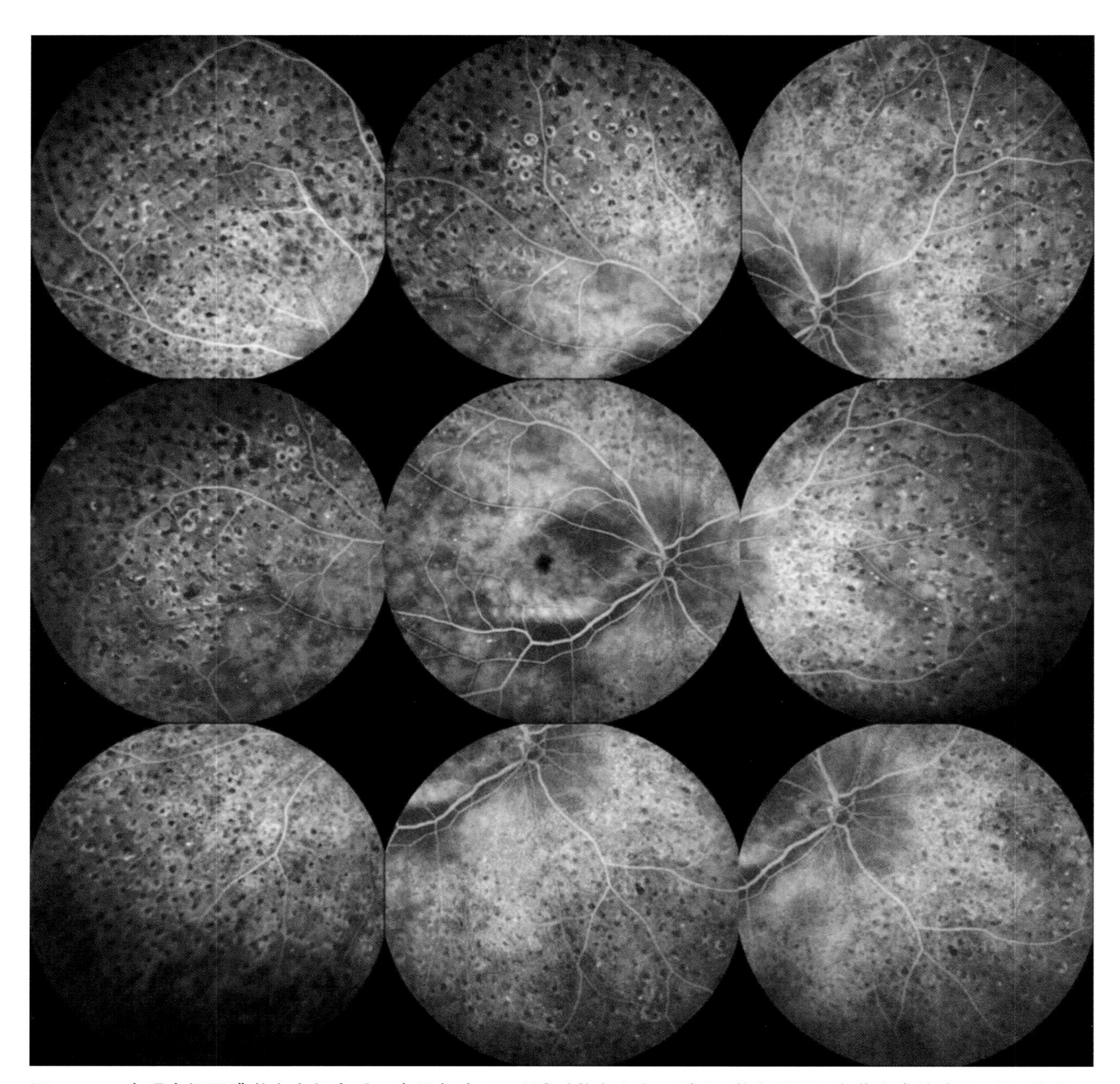

图 7-2-6　右眼全视网膜激光光凝术后 3 个月复诊，可以看到激光斑小且稀疏，激光周围没有荧光素的渗漏，说明聚焦不良，没有达到有效光斑，距离视盘鼻侧 1PD 外，黄斑区颞侧 2PD 外和下方血管弓外需要补充激光，对于无效光斑可以覆盖补充新的激光斑，因为患者有黄斑水肿，可以抗 VEGF 药物注射后补充激光。

图点评：PRP 术后行 FFA 检查，可见多数激光光斑周围缺乏强荧光环，表明激光反应强度不够，是黄斑水肿出现的重要原因。良好的 PRP 不能仅看激光点数是否达标，还要看激光强度是否达到治疗要求。

（二）局灶性视网膜光凝术

1. 局灶视网膜光凝作用机制　直接光凝微血管瘤；光凝异常渗漏的血管，引起管壁收缩；光凝新生血管，减少渗漏，抑制增生。

2. 局灶视网膜光凝指征　周边局部毛细血管扩张，局部视网膜微血管瘤，周边局限的毛细血管无灌注区。

（三）黄斑格栅样光凝术

1. 黄斑格栅样光凝作用机制　降低扩张的毛细血管通透性，减轻渗漏；增强视网膜色素上皮细胞的“泵功能”，消退水肿。

2. 黄斑格栅样光凝指征　针对糖尿病黄斑水肿，目前抗 VEGF 药物和长效激素的使用，黄斑格栅样光凝治疗明显减少，已经不是一线治疗。对于长期的顽固性黄斑水肿可以结合使用以上方法。

3. 黄斑格栅样光凝范围　黄斑区弥漫性水肿，以黄斑中心凹为中心，在 750μm 半径以外光凝，光斑分布为“C”形（图 7-2-7）。为了不损伤乳斑束，“C”的缺口朝向视盘方向。

4. 黄斑格栅样光凝参数　首选黄色激光，光斑直径 50μm，曝光时间 0.05～0.1 秒，达到微血管瘤变白或变暗。

由于抗 VEGF 治疗的广泛应用，VEGF 球内注射已经累及黄斑中心凹的黄斑水肿的一线治疗。

阈值下微脉冲激光（sub-threshold micropulse laser）：对于有临床意义的糖尿病黄斑水肿，有研究显示阈值下微脉冲激光和传统绿激光比较，视力、对比敏感度和视网膜厚度等没有统计学差异。传统激光会出现更加明显的激光瘢痕[9]。

激光治疗并发症：糖尿病视网膜病变激光治疗可以出现虹膜损伤、晶状体损伤、牵拉性视网膜脱离和玻璃体积血。激光治疗之前需告知患者。

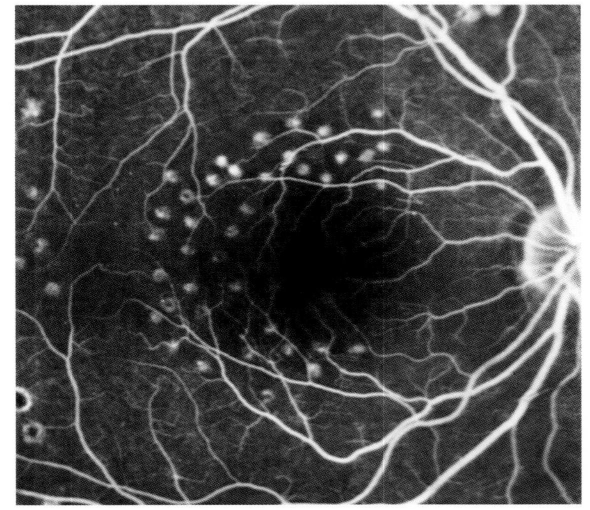

图 7-2-7　图中为 FFA 造影显示黄斑区格栅样光凝
因为黄斑区格栅样光凝使用能量低，眼底照相显示不清楚，造影结果可以清楚地显示激光斑。

图点评：抗 VEGF 药物治疗已经成为 DME 的一线治疗选择，但对于顽固性的黄斑水肿，格栅样光凝仍然可以作为重要的补充手段，但治疗过程中一定避免损伤黄斑中心凹。

（林　英　李　涛　张新媛）

参 考 文 献

1. FLAXEL C J，ADELMAN R A，BAILEY S T，et al. Diabetic retinopathy preferred practice pattern®. Ophthalmology，2020，127（1）：P66-P145.
2. WRITING COMMITTEE FOR THE DIABETIC RETINOPATHY CLINICAL RESEARCH N，GROSS J G，GLASSMAN A R，et al. Panretinal photocoagulation vs intravitreous ranibizumab for proliferative diabetic retinopathy：a randomized clinical trial. JAMA，2015，314（20）：2137-2146.
3. OLSEN T W. Anti-VEGF pharmacotherapy as an alternative to panretinal laser photocoagulation for proliferative diabetic retinopathy. JAMA，2015，314（20）：2135-2136.
4. ELMAN M J，BRESSLER N M，QIN H，et al. Expanded 2-year follow-up of ranibizumab plus prompt or deferred laser or triamcinolone plus prompt laser for diabetic macular edema. Ophthalmology，2011，118（4）：609-614.
5. BAKER C W，GLASSMAN A R，BEAULIEU W T，et al. Effect of initial management with aflibercept vs laser

photocoagulation vs observation on vision loss among patients with diabetic macular edema involving the center of the macula and good visual acuity：a randomized clinical trial. JAMA，2019，321（19）：1880-1894.

6. Photocoagulation for diabetic macular edema：early treatment diabetic retinopathy study report no.4.The early treatment diabetic retinopathy study research group. International ophthalmology clinics，1987，27（4）：265-272.
7. NAGPAL M，MARLECHA S，NAGPAL K. Comparison of laser photocoagulation for diabetic retinopathy using 532-nm standard laser versus multispot pattern scan laser. Retina，2010，30（3）：452-458.
8. Chappelow A V，Tan K，Waheed N K，et al. Panretinal photocoagulation for proliferative diabetic retinopathy：pattern scan laser versus argon laser. American journal of ophthalmology，2012，153（1）：137-142.
9. FIGUEIRA J，KHAN J，NUNES S，et al. Prospective randomised controlled trial comparing sub-threshold micropulse diode laser photocoagulation and conventional green laser for clinically significant diabetic macular oedema. The British journal of ophthalmology，2009，93（10）：1341-1344.

第三节　玻璃体视网膜手术

一、玻璃体视网膜手术治疗糖尿病视网膜病变的适应证

糖尿病视网膜病变分为非增殖期（NPDR）和增殖期（PDR）两个阶段。增殖期糖尿病视网膜病变是以视网膜新生血管为特征，可引起玻璃体积血、牵拉性视网膜脱离、新生血管性青光眼等并发症，严重威胁患者视力。玻璃体视网膜手术是治疗 PDR 并发症的重要手段。玻璃体视网膜手术治疗糖尿病视网膜病变的适应证包括：

1. 玻璃体积血（图 7-3-1）　传统观点认为玻璃体积血要等待 6～8 周，如果没有吸收，再行玻璃体手术。但在这个过程中，视网膜病变仍然在进展。因此越来越多的医生倾向于早期进行干预，尽快清除玻璃体积血，及时完成全视网膜光凝。早期玻璃体视网膜手术的另一个好处是可使患者尽快恢复视力（图 7-3-2）。

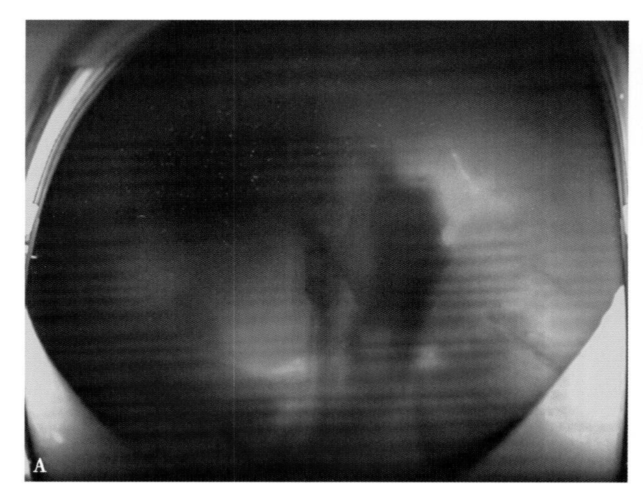

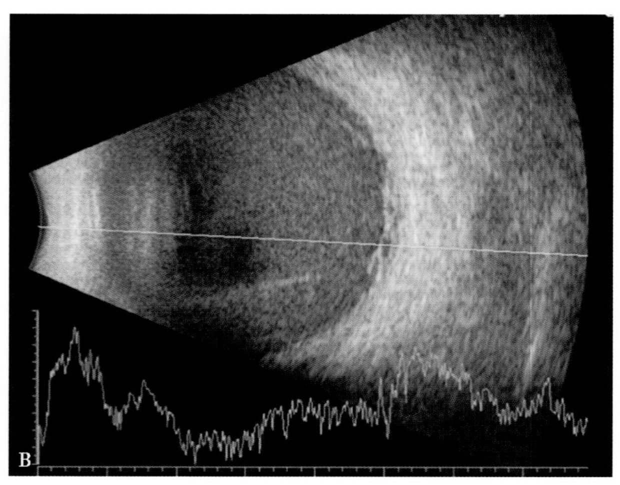

图 7-3-1　糖尿病视网膜病变并发玻璃体积血

A. 广角激光扫描检眼镜可见玻璃体血性混浊，眼底窥不清；B. B 超显示玻璃体混浊，后极部球壁病变；视力手动。

图点评：此例患者玻璃体积血严重，估计短期内难以吸收，B 超显示病变累及球壁，估计存在有视网膜前增殖膜。如果不及时手术，视网膜前的增殖可能会进一步加重，因此应该尽快手术。

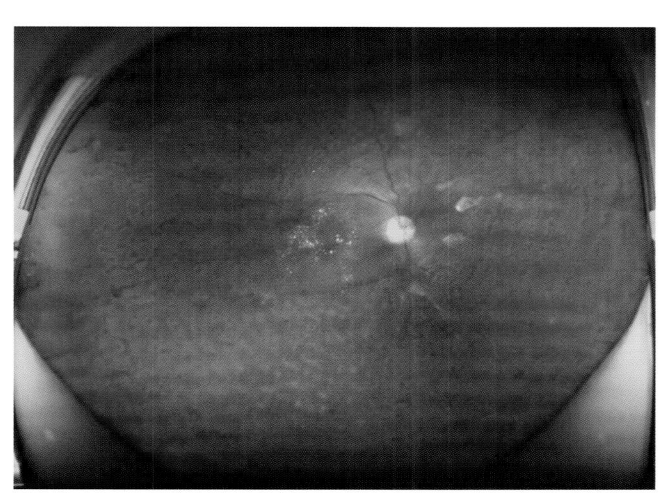

图 7-3-2　糖尿病视网膜病变并发玻璃体积血行 PPV 治疗后

患者术后广角激光扫描检眼镜可见视网膜平伏，广泛激光斑，鼻侧残留少量孤立的视网膜前增殖膜，黄斑区可见硬性渗出和少量出血；最佳矫正视力 0.5。

图点评：手术不仅仅清除玻璃体积血，还能及时完成全视网膜光凝，并且将视网膜前增殖膜大部分切除，将剩余的小片增殖膜孤立，这样能避免视网膜病变进一步发展。

2. 黄斑前出血（图 7-3-3）　糖尿病视网膜病变的视网膜前出血可位于玻璃体后界膜和视网膜之间，也可以位于内界膜下。这种情况下，尽管出血没有进入玻璃体腔，也会严重影响视力，如果不及时清除可引起视网膜前增殖加重。尽管有报道可以采用 YAG 激光切开玻璃体后界膜，让视网膜前出血引流到玻璃体腔下方，但是糖尿病视网膜病变的玻璃体后皮质往往明显增厚，难以用激光切开。这种情况下往往需要玻璃体视网膜手术进行清除（图 7-3-4）。

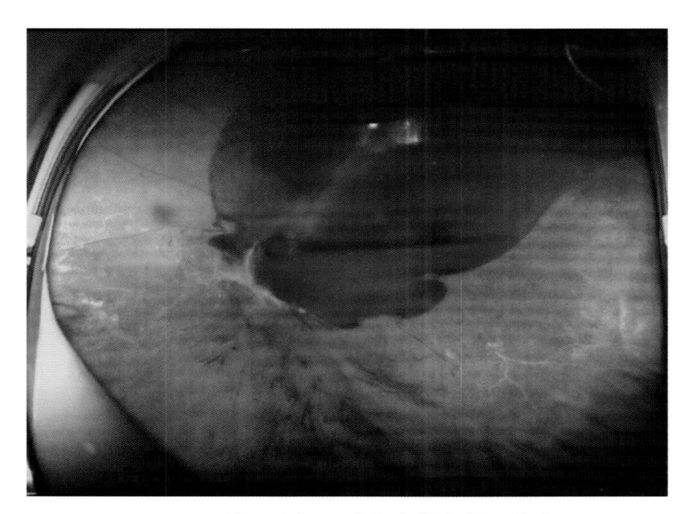

图 7-3-3　糖尿病视网膜病变并发黄斑前出血

广角激光扫描检眼镜可见后极部视网膜前出血，可见出血的液平面，下方边界呈弧形，网上有一类圆形淡红色区域，视盘鼻侧和下方可见视网膜前增殖膜，玻璃体下方少量积血，鼻下方和颞下方见多处视网膜新生血管，周边可见小血管闭塞。

图点评：视网膜新生血管从视网膜向玻璃体生长，当玻璃体后脱离时容易造成视网膜新生血管破裂出血，如果玻璃体后皮质比较厚，而且玻璃体后脱离不完全时，积血位于玻璃体后皮质和视网膜之间，然后血红细胞沉淀下来，形成液平面。

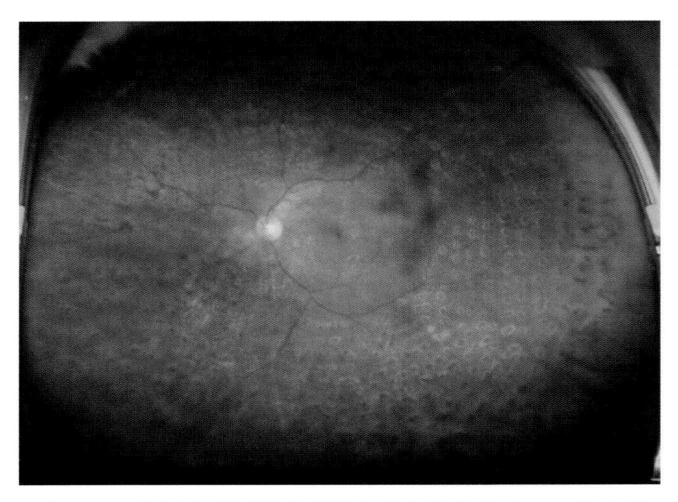

图 7-3-4　糖尿病视网膜病变并发黄斑前出血行 PPV 治疗后

术后的广角激光扫描检眼镜检查显示视网膜平伏，散在激光斑，原来的视网膜前积血和增殖膜已经去除。

图点评：玻璃体视网膜手术可以清除视网膜前积血和视网膜前增殖膜，并且完成全视网膜光凝，从而让患者恢复视力，阻止糖尿病视网膜病变的发展。

3. 视网膜前增殖膜（图 7-3-5）　糖尿病视网膜病变的增殖膜往往是由新生血管从视网膜长入玻璃体，并在玻璃体 - 视网膜界面生长，形成带有丰富新生血管的增殖膜。而且增殖膜可以对黄斑、其他位置的视网膜和视盘形成牵拉，进一步发展可以发生牵拉性视网膜脱离。尽管全视网膜光凝可能可以阻止视网膜前增殖膜的发展，但是并非百分之百，而且无法解除对视网膜的牵拉。而玻璃体手术不仅仅去除了增殖膜，而且也去除了增殖的支架，预防增殖的复发（图 7-3-6）。

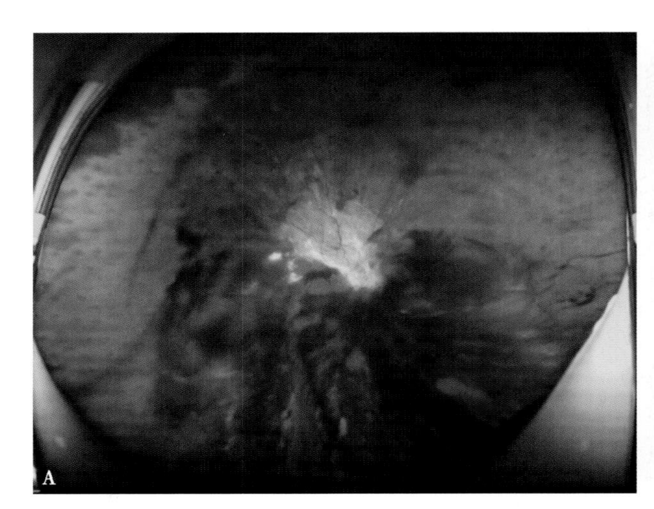

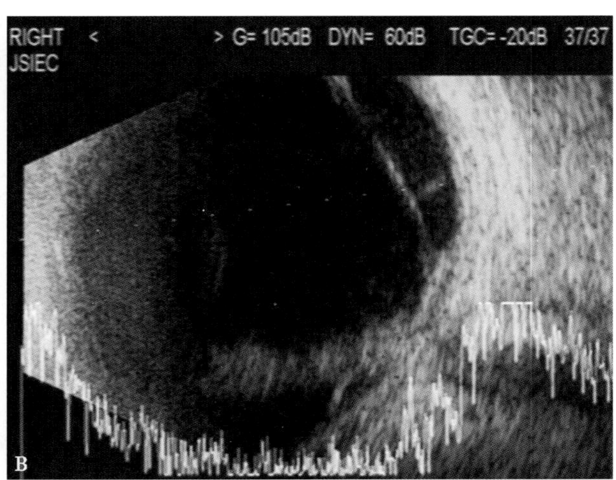

图 7-3-5　糖尿病视网膜病变并发视网膜前增殖膜

A. 超大广角眼底照相显示玻璃体血性混浊，下方浓厚，上方视网膜散在激光斑，而且在视盘前、上方血管弓旁可见视网膜前增殖膜；B. B 超显示玻璃体混浊，视盘前有增殖膜与周边视网膜相连。

图点评：在玻璃体混浊的情况下，B 超是判断视网膜前增殖的重要依据，可以显示视网膜前的条索样、膜样物连接不同部位的视网膜，尤其是视盘和其他位置的视网膜。

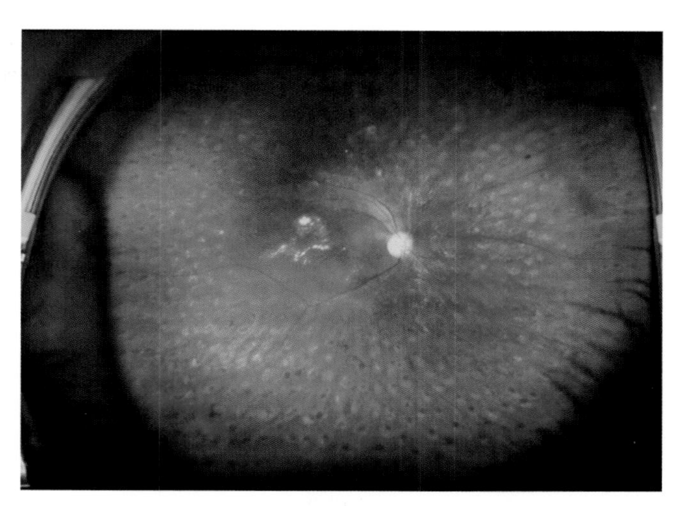

图 7-3-6 糖尿病视网膜病变并发视网膜前增殖膜行 PPV 治疗后
术后的广角激光检眼镜显示视网膜平伏，视网膜上广泛激光斑，视网膜前的增殖膜已经被彻底清除，黄斑区可见硬性渗出。

图点评：术中如果增殖膜上新生血管不活跃，可以彻底地清除，正如本例所显示的。但是如果新生血管活跃，剥膜或者彻底清除增殖膜可能引起视网膜出血，可以于术前 3～7 天先行玻璃体抗 VEGF 治疗，手术中采用切断增殖膜与周围的联系，使之孤立，如图 7-3-2 所显示的。

4. 牵拉性视网膜脱离（图 7-3-7） 糖尿病视网膜病变的视网膜前增殖膜牵拉视网膜，可以在没有裂孔的情况下引起视网膜脱离，也可以牵拉引起视网膜裂孔，继发孔源性视网膜脱离。如果视网膜脱离的范围累及黄斑，应该尽快手术（图 7-3-8），如果没有累及黄斑，可先在未脱离的范围行全视网膜光凝后再行玻璃体手术。

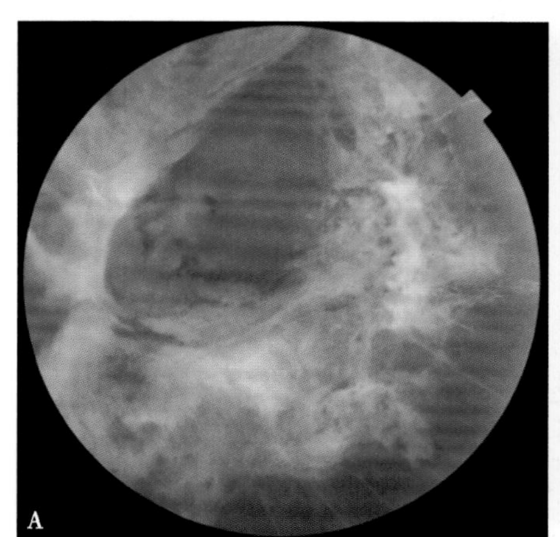

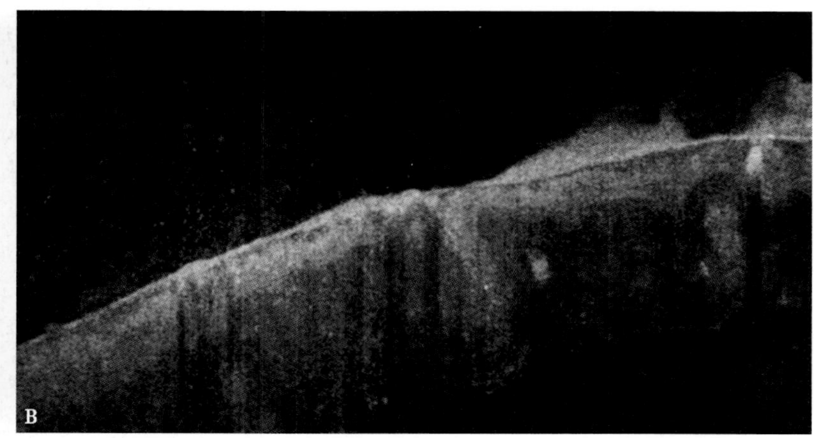

图 7-3-7 糖尿病视网膜病变并发牵拉性视网膜脱离
A. 眼底彩照显示后极部视网膜前严重增殖膜，尤其是从视盘出发沿着血管弓分布，伴有视网膜脱离；B. OCT 显示视网膜脱离，表面有增殖膜与视网膜密切粘连。

图点评：除了检眼镜、照相检查和 B 超之外，OCT 也是诊断视网膜脱离的重要手段，尤其是一些比较浅的脱离。而且 OCT 还可以显示视网膜表面的增殖情况，协助制订手术计划。

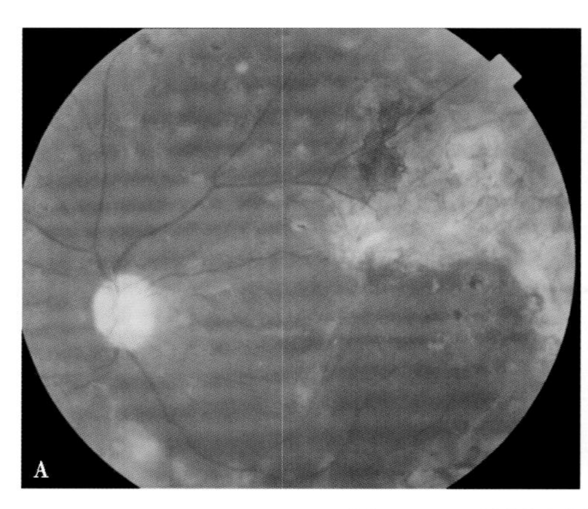
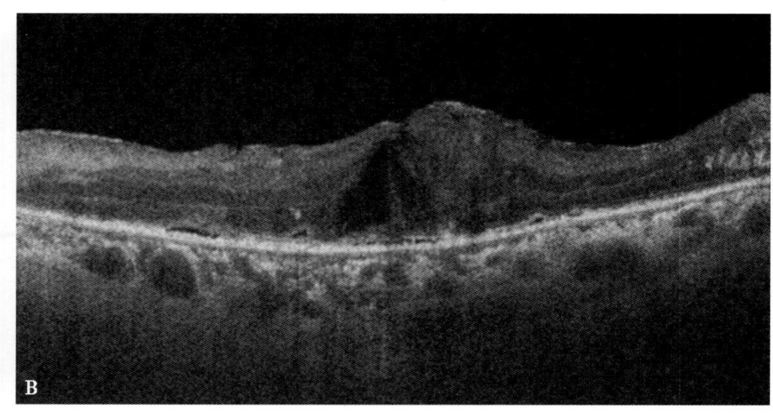

图 7-3-8　糖尿病视网膜病变并发牵拉性视网膜脱离行 PPV 治疗后

A. 术后眼底彩照显示视网膜已经复位，视网膜前增殖膜已经被清除，视网膜散在激光斑，颞上方可见色素瘢痕；B. OCT 显示视网膜神经上皮已经和色素上皮贴合，黄斑区的视网膜前增殖膜已经被去除，黄斑水肿。

图点评：OCT 也是判断术后视网膜复位的重要手段，也可以判断术后是否还有其他需要处理的问题，例如这个病例术后残留有黄斑水肿，还需要进行玻璃体腔内注射抗 VEGF 药物或者激素治疗。

5. 玻璃体黄斑界面异常　增殖性糖尿病视网膜病变中可能出现玻璃体黄斑牵引、视网膜前膜、板层或者全层视网膜裂孔（图 7-3-9、图 7-3-10）、板层孔相关的视网膜前增殖（图 7-3-11、图 7-3-12）等改变。这些病变多数需要手术治疗。

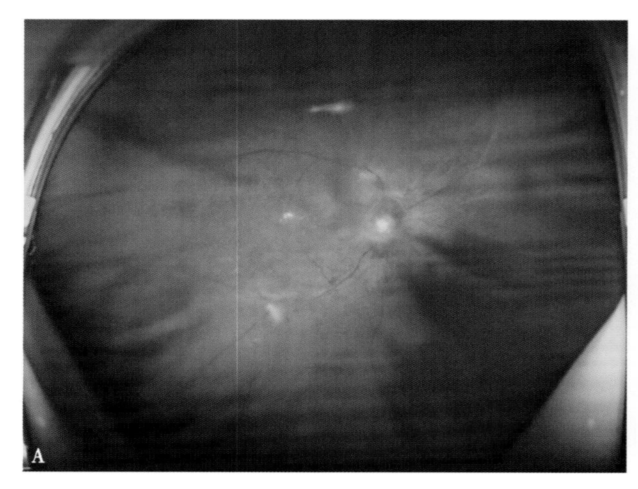
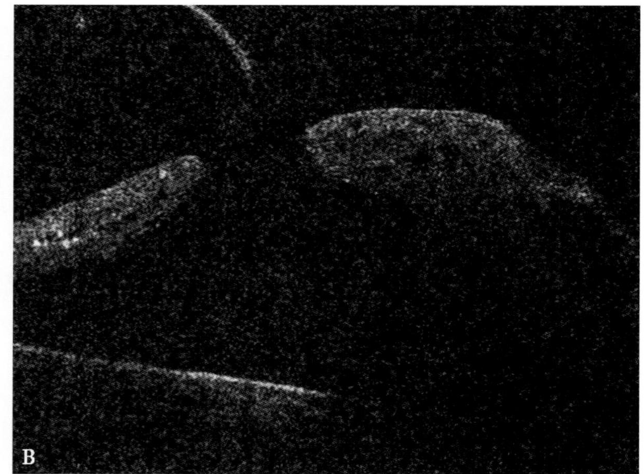

图 7-3-9　PDR 合并黄斑裂孔术前

A. 广角激光共焦检眼镜显示视网膜散在出血、新生血管，视盘到黄斑中心凹有一增殖膜；B. OCT 显示中心凹处视网膜全层裂孔，视网膜脱离，颞侧视网膜表面有增殖膜牵拉。

图点评：OCT 是判断玻璃体黄斑界面异常的主要手段，可以显示黄斑区的细微结构，一些比较浅的视网膜脱离也能够得到很好的显示，有利于诊断和制订手术计划。

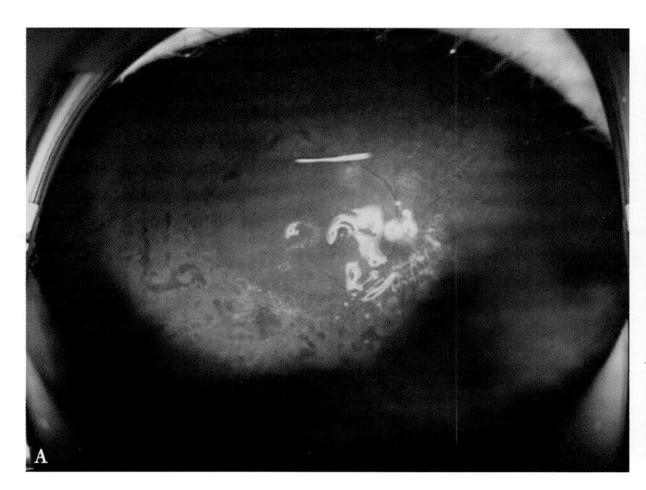

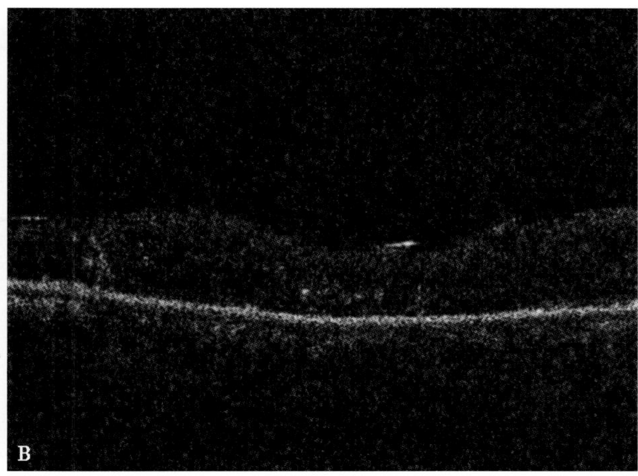

图 7-3-10　PDR 合并黄斑裂孔术后

A. 术后广角激光共焦检眼镜显示玻璃体腔硅油填充，视盘与黄斑区之间的增殖膜已经被去除，视网膜散在激光斑；B. OCT 显示中心凹处黄斑裂孔已经愈合，视网膜已经复位，视网膜内高反射点，光感受器椭圆体带断裂。

图点评：OCT 可以显示术后黄斑裂孔的闭合形态，视网膜的复位情况，以及光感受器的状态。

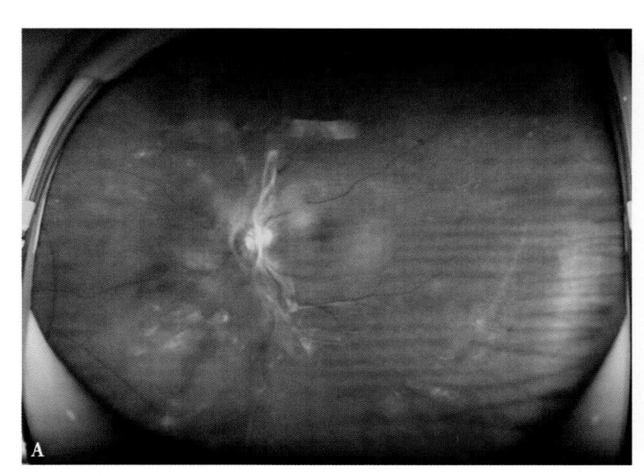

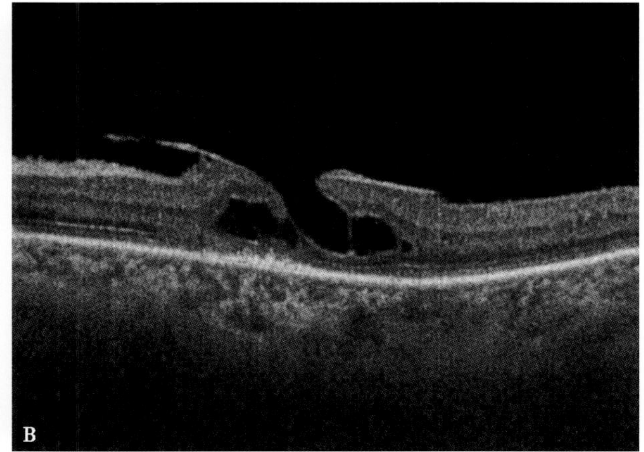

图 7-3-11　PDR 合并板层黄斑裂孔术前

A. 广角激光共焦检眼镜显示视网膜散在出血、新生血管，视盘表面及后极部有增殖膜；B. OCT 显示中心凹处视网膜板层裂孔，而且视网膜表面有增殖膜，颞侧增殖膜较厚，表面有中等反射性的物质。

图点评：板层黄斑裂孔相关的视网膜前增殖是一种新发现的病变，主要的发生机制是内界膜破裂后，视网膜胶质细胞迁移到视网膜表面形成一层膜，OCT 的特征是在板层或全层黄斑裂孔周围的视网膜表面有较厚的中等反射性物质，在手术中会发现这层膜不能被吲哚菁绿染色，而且与视网膜粘连紧密，不能完全剥除，而应该将其塞回黄斑孔内。

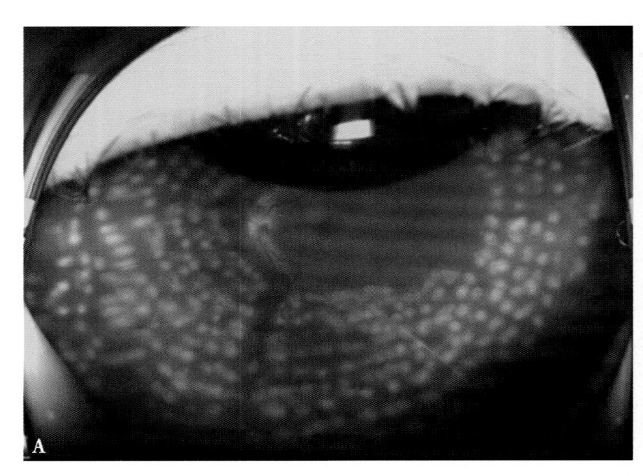

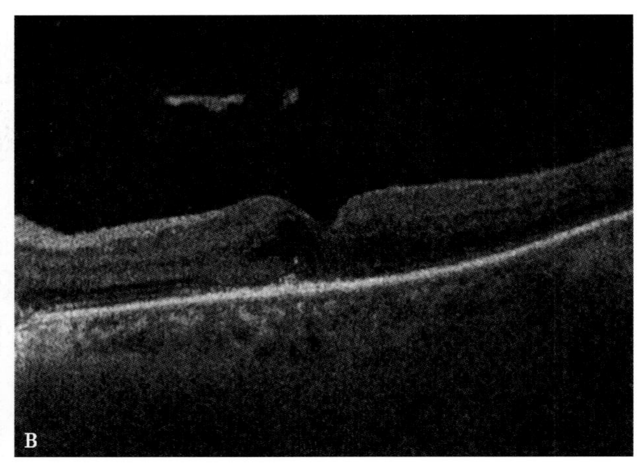

图 7-3-12　PDR 合并板层黄斑裂孔术后

A. 术后广角激光共焦检眼镜显示玻璃体腔上方有一气泡，视网膜散在激光斑，术前的增殖膜已经被清除；B. OCT 显示黄斑裂孔已经闭合，黄斑区中心凹旁轻度水肿。

图点评：OCT 可以帮助显示术后黄斑裂孔闭合的形态，以及了解其他细微的结构改变。

6. 难治性黄斑水肿（图 7-3-13）　尽管玻璃体腔内注射抗 VEGF 药物和激素可以治疗大多数的黄斑水肿，但是仍然有部分患者反应不佳，或者反复发作。玻璃体手术可以去除玻璃体内的炎症介质，解除玻璃体黄斑牵引，有利于水肿消退（图 7-3-14）。

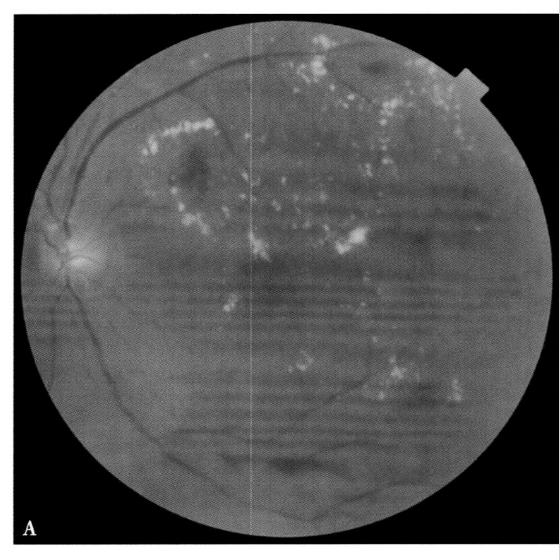

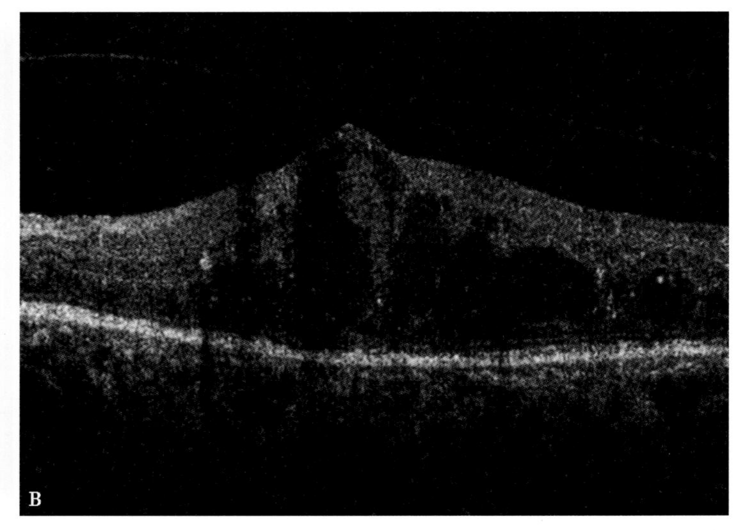

图 7-3-13　DR 合并难治性黄斑水肿

A. 眼底彩照显示后极部视网膜散在出血、硬性渗出、中心凹光反射消失；B. OCT 显示黄斑区视网膜厚度增加，视网膜内囊肿，高反射点，中心凹表面可见玻璃体后皮质粘连、牵拉，光感受器椭圆体带中断。

图点评：OCT 不仅仅能够显示黄斑水肿，测量视网膜厚度，而且能够判断玻璃体 - 黄斑界面的状态，本例患者存在玻璃体 - 黄斑牵引，单纯抗 VEGF 治疗难以消退水肿，应采用玻璃体视网膜手术治疗。

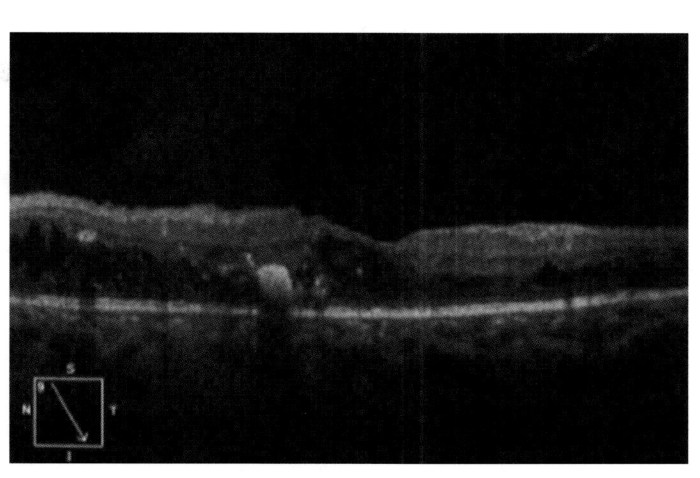

图 7-3-14　DR 合并难治性黄斑水肿行 PPV 术后
术后 OCT 显示黄斑区视网膜厚度较前减轻，玻璃体 - 黄斑牵引已经去除，光感受器椭圆体带部分恢复，视网膜内高反射点。

图点评：OCT 是黄斑水肿随访的重要手段，可以定量比较视网膜厚度的变化，观察椭圆体带的恢复情况。

二、手 术 步 骤

1．麻醉　可以采用球后麻醉、球周麻醉、筋膜下麻醉（图 7-3-15）和全身麻醉。

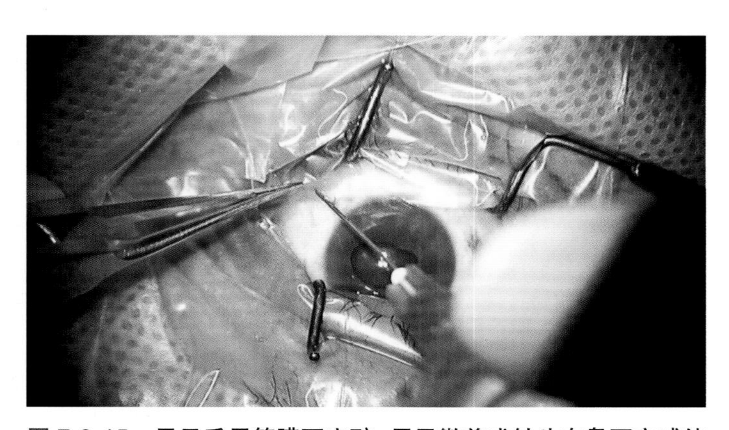

图 7-3-15　显示采用筋膜下麻醉，用显微剪或针头在鼻下方球结膜处剪开 / 穿破一个小孔，然后用弯的钝针头从小孔进入巩膜和筋膜之间间隙到达赤道后，将 2% 利多卡因注射液和 0.75% 布比卡因注射液 1∶1 混合液注入 3mL

图点评：筋膜下麻醉有操作安全、简单、效果确切、可随时补充的优点。

2．切口制作　有晶状体眼距角巩膜缘 4.0mm、无晶状体眼或人工晶状体眼距角巩膜缘 3.0mm，分别于颞上、颞下、鼻上经结膜先倾斜 15° 垂直巩膜插入 23G 或 25G Trocar 套管针（图 7-3-16）。颞下方套管针内插入灌注管，检查灌注管位于玻璃体腔后打开灌注，鼻上和颞上套管针内分别插入导光纤维及玻切头。

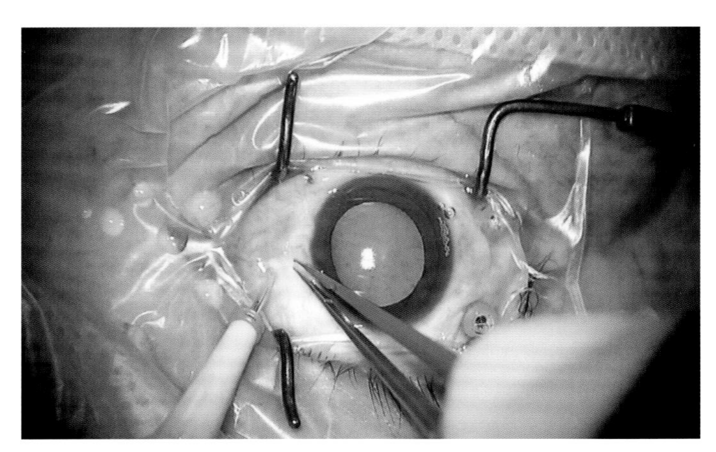

图 7-3-16 显示有晶状体眼在角膜缘后 4mm 处，用 23G Trocar 进行穿刺进入玻璃体腔

图点评：切口的制作时要注意斜向穿刺，以保证拔出套管后切口能自闭。

3．核心部玻璃体切除（图 7-3-17） 核心部玻璃体切除可以采用比较高的负压，大多数情况下不需要降低切割率。对于比较严重的玻璃体积血，应该慢慢从前段向后段逐渐切除玻璃体，直到看到视网膜。

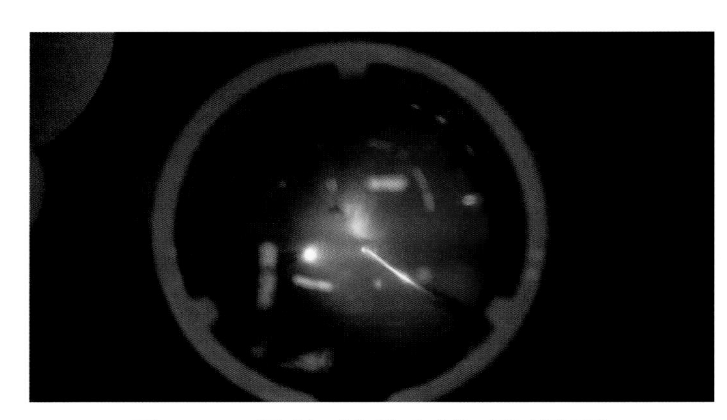

图 7-3-17 用玻切头切除玻璃体，看到视网膜

图点评：在严重玻璃体积血的玻璃体切除过程中，应该小心从前向后逐渐切除，避免误伤视网膜。

4．玻璃体后脱离（图 7-3-18） 要特别注意的是，PDR 的患者一般不在视盘前诱导玻璃体后脱离。玻璃体与视网膜在视盘和血管弓附近黏附紧密，可能存在视网膜新生血管，强行地在视盘前诱导玻璃体后脱离容易引起出血、视网膜裂孔等并发症。一般来说，玻璃体和视网膜的粘连在赤道部比较松弛。可以从赤道部开始，找到玻璃体和视网膜的间隙，逐渐扩大。

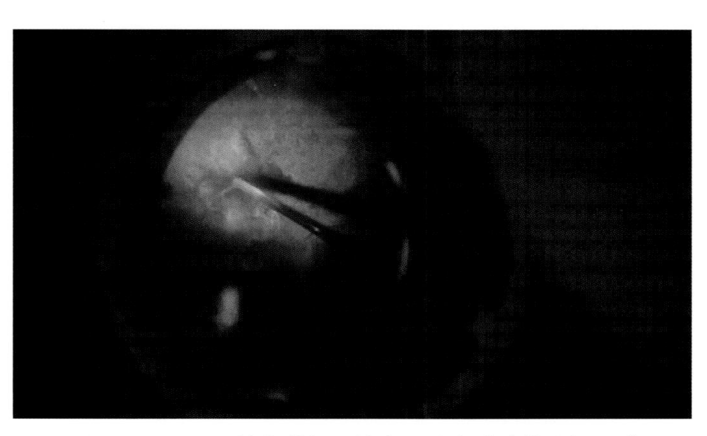

图 7-3-18　显示从赤道部开始人工分离玻璃体和视网膜

图点评：PDR 患者的玻璃体和视网膜在血管和视盘附近的粘连最为紧密，因此，在血管弓外开始人工构建玻璃体后脱离可以减少牵拉，减少出血、视网膜裂孔等并发症。

5. 玻璃体 - 视网膜界面处理　对于玻璃体视网膜黏附紧密的地方，不要强行牵拉，而是将粘连的玻璃体切断，缓解视网膜的牵拉即可。对于视网膜前增殖膜，利用玻切头将其切断，分离成小片"孤岛"状（图 7-3-19），然后用玻切头逐一切除，注意没有必要完全清除干净，保留视网膜粘连处一点增殖膜可以电凝。

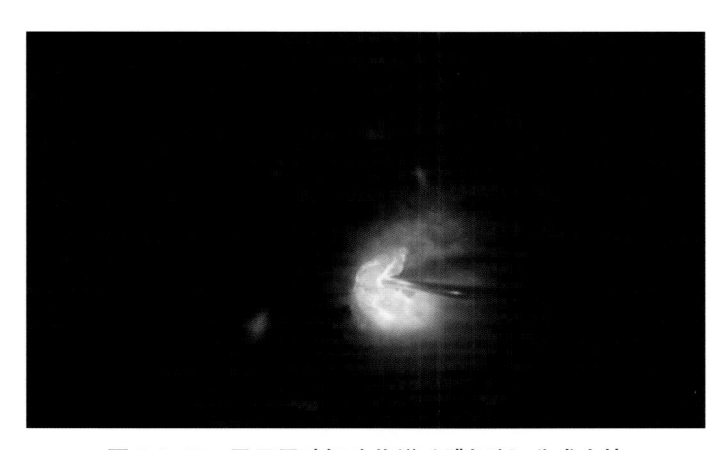

图 7-3-19　显示用玻切头将增殖膜切断，分成小块

图点评："分而治之"的方法，可以减少出血、医源性视网膜裂孔等并发症。

6. 视网膜出血的处理　对于术中视网膜的出血，应该尽量止血。可采用眼内电凝，将出血点凝固（图 7-3-20）；也可以采用提高眼压的方法，临时把灌注压升高到 60mmHg，等出血停止后再降低到 30mmHg。

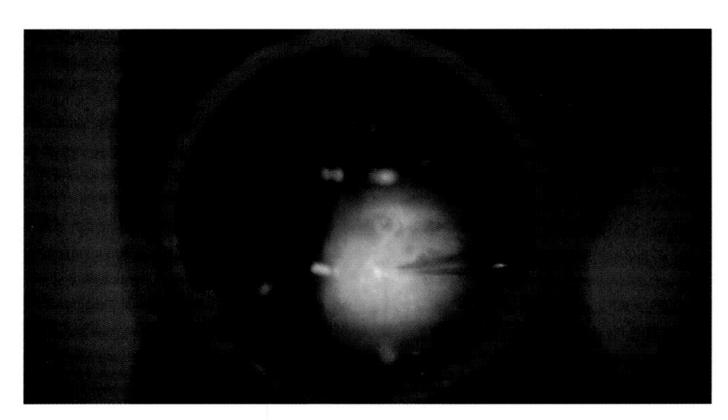

图 7-3-20　显示用眼内电凝止血

图点评：电流可以造成出血的组织表面凝固，从而阻止继续出血。

7. 眼内光凝　术中完成全视网膜光凝是重要的步骤。全视网膜光凝应该覆盖血管弓之外的区域，光斑反应 2～3 级，间隔 1 个光斑直径，注意不要遗漏近锯齿缘的周边部（图 7-3-21）。对于血管弓内，除了中心凹外 1mm 的范围也可以适当光凝。如果有视网膜裂孔，应该在孔周进行密集的光凝。

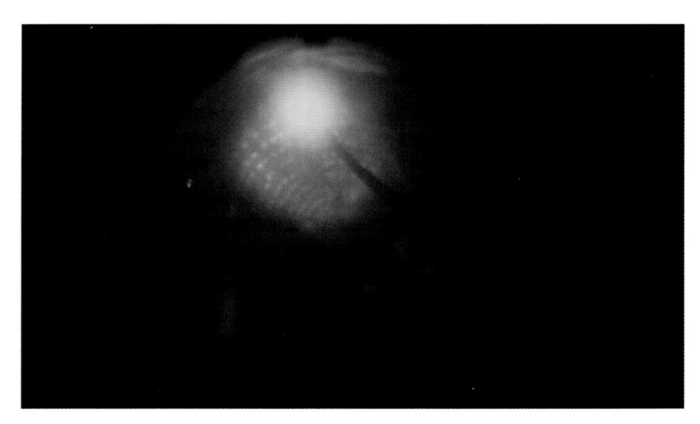

图 7-3-21　显示用眼内激光光凝

图点评：光凝时应注意激光光斑反应、间隔和位置，应该覆盖到锯齿缘附近。

8. 眼内填充　根据视网膜是否有裂孔、出血的情况决定采用空气填充、惰性气体填充或者硅油填充（图 7-3-22）。

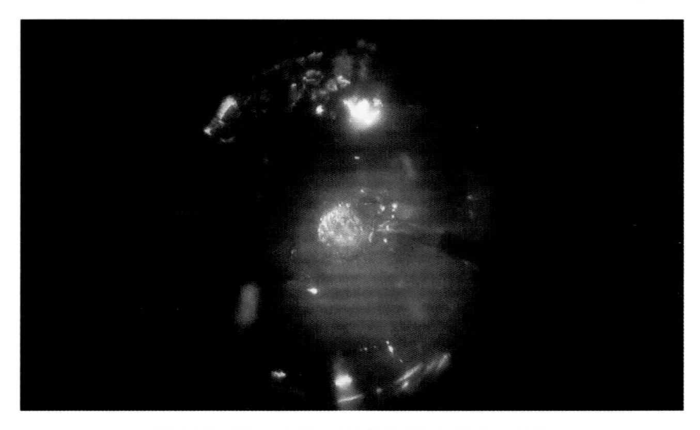

图 7-3-22　显示玻璃体腔内注入硅油

图点评：增殖性糖尿病视网膜病变的硅油填充应该注意不要过多，以免造成高眼压，视神经损害。

三、围手术期处理

1．血糖控制　应尽量改用胰岛素控制血糖，术前控制餐前血糖≤7.8mmol/L，餐后血糖≤10.0mmol/L。但是术前血糖长期显著增高者，围手术期血糖不宜下降过快。可适当放宽术前血糖至空腹≤10mmol/L，随机或餐后2小时≤12mmol/L。

2．抗VEGF药物　已经有较多的文献表明，术前应用抗VEGF药物可以减少术中出血，减少术中并发症，降低手术难度；术闭应用抗VEGF药物可以减少术后再出血等并发症的发生。

3．抗凝药/抗血小板药　多项研究表明，围手术期继续使用抗凝药和抗血小板药物并不增加术中和术后出血的风险。所以不建议停止使用抗凝药和抗血小板药物。

（陈浩宇）

第八章

全身治疗在糖尿病视网膜病变治疗中的作用

第一节　降糖治疗与糖尿病视网膜病变

慢性高血糖糖尿病视网膜病变（DR）发生与发展的重要危险因素之一[1-4]。英国糖尿病前瞻性研究（UKPDS）随机对照研究显示：血糖严格控制组和血糖控制不良组相比，糖化血红蛋白每下降 1%，前者较后者 DR 发生风险减少 37%[5]。控制糖尿病患者心血管疾病风险研究（ACCORD）眼科研究小组发现强化血糖组（目标糖化血红蛋白 <6%）治疗 4 年后糖尿病视网膜病变率进展 7.3%，而标准降糖组（目标糖化血红蛋白 7%～7.9%）治疗后糖尿病视网膜病变进展 10.4%。不仅如此，空腹血糖、餐后 2 小时血糖以及反映血糖波动的指标等均与 DR 的发生、发展有关[6]。

高血糖参与 DR 发生发展的机制尚未完全明确。一般认为，高血糖导致体内的氧化应激反应升高，造成视网膜神经血管单元功能失代偿，血 - 视网膜屏障破坏，导致白细胞、血浆渗出，视网膜出血，并在多种细胞因子（如血管内皮生长因子）的作用下，诱导新生血管生成、反复玻璃体出血、牵拉性视网膜脱离等病理性改变，最终导致失明[7-8]。

治疗建议：

1. 目前认为，血糖良好控制有助于延缓 DR 的进展。中国 2 型糖尿病防治指南（2020 版）及糖尿病视网膜病变防治专家共识均一致认为，长期高血糖、血糖的波动以及低血糖会加重眼底改变，良好的控制血糖是防治 DR 的基本措施，糖尿病专家认为，空腹 / 餐前血糖控制在 4.4～7.0mmol/L（80～126mg/dL）、非空腹血糖控制在≤10mmol/L（180mg/dL）、糖化血红蛋白控制在 <7.0%，可预防或延缓 DR 的进展。

2. 在 DR 的治疗过程中推荐个体化的血糖控制目标，在科学降糖的同时也要关注降糖的速度与幅度，但是上述的血糖目标不是绝对的。在控糖治疗中，与低血糖和其他药物副作用相关的风险越低，糖尿病病程越短，患者预期寿命越长、重要并发症越少、经确定的血管并发症越少、积极性越高、自我管理能力越强、资源和支持系统越充分，就可以按照越严格的血糖目标来治疗，反之则应该按照越宽松的血糖目标来治疗[9]。

3. 胰岛素增敏剂（噻唑烷二酮类）是降糖药物的一种，其应用可以引起体液潴留。有研究表明噻唑烷二酮类可引起和加重黄斑水肿。罗格列酮与黄斑水肿有联系的第一例报告是一个 2 型糖尿病患者罗格列酮剂量增加后出现视力下降。该患者罗格列酮剂量从 2mg/d 增加至 8mg/d，1 个月后出现双侧黄斑水肿并伴有周围水肿。罗格列酮降为 2mg/d，黄斑水肿缓解。另一项对 11 名应用噻唑烷二酮类出现的黄斑水肿的患者随访研究表明：停用噻唑烷二酮类药物 1～2 年的时间里，8 名患者双侧黄斑水肿减轻[10]。

（张　军　廖　琳）

参考文献

1. 中华医学会糖尿病学分会视网膜病变学组. 糖尿病视网膜病变防治专家共识. 中华糖尿病杂志，2018，10(4)：241-247.
2. 中华医学会眼科学分会眼底病学组. 我国糖尿病视网膜病变临床诊疗指南(2014年). 中华眼科杂志，2014，50(11)：851-865.
3. 中华医学会糖尿病学分会. 中国2型糖尿病防治指南(2020版). 中华糖尿病杂志2021，13(4)：315-409.
4. 中华医学会糖尿病学分会. 中国1型糖尿病诊治指南. 北京：人民卫生出版社，2011：17-18.
5. STRATTON I M，ADLER A I，NEIL H A，et al. Association of glycaemia with macrovascular and microvascular complications of type 2 diabetes(UKPDS35)：prospective observational study. BMJ，2000，321(7258)：405-412.
6. CHEW E Y，AMBROSIUS W T，DAVIS M D，et al. Effects of medical therapies on retinopathy progression in type 2 diabetes. ACCORD Study Group；ACCORD Eye Study Group. N Engl J Med，2010，363(3)：233-244.
7. DIABETES CONTROL AND COMPLICATIONS TRIAL RESEARCH GROUP，D M NATHAN，S GENUTH，et al. The effect of intensive treatment of diabetes on the development and progression of long-term complications in insulin dependent diabetes mellitus. N Engl J Med，1993，329(14)：977-986.
8. LESKE M C，WU S Y，HENNIS A，et al. Hyperglycemia，blood pressure，and the 9-year incidence of diabetic retinopathy：the Barbados Eye Studies.Ophthalmology，2005，112(5)：799-805.
9. CHEW E Y，DAVIS M D，DANIS R P，et al. Action to control cardiovascular risk in diabetes eye study research G：the effects of medical management on the progression of diabetic retinopathy in persons with type 2 diabetes：the action to control cardiovascular risk in diabetes(ACCORD) eye study. Ophthalmology，2014，121(12)：2443-2451.
10. RIZOS C V，ELISAF M S，MIKHAILIDIS D P，et al. How safe is the use of thiazolidinediones in clinical practice? Expert Opin Drug Saf，2009，8(1)：15-32.

第二节 降压治疗与糖尿病视网膜病变

高血压被认为是糖尿病视网膜病变(DR)的重要危险因素之一。高血压不仅增加了糖尿病视网膜病变的发生风险，而且增加了其进展的风险[1]。英国糖尿病前瞻性研究(UKPDS)随机对照研究显示[2]：血压严格控制组(BP<150/85mmHg)和血压控制不良组(BP<180/105mmHg)，随访9年后，前者较后者DR发生风险减少34%。研究发现[3]，收缩压、舒张压、脉压、平均动脉压、视网膜内压及视网膜灌注压等均与DR的严重程度有关。除视网膜内压外，各级视网膜病变之间这些指标均有显著性差异。视力受累的DR的患者收缩压和视网膜灌注压有显著性差异。视网膜灌注压、脉压、平均动脉压、收缩压等一系列指标可能有助于监测DR的发生与发展。

高血压参与DR发生发展的具体机制尚未完全明确。目前认为[1]，其机制可能是高血压引起动脉硬化的基础，可造成动脉血管内皮增生、硬化、管腔狭窄甚至闭塞，从而引起视网膜缺血、缺氧、血管瘤的产生，新生血管增生等DR的病理性改变。血压增高同时可以影响视网膜血流，导致视网膜高灌注，损伤视网膜毛细血管内皮细胞，从而进一步加重了DR。

目前认为，血压控制有助于延缓DR的进展：中国2型糖尿病防治指南(2020版)及糖尿病视网膜病变防治专家共识均明确，良好的控制血压是防治DR的基本措施，可预防或延缓DR的进展[4-5]。研究发现，肾素-血管紧张素系统(renin angiotensin system，RAS)阻断剂，无论是血管紧张素转化酶抑制剂还是血管紧张素Ⅱ受体拮抗剂对1型及2型糖尿病的DR发生和/或进展都有保护作用[6-7]。此外，有系统性综述数据显示血压下降对DR有明显益处，但各种降压药物之间无明显区别[8]。另一项包含21项针对肾素-血管紧张素-醛固酮系统阻断剂对在DR中作用的随机对照试验（13 823例患者）的系统性综述结果提示[9]：血管紧张素转化酶抑制剂类降压药可减少DR进展风险并增加DR恢复的可能性。血管紧张素Ⅱ受体拮抗剂类药物可增加DR恢复或改善的可能性，但对眼病进展未见明显作用。RAS阻断剂在DR中独立于血压之外的预防及治疗作用并不十分确定。糖尿病视网膜病变防治专家共识建议：糖尿病合并高血压者推荐RAS阻断剂为首选药物，但不推荐RAS阻断剂作为血压正常的糖尿病患者预防糖尿病视网膜病变的药物。

（张　伟　廖　琳）

参考文献

1. WONG TY，MITCHELL P. The eye in hypertension. Lancet，2007，369（9559）：425-435.
2. Uk Prospective Diabetes Study Group. Tight blood pressure control and risk of macrovascular and microvascular complications in type 2 diabetes：UKPDS 38. BMJ，1998，317（7160）：703-713.
3. 袁申元，王光璐，杨金奎，等. 糖尿病视网膜病变及眼部并发症//陈家伦，临床内分泌学. 上海：上海科学技术出版社，2011：1163-1165.
4. 中华医学会糖尿病学分会. 中国2型糖尿病防治指南（2020年版）. 中华糖尿病杂志，2021，13（4）：315-409.
5. 中华医学会糖尿病学分会视网膜病变学组. 糖尿病视网膜病变防治专家共识. 中华糖尿病杂志，2018，10（4）：241-247.
6. MAUER M，ZINMAN B，GARDINER R，et al. Renal and retinal effects of enalapril and losartan in type 1 diabetes. N Engl J Med，2009，361（1）：40-51.
7. SJØLIE AK，KLEIN R，PORTA M，et al. Effect of candesartan on progression and regression of retinopathy in type 2 diabetes（DIRECT-Protect 2）：a randomised placebo-controlled trial. Lancet，2008，372（9647）：1385-1393.
8. EMDIN CA，RAHIMI K，NEAL B，et al. Blood pressure lowering in type 2 diabetes：a systematic review and meta-analysis. JAMA，2015，313（6）：603-615.
9. WANG B，WANG F，ZHANG Y，et al. Effects of RAS inhibitors on diabetic retinopathy：a systematic review and meta-analysis. Lancet Diabetes Endocrinol，2015，3（4）：263-274.

第三节　降脂治疗与糖尿病视网膜病变

2型糖尿病患者常见的血脂异常是血清甘油三酯水平升高、高密度脂蛋白胆固醇水平降低及低密度脂蛋白胆固醇水平升高。目前研究普遍认为，脂代谢紊乱，包括总胆固醇（TC）、低密度脂蛋白胆固醇（LDL-C）、甘油三酯（TG）升高及高密度脂蛋白胆固醇（HDL-C）降低均参与DR的发生、进展[1]。血脂水平升高，特别是TC和LDL-C，已被确定为DR的危险因素，并被认为与视网膜硬性渗出物和糖尿病黄斑水肿的发展有关。动物模型发现：视网膜血管通透性增加会导致液体和脂质的渗漏，从而导致视网膜硬性渗出。临床研究发现：血脂水平升高（TC和LDL-C升高）与糖尿病视力损害风险增加相关。糖尿病控制与并发症实验（DCCT）发现：DR的严重程度增加与TG升高（$P<0.000\ 1$）、LDL-C升高（$P<0.01$）和HDL-C降低（$P<0.000\ 1$）相关，但在校正了性别、糖尿病病程和高血压等基线变量后，LDL-C升高与糖尿

病视网膜病变严重程度的关系不再具有统计学意义[2]。

目前临床常用的调脂药物主要包括他汀类、贝特类、烟酸、ω-3脂肪酸及胆固醇吸收抑制剂等。非诺贝特用于治疗高脂血症，主要是降低TG、TC和LDL-C水平、低密度脂蛋白胆固醇微粒和载脂蛋白B，同时增加HDL-C。非诺贝特干预和降低糖尿病事件（FIELD）研究表明，相比安慰剂（n=4 900），每天200mg非诺贝特（n =4 895），在5年内可使糖尿病视网膜病变激光治疗的需要下降31%，表明非诺贝特对光凝有潜在的辅助作用[3]。非诺贝特改善延缓视网膜病变进展，除降脂作用外，有研究证实，非诺贝特通过Wnt/β-catenin通路上调抗氧化酶（如抗氧化酶1和抗氧化酶2）的表达，从而减轻糖尿病视网膜微血管的渗出[4]。此外，PPAR-α的激活已被证明对神经元细胞有保护作用。因此，非诺贝特治疗被认为可有效预防DR的进展。他汀类药物对DR进展的影响研究结果不一。一些研究的结果证明他汀类降脂药物对DR的进展无益，他汀类药物阿托伐他汀单独治疗已被证明无法降低DR风险。但也有研究表明，加强糖尿病患者的血脂控制可以大大延缓糖尿病视网膜病变的进展，并建议贝特类和他汀类这两种广泛使用的药物治疗糖尿病视网膜病变[5]。控制糖尿病患者心血管风险行动（ACCORD）眼病亚组的随访结果显示，当辛伐他汀和非诺贝特联合应用时可延缓激光光凝治疗4周，与安慰剂相比，DR进展的相对风险降低40%。进一步分析，其视网膜病变进展风险减低主要是由于TG水平显著降低和HDL-C水平升高[6]。

治疗建议：

1. 糖尿病患者保持健康的生活方式是维持健康的血脂水平和控制血脂异常的重要措施，主要包括减少饱和脂肪、反式脂肪和胆固醇的摄取；增加ω-3脂肪酸、黏性纤维、植物固醇/甾醇的摄入；减轻体重（如有指征）；增加体力活动等。

2. 无心血管疾病风险因素且血脂正常的糖尿病患者每年应至少检查一次血脂（包括LDL-C、HDL-C、TG及TC），血脂异常且伴有心血管疾病风险因素的糖尿病患者建议每4～8周监测血脂。

3. 在进行调脂药物治疗时，应将降低LDL-C作为首要的目标。2型糖尿病患者血脂的控制目标分别为：LDL-C<2.6mmol/L，TG<1.7mmol/L，HDL-C男>1.0mmol/L，女>1.3mmol/L。目前，中国和美国糖尿病协会制定的糖尿病治疗指南中，均提到非诺贝特可延缓糖尿病视网膜病变，尤其是在视网膜病变早期[1,7]。

（管晓玲　廖　琳）

参考文献

1. 中华医学会糖尿病学分会. 中国2型糖尿病防治指南（2020年版）. 中华糖尿病杂志，2021，13（4）：315-409.
2. SILVA P S，CAVALLERANO J D，SUN J K，et al. Effect of systemic medications on onset and progression of diabetic retinopathy. Nat Rev Endocrinol，2010，6（9）：494-508.
3. KALRA S，SAHAY R. Improving diabetic retinopathy outcomes：FIELD fenofibrate. J Assoc Physicians India，2018，66（12）：55-57.
4. LIU Q，ZHANG X，CHENG R，et al. Salutary effect of fenofibrate on type 1 diabetic retinopathy via inhibiting oxidative stress-mediated Wnt/β-catenin pathway activation. Cell Tissue Res，2019，376（2）：165-177.
5. SHI R，ZHAO L，WANG F，et al. Effects of lipid-lowering agents on diabetic retinopathy：a Meta-analysis and systematic review. Int J Ophthalmol，2018，11（2）：287-295.
6. CHEW E Y，DAVIS M D，DANIS R P，et al. The effects of medical management on the progression of diabetic retinopathy

in persons with type 2 diabetes：the action to control cardiovascular risk in diabetes（ACCORD）eye study. Ophthalmology，2014，121（12）：2443-2451.

7. American Diabetes Association. Microvascular complications and foot care：standards of medical care in diabetes-2020. Diabetes Care，2020，43（Suppl 1）：S135-S151.

第四节　抗血小板治疗与糖尿病视网膜病变

DR 的发生是多因素协同作用的结果，迄今为止，DR 的发病机制尚未取得根本性突破。研究显示，DR 患者体内处于高凝状态和纤溶亢进，DR 的患者血小板聚集率明显升高，尤其是增殖性 DR（PDR）的患者，与无 DR 的 T2DM 患者相比，差异具有显著性[1]。致病因素可能与视网膜局部微血管损伤及血小板激活、凝血纤溶系统异常导致微血栓的形成有关（图 8-4-1）。血小板及凝血因子在血栓形成的启动以及血栓形成的全过程均起着重要作用。其引起 DR 的机制可能表现为：①内皮细胞损伤；②血小板与白细胞、内皮细胞等相互作用；③血小板与血管的相互作用等。

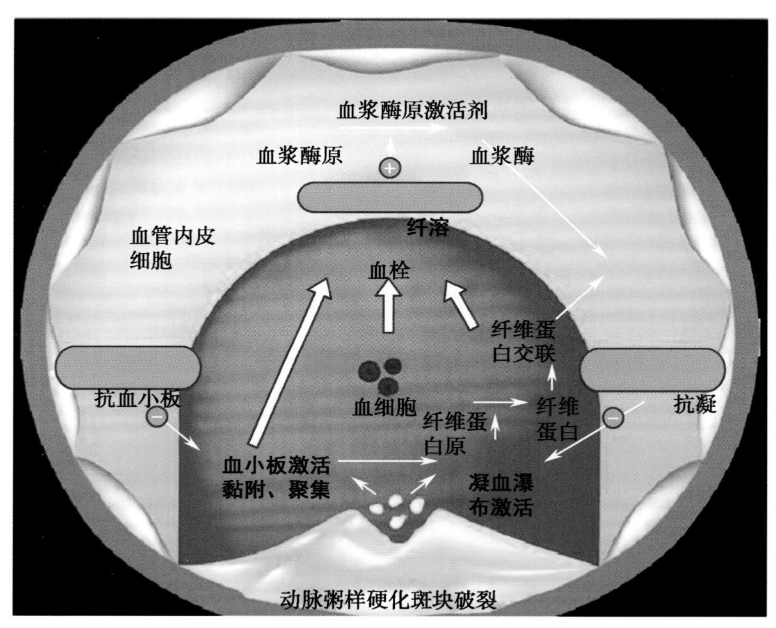

图 8-4-1　抗血小板药物作用机制

图点评：血小板及凝血因子在血栓形成的启动以及血栓形成的全过程均起着重要作用，其主要病理过程为：斑块破裂，血小板激活，激活凝血瀑布，形成血栓。血栓又激活纤溶系统。

DR 早期治疗研究（ETDRS）发现，每天服用 650mg 阿司匹林疗法并不会减慢 DR 的进展[2]。此外，任何阿司匹林疗法都不会导致 PDR 患者玻璃体积血更严重、更频繁或更持久[3]。因此，阿司匹林在 DR 的治疗中似乎既无帮助也无害。在 DR 背景下，并不建议在医学上使用阿司匹林治疗。但需指出的是，如果需要将阿司匹林作为心血管疾病或其他医学适应证的治疗手段，DR 不是使用阿司匹林治疗的禁忌证，该治疗不会增加 DR 的出血风险[4-6]。

治疗建议：2018 年《中国糖尿病视网膜病变防治专家共识》给出以下几类药物以通过改善微循环及抑制血小板聚集辅助治疗 DR。

1. 羟苯磺酸钙 具有抑制血小板聚集、降低全血黏度及防止血栓形成的作用。临床证据显示其可改善早期 DR，如微血管瘤、出血、硬性渗出，对中重度 DR 的效果等待进一步证实。口服 250～500mg/ 次，2～3 次 /d。

2. 中医中药治疗 研究显示复方丹参滴丸、银杏叶片和复方血栓通胶囊等一些中药，可使组织细胞耐受力提高，抑制血小板凝集，改善微循环，能扩张血管，增加毛细血管壁密度，降低液体渗漏，修复损伤血管；另外还能提高凝血酶原活性，使凝血时间缩短，发挥较好止血作用，促进视网膜出血、水肿吸收，缓解组织细胞缺血缺氧状态，从而改善视网膜功能[7-9]。但中成药的选用必须适合该品种药物的中医证型，应该规范使用。

（高 丽 廖 琳）

参考文献

1. 周卫平. 2 型糖尿病视网膜病变纤维蛋白原、D- 二聚体和超敏 C 反应蛋白检测价值. 南通大学学报：医学版，2009，29：22-24.
2. Effects of aspirin treatment on diabetic retinopathy：ETDRS report number 8. Ophthalmology，1991，98（5 Suppl）：757-765.
3. CHEW E Y，KLEIN M L，MURPHY R P，et al. Effects of aspirin on vitreous/preretinal hemorrhage in patients with diabetes mellitus：Early Treatment Diabetic Retinopathy Study report number 20. Arch Ophthalmol，1995，113（1）：52-55.
4. 中华医学会糖尿病学分会. 中国 1 型糖尿病诊治指南. 北京：人民卫生出版社，2011：17-18.
5. AMERICAN DIABETES ASSOCIATION.（9）Microvascular complications and foot care[J].Diabetes Care，2015，38 Suppl：S58-66.
6. BERGERHOFF K，CLAR C，RICHTER B. Aspirin in diabetic retinopathy：a systematic review. Endocrinol Metab Clin North Am，2002，31（3）：779-793.
7. 中华中医药学会糖尿病分会. 糖尿病视网膜病变中医诊疗标准. 世界中西医结合杂志，2011，6（7）：632-637.
8. 邓辉，金明，苑维，等. 复方丹参滴丸治疗早期糖尿病视网膜病变的临床观察. 中国中医眼科杂志，2005，15（2）：72-74.
9. 叶晓峰，徐格致. 复方血栓通胶囊对糖尿病大鼠视网膜氧化应激损伤保护作用的观察. 中华眼底病杂志，2010，26（2）：176-178.